全国高等医学院校教材

生命周期健康管理

第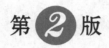版

············ 主 编 ············

李惠玲 景秀琛

上海科学技术出版社

图书在版编目（CIP）数据

生命周期健康管理 / 李惠玲，景秀琛主编. -- 2 版.
上海 ： 上海科学技术出版社，2024. 8. -- ISBN 978-7
-5478-6679-5

Ⅰ. R19

中国国家版本馆CIP数据核字第2024EK3559号

生命周期健康管理(第 2 版)

主编　李惠玲　景秀琛

上海世纪出版(集团)有限公司
上海 科 学 技 术 出 版 社　出版、发行

(上海市闵行区号景路 159 弄 A 座 9F - 10F)
邮政编码 201101　　www.sstp.cn
上海锦佳印刷有限公司印刷
开本 787×1092　1/16　印张 17.5
字数 400 千字
2016 年 4 月第 1 版
2024 年 8 月第 2 版　2024 年 8 月第 1 次印刷
ISBN 978 - 7 - 5478 - 6679 - 5/R・3040
定价：68.00 元

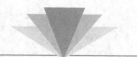

内　容　提　要

　　在生命的不同阶段，人的生理、心理、社会适应能力、学习能力等有不同的特点，与此相对应的，不同生命阶段健康管理的内容、方法、关键点也有所不同。本书阐述了生命不同时期及特殊症状的健康管理知识及技能，从孕期开始，直至临终期，关注生命全程的健康指导，以生命各阶段的身心特点和关键问题为靶点，系统阐述不同年龄段人群的健康管理理念和方法。

　　本版教材增加了运动与睡眠及重大传染病疫情中的健康管理，进一步丰富了传统医学康复技术在健康管理中的内涵。希望本教材能帮助在校大学生及公众读者树立正确的自我健康管理观念，储备生命各阶段应急救护、常规健康问题自我管理的知识和技能，激发自我健康或帮助他人健康的积极性，提高个体的健康素养，从而更加积极主动地参与自身的健康管理，以期达到利用有限的资源来实现自我健康管理的效果。

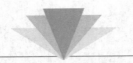

编委会名单

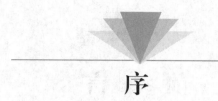

序

　　健康中国赋予医护人员的核心要务是关注生命全周期、健康全过程。随着科技的不断进步和人们生活水平的提高，公众对健康的关注越来越强烈。健康不再是简单的不生病，而是一个全面的、持续的管理过程。本教材力图以全新的视角，提供全面、系统的健康管理指南，涵盖从围产期到老年期直至临终期的各个生命阶段。这一全生命周期的编写立意，使得读者能够一站式获取各个年龄段多角度的健康管理信息，更好地应对生命周期中的各类健康问题。本教材在探讨健康问题和疾病时，强调了疾病预防和治未病的理念，这不仅能帮助读者更好地理解健康管理的核心概念，还能够培养健康的生活方式，降低患病风险。

　　本教材对健康管理进行了全面、跨学科的研究，有助于促进卫生健康领域不同专业人士的合作，这对于构建全面的卫生健康管理体系、推动整个卫生健康产业的协同发展，具有重要意义。期望本教材能够通过普及相关知识，激发公众对于健康的自觉关注，引导在校大学生和公众更加重视整个生命周期的健康自我管理，推动社会健康水平的整体提升。同时，也期望本教材能够成为学术研究和实践应用之间的桥梁，促进科研成果更好地反哺到日常健康管理中，通过学术的深度和实践的广度，有针对性地为读者提供更具操作性的指导。

　　本教材有望成为未来健康教育领域的重要参考资料，被学校、医院、社区等机构广泛应用，通过将书中的知识融入健康教育课程，培养更多的健康管理从业人员，同时提升社会和大众对健康的认知水平。期望本教材能够定期更新，与时俱进，跟随医学的发展不断充实内容，通过不断深化研究，提高内容的科学性和实用性。

　　本教材编写立意独到，出版意义深远，出版期许广泛。通过本教材的出版，我们有望为社会提供一份全面、科学、实用的生命周期健康管理指南，促进全社会大健康水平的全面提升。

中国工程院院士

二〇二四年元月

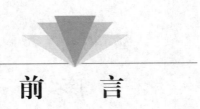

前　言

　　随着社会文明的进步，人们对自身健康日益关注，而人口老龄化、慢性疾病患病率上升等，使得人们进行自我健康管理的需求愈加迫切。纵观目前国内健康管理的教材，有的侧重专业的健康管理师培训，有的侧重某种人群或疾病，而《"健康中国 2030"规划纲要》则指出，要围绕生命全周期、健康全过程进行大健康管理，本教材正是基于此背景进行了修订。

　　本教材适用于医学和非医学专业人士学习，特别是新入学的医学生，在他们接触临床医学前，作为"钥匙"课程的教材，一入学即能感受医学的魅力，而不是精深而专业的基础课程，从而激发他们对医学专业学习的兴趣。对于非医学专业的学生，也希望他们通过本教材的学习，树立正确的健康观念，促进健康行为的形成。同时，若能激发他们帮助他人进行自我健康管理的意愿，则更有助于利用有限的卫生资源，实现全民的最佳自我健康管理。

　　本教材着眼于整个生命周期的健康管理，在健康或亚健康的基础上探讨可能会遇到的健康问题与疾病，侧重于疾病预防和治未病。本教材分上、下两篇，含十三章。上篇以人的生命周期为线索，依次介绍围产期、婴幼儿、青少年、成人、老年人等不同时期的健康管理要点，从生到老至死，心理、营养两条主线始终贯穿各种健康问题与疾病的管理，强调防与治的并重。下篇主要介绍自我健康管理所需的常用技能，包括急救技术、健康营养的管理、健康心理、运动管理技术与睡眠管理技术、中医养生及重大传染病疫情防控相关技术，始终强调健康生活方式的重要性，顺天应人，保持良好的心态、合理的营养、适当的运动是健康管理的重点。

　　本教材的编写填补了公众对于生命周期健康管理的知识空白，为人们提供了一份权威且易懂的指南。通过学习本教材，读者能够系统地了解自身在不同阶段可能面临的健康问题，并学会科学、有效地进行健康自我管理。

　　本教材付梓在即，感谢全体编委老师的辛勤努力，感谢上海科学技术出版社对本教材的关心与指导！本教材在编写的过程中，参考、借鉴了有关著作和文献资料，在此也谨向原著作者致以诚挚的谢意！由于编者水平有限，难免挂一漏万，不妥之处恳请广大师生、读者谅解并惠予指正，以期日臻完善。

李惠玲

二○二四年元月

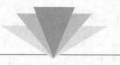

目　录

下篇　生命周期健康管理的技能

上 篇

SHENGMING ZHOUQI JIANKANG GUANLI

生命周期不同时期的健康管理

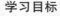

第一章

绪 论

导学
目标

学习目标
> 识记：健康管理的概念及实践意义。
> 理解：健康管理的基本策略和服务流程。
> 运用：学会运用健康商数的概念进行健康管理。

思政目标
> 培养大学生良好的健康管理意识、知识和能力，树立科学正确的生命和健康价值观，学会生命周期自我和他人健康管理，为投身事业打好基础。

第一节 概 述

一、健康管理的概念

健康管理在 20 世纪 80 年代从美国兴起，随后英国、德国、法国和日本等发达国家也积极效仿和实施。进入 21 世纪以后，健康管理逐渐在我国兴起和发展。健康管理是指一种对个人或人群的健康危险因素（health risk factors）进行检测、分析、评估和干预的全面管理的过程。健康管理的概念可以从以下几个角度进行阐述。

1. 公共卫生角度　是找出健康的危险因素，然后进行连续监测和有效控制。
2. 预防保健角度　是通过体检早期发现疾病，并做到早期诊断及早治疗。
3. 健康体检角度　是健康体检的延伸与扩展，健康体检加检后服务就等于健康管理。
4. 疾病管理角度　是更加积极主动地筛查与及时诊治疾病。

健康管理的特点是标准化、量化、个体化和系统化。健康管理的具体内容及工作流程必须根据循证医学和学术界公认的预防及控制指南等来确定和实施。健康评估和干预的结果既要针对个体和群体的健康需求，又要注重服务的可重复性和有效性，强调多平台、多学科的合作服务。

综上所述，健康管理是在健康管理医学理论指导下的医学服务，其宗旨是有效地利用有限的资源以达到最大程度的健康效果。健康管理的具体做法是提供有针对性的科学健康信息并创造条件采取行动进而改善健康，重点是慢性非传染性疾病的健康管理。

二、健康管理的科学基础

1. 疾病的发生、发展过程及干预策略(图 1-1) 个体从健康到疾病需经历一个完整的发生和发展过程。一般来说,该过程是从低危状态到高危状态,再到发生早期变化,直至出现临床症状。在疾病被诊断前,往往存在一个时间过程。如果是急性传染病,这个过程相对较短;如果是慢性非传染性疾病,这个过程可以很漫长,需要几年,甚至几十年的时间。在被诊断为疾病之前,采取针对性的干预措施,可能会阻止、延缓甚至逆转疾病的发生和发展,从而达到维护健康的目的。

预防干预
处于低危状态
进入疾病危险状态
发生早期改变
出现临床症状
疾病
不同的预后
临床干预

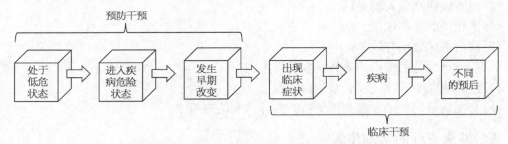

图 1-1 疾病的发生、发展过程及干预策略

2. 慢性病的相关危险因素(图 1-2) 慢性病的危险因素中,大部分可以干预,属于可以改变的因素。世界卫生组织提出:吸烟、酗酒、超重和肥胖、缺乏体育运动、蔬菜水果摄入不足等是引起慢性疾病的重要危险因素。目前,与这些危险因素相关的慢性病虽然难以治愈,但可以预防与控制。

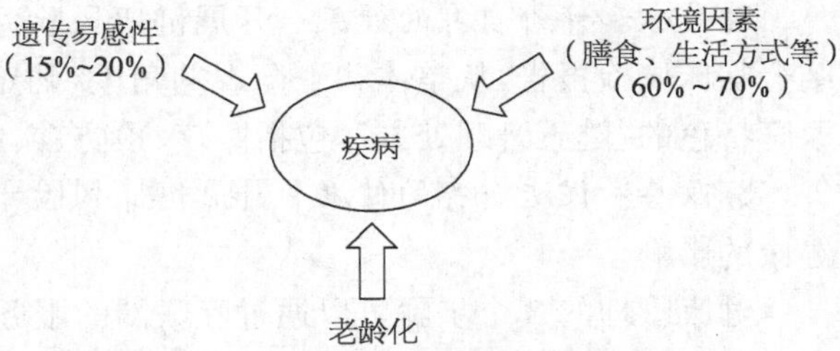

遗传易感性
(15%~20%)
环境因素
(膳食、生活方式等)
(60%~70%)
疾病
老龄化

图 1-2 慢性病的相关危险因素

三、健康管理的实践溯源

20 世纪 50 年代末,美国的保险业最先提出健康管理(managed care)的概念,其核心内容是医疗保险机构通过对其医疗保险客户(包括疾病患者或高危人群)开展系统的健康管理,达到有效控制疾病的发生和发展,显著降低医疗支出,从而减少医疗保险赔付损失的目的,为健康管理事业的发展奠定了基础。20 世纪 90 年代,企业决策层意识到员工的健康直接关系到企业的效益及发展,这种觉悟是健康管理第一次被当成一项真正的医疗保健消费战略,企业决策层开始改变为员工健康的投资导向。与此同时,日本、德国、英国等发达国家逐渐建立了不同形式的健康管理组织。

我国健康管理的思想可以追溯到两千多年前的《黄帝内经》,《素问・四气调神大论》中指出:“圣人不治已病治未病,不治已乱治未乱,此之谓也。夫病已成而后药之,乱已成而后治之,譬犹渴而穿井,斗而铸锥,不亦晚乎?”意思是说医术高明的医生能在病情潜伏时掌握病情并及时治疗,如果患者已经发生疾病才治疗,就如同口渴再去挖井,打仗临近才去铸造兵器一般,为时已晚。这是对健康管理“治未病”最早的阐述。“治未病”作为我国医学传统文化的重要组成部分,传承至今。

四、健康管理的目标

健康管理有三部曲:①了解和掌握自身的健康,即健康状况检测和信息收集。②关心和评价自身的健康,即健康风险评估和评价。③改善和促进自身的健康,即危险因素的干预和健康促进。健康管理通过对个人或人群健康风险的管理以达到临床以及生命质量的最佳结局。按照这一定义,健康管理的目标包括以下几个方面。

(1)完善健康和福利。

(2)减少健康的危险因素。

(3)预防疾病高危人群患病。

(4)优化疾病早期诊断。

(5)提高临床效用与效率。

(6)避免可预防的疾病相关并发症的发生。

(7)消除或减少无效或不必要的医疗服务。

(8)对疾病结局做出度量并提供持续的评估和改进策略。

五、健康管理的实施步骤

1.了解和掌握自身的健康　开展健康状况检测和信息收集,以客观明确地了解个体自身处于何种状态(疾病、疾病临界、亚健康、基本健康),建立个人健康维护档案。

2.关心和评价自身的健康　开展健康风险评估和健康评价,通过对检测结果的评估并结合临床体检报告,从整体和平衡观的角度,确定具有针对性和个性化的调理方案,制订有家庭特色的"健康管理处方",包括医疗、预防、饮食保健和养生等多方面的指导。

3.改善和促进自身的健康　开展健康风险干预和健康促进,目的是避免慢性病对人体健康的影响。

健康管理的3个步骤可以通过互联网的服务平台和相应的用户端计算机系统来帮助实施。应该强调的是,健康管理是一个长期的、连续的、周而复始的过程,即在实施健康干预措施一定时间后,需要评价效果、调整计划和干预措施。只有周而复始,长期坚持,才能达到健康管理的预期效果。

六、健康管理的服务流程

1.健康体检　以个人或人群的健康需求为基础,按照"早发现、早诊断、早干预"的原则来选定体格检查的项目,检查的结果对后期的健康干预有明确的指导意义。

2.健康评估　通过分析个人健康史、家族史、生活方式、精神状况等方面的资料,对服务对象进行一系列的评估,其中包括反映各项检查指标状况的个人健康体检报告、个人总体健康报告、精神压力报告、心理健康报告等。

3.个人健康管理咨询　完成上述2个流程以后,个人可以得到不同方式的健康咨询服务。个人可以去健康咨询中心,也可以由健康管理师通过电话、邮件、上门等途径进行沟通交流。内容主要包括:解释个人健康信息、健康评估结果及其对健康的影响,制订个人健康管理计划,提供健康指导,制订随访跟踪计划等。

4.个人健康管理后续服务　服务的内容主要取决于被服务者的情况以及资源的多少,

可以根据个人或人群的需求提供不同的服务。后续服务可以是通过互联网查询个人健康信息和接受健康指导,定期寄送健康管理通讯和健康提示,以及提供个性化的健康改善行动计划。监督随访是后续服务的一个常用手段。

5.专项的健康及疾病管理服务 除了常规的健康管理服务以外,还可以为个体或群体提供专项的健康管理服务,这些服务的设计通常会按患者及健康人群来划分。对已有慢性病的个体,选择针对特定疾病或疾病危险因素的服务,如糖尿病的管理、心血管疾病及相关危险因素的管理,包括戒烟、运动、营养及饮食咨询等。对没有慢性病的个体,可选择的服务也很多,如个人健康教育、生活方式改善咨询、疾病高危人群的教育及维护项目等。

第二节 健 康 商 数

人类社会逐渐发展,已进入数字化的时代,指数、商数等概念开始频繁出现在人们的生活中。随着智商(intelligence quotient,IQ)、情商(emotional quotient,EQ)等概念被大众普遍接受和健康观念的更新,"健康商数"(health quotient,HQ)的概念也应运而生。HQ 代表一个人的健康智慧及其对健康的态度,是一种身心健康的理念。通过掌握健康商数的概念,可以帮助大家增强健康意识,纠正不良的生活习惯,发现自身现存或潜在的健康问题,从而提高健康水平。

一、健康商数的概念

1989 年世界卫生组织提出"身体健康、心理健康、道德健康、社会适应良好"4 项健康标准。如何科学地评价健康,成为重要的议题。华裔加拿大医学家谢华真教授最先提出了 HQ 的概念,指出"健商是健康商数的缩写,它是一种身心健康的理念,通过这种理念,以崭新的健康知识为基础的自我保健、良好的生活方式和系统完整的保健方法,会成为一种新的健康文化"。国内的李恩昌将其定义为"个人及一个区域的居民所拥有的健康意识、健康知识和健康能力水平"。公式为:健商=(已有的健康意识、健康知识、健康能力)÷(应有的健康意识、健康知识、健康能力)。

综上所述,健康商数是一个建立在最新医学成果和健康知识基础之上的全面的、全新的、有科学依据的健康观念。HQ 如同 IQ、EQ,是一个人的特征之一,但不同在于 HQ 不是先天决定的,教育、认识、毅力和 EQ 都可以提高个人的 HQ。

二、健康商数的测评

1. HQ 问卷 谢华真教授设计的 HQ 问卷包括五大要素(自我保健、健康知识、生活方式、心理状态、生活技能)共 100 个问题,用于确定和评估个体的健康水平。其中的自我保健是指个体获得身心健康的方法,以及遇到疾病或不舒服时采取的措施等;健康知识包括个体对健康本身、医疗保健系统、健康维护、健康危险因素等方面的知识;生活方式指是否有吸烟、酗酒、滥用药物等不良生活习惯;心理状态包括个体的情绪、自我概念、个人信念和精神压力等水平;生活技能是指个体处理家庭、工作环境和人际关系等方面的能力。

2. 年轻人 HQ 测试问卷 香港理工大学护理学院专门针对年轻人而设计的《年轻人

HQ 测试问卷》的调查内容包括自尊心、人际关系、精神健康、饮食与睡眠、酒精与吸烟和医学健康指标 6 个方面共 21 个问题。将这些问题的得分通过公式计算所得的总分就是 HQ。各个项目中,对于平均分或正常标准的项目即为存在健康问题的方面,也是可以改善的环节。通过 HQ 知识的普及,人们可以在可靠的数据基础上,转变对健康的看法,做出关于自身健康的决策,提高生活质量。

3. 网络健商量表(WebMd Health Quotient™ 量表)　此量表的目的是了解人们当前生活方式的优点和不足,最终了解健商的程度。问题的答案设计了 5 级,0 级表示"从不",5 级表示"经常"或"强",共 94 题。内容包括营养、个人健康信条、家庭结构、情绪、医药、环境等。

三、健商医学的主要特征

1. 整体性　HQ 理念强调身心合一的中国传统思想,认为人体应被看作一个有机的实体,一个由心、身、神组成的完整系统,而且每个人都应分别对待。

2. 综合性　HQ 理念提供了一种崭新的保健哲学,构建了一个健商世界。患者可根据自己独特的个体情况,从一整套医疗系统中挑选最适合自己的医疗组合,增加患者康复的机会,提高生命质量。因此,必须根据每个患者的不同情况,有针对性、灵活性、多样性地选择保健的内容和手段。

3. 自我保健性　HQ 理念认为每个人要对自身健康达到良好状态负责,而不是把一切交给"专家",要把健康的权利与责任回归个体自身。

第三节　健康管理的基本策略

一、生活方式管理

1. 概念　生活方式管理是指以个人或自我为核心的卫生保健活动,强调的是个人选择行为方式的重要性,因为后者直接影响人们的健康。生活方式管理通过健康促进技术,比如行为纠正及健康教育,来保护人们远离不良行为,减少危险因素对健康的伤害,预防疾病,改善健康。

2. 特点

(1)以个体为中心,强调个体的健康责任与作用:我们可以告知人们什么样的生活方式是有利于健康并且应该坚持的,比如戒烟、限酒等。我们也可以通过多种途径和方法帮助人们做出决策,比如提供健康生活方式的体验。但是这一切不能替代个人做出选择何种生活方式的决策,否则即使一时选择,也很难长期坚持。

(2)以预防为主,有效整合三级预防:预防是生活方式管理的核心思想。控制危险因素,将疾病控制在尚未发生之时为一级预防;通过早发现、早诊断、早治疗而防止或减缓疾病发展为二级预防;防止残疾,降低病死率,促进功能恢复,提高生存质量,延长寿命为三级预防。针对群体和个体的特征,有效地整合三级预防,而不是单独采用,是生活方式管理的核心理念。

（3）通常与其他健康管理策略联合进行：与许多医疗保健措施需要支付昂贵的费用相比，预防措施通常是便宜而有效的。

3.健康行为改变的措施

（1）教育：传递知识，明确态度，改变行为。

（2）激励：通过正强化、负强化、反馈促进、惩罚等措施进行行为矫正。

（3）训练：通过一系列的参与式训练与体验，培训个体掌握行为矫正的措施。

（4）营销：通过社会营销的措施推广健康行为，营造健康的大环境，促进个体改变不健康的行为。

在实际运用中，生活方式管理可以以多种不同的形式出现，也可以融入健康管理的其他策略中。不管应用了什么样的方法和技术，生活方式管理的最终目的都是相同的，即通过选择健康的生活方式，降低疾病发生的危险因素，预防疾病或伤害的发生。

二、需求管理

1.概念 需求管理包括自我保健服务和人群就诊分流服务，帮助人们更好地使用医疗服务和管理自己的疾病。需求管理实际上是通过帮助健康消费者维护自身健康和寻求恰当的卫生服务，控制卫生成本，促进卫生服务的合理利用。需求管理的常用手段包括：寻求手术的替代疗法、帮助患者减少特定的危险因素并采纳健康的生活方式、鼓励自我保健等。

2.目标 减少昂贵的、临床并非必需的医疗服务，同时改善人群的健康状况。

3.预测方法

（1）以问卷为基础的健康评估：以健康和疾病风险评估为代表，通过综合性的问卷和一定的评估技术，预测在未来的一定时间内个人的患病风险，以及预测谁将是卫生服务的主要消耗者。

（2）以医疗卫生花费为基础的评估：该方法是通过分析已发生的医疗卫生费用，预测未来的医疗花费。与问卷法不同的是，医疗花费数据是客观存在的，不会出现因个人虚报数据而对预测结果产生影响。

4.主要工具 24 小时电话就诊分流服务、转诊服务、基于互联网的卫生信息数据库、健康课堂、服务预约等。有时，需求管理还会以"守门人"的形象出现在疾病管理项目中。

三、疾病管理

1.概念 疾病管理是一个协调医疗保健干预和与患者沟通的系统，它强调患者自我保健的重要性。强调运用循证医学和增强个人能力的策略来预防疾病的恶化，它以持续性地改善个体或群体健康为基准来评估临床、人文和经济方面的效果。

2.特点

（1）目标人群是患有特定疾病的个体。如糖尿病项目的管理对象为已诊断为 1 型或 2 型糖尿病的患者。

（2）不以单个病例和（或）其单次就诊事件为中心，而关注个体或群体连续性的健康状况与生活质量，这与传统单个病例管理有明显区别。

（3）医疗卫生服务及干预措施的综合协调至关重要。疾病管理关注的是健康状况持续改善的过程,而大多数国家卫生服务系统的多样性与复杂性,使协调来自多个服务提供者的医疗卫生服务与干预措施的一致性与有效性显得特别困难。正因为协调困难,也凸显了疾病管理协调的重要性。

四、灾难性病伤管理

灾难性病伤是疾病管理的特殊类型,关注"灾难性"的疾病或伤害。这里的"灾难性"是指对健康的危害十分严重,或者指其造成的医疗卫生花费特别巨大,常见于肿瘤、肾衰竭、严重外伤等情形。灾难性病伤是十分严重的病伤,需要特别复杂的管理,经常需要多种服务和转移治疗地点。灾难性病伤管理要求高度专业化的疾病管理,解决相对少见和高价的健康问题,典型的例子有脑损伤、严重烧伤、多种癌症、器官移植和高危新生儿等。

五、残疾管理

残疾管理是减少工作地点发生残疾事故的频率和费用代价,根据伤残程度分别处理,希望尽量减少因残疾造成的劳动和生活能力下降。具体目标包括:①防止残疾恶化。②注重功能性能力恢复。③设定实际康复和返工的期望值。④详细说明限制事项和可行事项。⑤评估医学和社会心理学因素。⑥与患者和雇主进行有效沟通。⑦有需要时要考虑复职情况。⑧要实行循环管理。

六、综合人群健康管理

综合人群健康管理通过协调上述不同的健康管理策略来为个体提供更为全面的健康和福利管理,这些策略都是以人的健康需求为中心而发展起来的(图1-3)。主要管理方法有:①一级预防:疾病发生前的预防,如讲究营养与卫生、改造健康的家庭或作业环境。②二级预防:疾病早期诊断与检测,如进行问卷调查了解疾病的发生状况。③三级预防:疾病发生后预防其发展和蔓延,减少伤残,如功能性健康状况评价、伤残管理等。

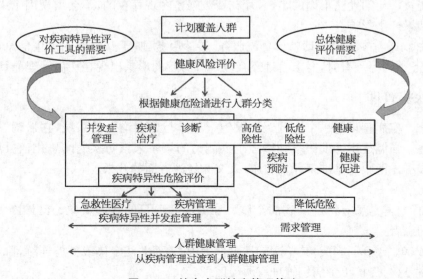

图1-3　综合人群健康管理策略

第四节 健康管理在中国的发展现状

一、中国对健康管理的迫切需求

1. 我国人口特征的变化

(1) 人口老龄化起步晚,速度快,数量大。自 1999 年我国步入老龄化社会以来,尽管晚于发达国家几十年,但我国人口老龄化的速度惊人,日益呈现高龄化、空巢化趋势,需要照料的失能、半失能老人数量剧增。

(2) 我国社会养老服务体系建设仍然处于起步阶段,还存在着与新形势、新任务、新需求不相适应的问题,主要表现在:缺乏统筹规划与整体连贯性;社区养老服务跟不上步伐;养老机构设施简陋、功能单一;政府投入不足;服务队伍专业水平程度不高;行业发展缺乏后劲等。

(3) 我国的人口老龄化呈雪崩样快速增长,随着我国老龄人口的不断增加,加强社会养老服务体系建设的任务将十分繁重,《"健康中国 2030"规划纲要》提出生命全周期、健康全过程的管理目标,需要全民尤其是在校大学生、社会民众自觉增强慢性病、老年失能失智及安宁疗护的管理意识,从而积极主动应对人口老龄化社会,配合医护专业人员提高老龄化的相关服务能力。

2. 慢性病相关危险因素的流行趋势 慢性非传染性疾病(non-infectious chronic diseases,NCD),简称慢性病,是一类具有发病隐匿、病因复杂和病程长等特点的疾病,如糖尿病、高血压、心血管疾病等,往往需要长期甚至终身治疗。慢性病在降低患者生活质量的同时,也给个人、家庭和社会带来沉重的经济负担。据世界卫生组织统计,慢性病的全球病死率已经从 2000 年的 61.0% 增长至 2019 年的 74.0%,全球致残率已达到 63.0%。因此,在全面推进健康中国建设的过程中,慢性病的防治是关键。《"健康中国 2030"规划纲要》中明确将慢性病管理上升到国家战略,提出到 2030 年实现全人群、全生命周期的慢性病健康管理的目标。

(1) 慢性病成为我国居民的主要死因,病死率和患病率持续上升:高血压患病率居高不下,其患病率从 1998 年的 1.58% 攀升至 2018 年的 18.14%,20 年来稳居细分慢性病种患病率首位,被世界卫生组织称为"无声的杀手""全球公共卫生危机",高血压发展到后期会引起严重并发症,患者往往死于脑血管疾病、冠心病或高血压性心脏病等。

(2) 慢性病相关危险因素的流行日益严重:①超重与肥胖人数快速上升。过去三十年间,中国居民肥胖率呈快速上升趋势。国家国民体质监测中心发布的《第五次国民体质监测公报》显示:2020 年成年人超重率、肥胖率分别为 35.0% 和 14.6%,与 2014 年相比分别增长了 2.3% 和 4.1%。②血脂异常是心血管疾病的重要危险因素。《中国心血管健康与疾病报告 2022》显示,我国血脂异常人数已经超过了 4 亿人,且患病率高达 40% 以上,其中中老年人相近,城乡差别不大。③膳食不合理、运动量不足及吸烟是造成多种慢性病的三大行为危险因素。

3. 慢性病的疾病负担

(1) 慢性病严重影响我国劳动力人口的健康:慢性病多为终身性疾病,预后较差,并常伴有严重的并发症,降低了生存质量。以糖尿病为例,患者肾衰竭的发病率比非糖尿病患者高 17 倍。

(2)慢性病给个人、家庭及社会造成了沉重的经济负担:目前我国每年用于癌症患者的医疗费用近千亿元,但中晚期癌症患者的治疗效果仍不理想,给其家庭带来了巨大的痛苦,影响了社会的稳定。

二、健康管理在中国的现状

健康管理在我国最早出现在 20 世纪 90 年代后期。1994 年,中国科学技术出版社出版的《健康医学》专著中将"健康管理"作为完整的一章,比较系统地阐述了健康管理的初步概念、分类和具体实施方法等。这是迄今为止,国内有关健康管理的最早文献。

健康管理在我国真正的发展是自 2000 年以来,受西方国家健康管理发展的影响,以健康体检为主要形式开始兴起。特别是 2003 年以后,随着国民健康意识和健康需求进一步提高,健康管理(体检)及相关服务机构明显增多,并逐渐成为健康服务领域的一个新兴产业。近些年,"健康中国"成为国家发展的基本战略,随着《"健康中国 2030"规划纲要》《健康中国行动(2019—2030 年)》《中华人民共和国基本医疗卫生与健康促进法》等文件的颁布实施,大健康产业已然处在发展的重要机遇期,健康管理产业也迎来了良好契机,具有极大的发展潜力和发展空间。

健康管理产业的发展也推动了健康管理相关学术机构和平台的建立。自 2005 年以来,相关学会、协会相继申请成立了健康管理学术机构,如中华医学会健康管理分会等。《中华健康管理学杂志》也于 2007 年创刊发行,为学术交流和学科的发展奠定了基础。2008 年,中国科技部公布并组织实施了第一个健康管理国家支撑计划课题——"中国人个人健康管理信息系统的构建与应用"。2017 年北京协和医院响应国家大力发展健康医学的号召,在国内率先成立了健康医学系,将体检中心、保健基地和国际医疗部三大平台科室以及营养科和康复科整合,集保健、体检、慢性病防控、生活方式干预和高端医疗为一体,实现了全周期健康服务理念,并集中多科力量开展教学科研等学术活动,在很大意义上拓展了健康管理学术体系的范畴。

与此同时,对健康管理基础理论和学科体系的探索也从未停止。2009 年,我国形成《健康管理概念与学科体系的中国专家初步共识》,构建出健康管理学科体系的基本框架,按照此框架,全国各高等学校开展建设健康管理学科。2011 年 1 月郭清教授主编的《健康管理学概论》由人民卫生出版社出版发行,它是我国首部系统而完整地介绍健康管理学理论、技能和实践的著作。2015 年,教育部《普通高等学校本科专业目录》中增设了健康服务与管理专业。2016 年,国务院出台《"健康中国 2030"规划纲要》,2019 年国家卫生健康委员会推出《健康中国行动(2019—2030 年)》,国家相关部门的相继推文助力了我国健康管理的发展。目前,国内大型医疗机构的健康管理中心已发展至 460 余家,各中心逐渐发展规模化、流程规范化、质控标准化、建设体系化。至 2023 年,经过十余年的努力,我国健康管理在学科体系、实践教学、人才培养等方面有了长足的进步。

当前,信息化技术的飞速发展,助力健康管理朝着更便捷、更高效、更精准、更智能的方向发展,运用移动互联网、可穿戴式设备、大数据、云计算等各种新概念、新手段将互联网与健康管理深度融合,建立智慧健康管理平台,为健康体检用户提供体检前、体检中、体检后的全流程持续的健康管理服务。通过感测、分析与整合健康检测、健康评估、健康干预，干预评价四个关键环节的各项信息，为广大慢病人群、亚健康人群及健康人群提供全方位的个性化、便捷化、精准化、智能化的健康管理服务模式。

目前，健康管理学术理论研究和学科体系建设明显滞后，与国际先进水平存在一定的差距，在技术研究和学术理论方面还有很多工作要做。

第五节 健康管理的学科与产业发展

一、健康管理相关学术机构

为适应健康服务的新时代需求，实现由"被动医疗"向"主动健康"服务模式转型，我国自2006年相继成立健康管理相关学术机构，如东北师范大学健康管理研究中心、中华预防医学会健康风险评估与控制专业委员会、中华医学会健康管理学分会、杭州师范大学健康管理学院等，随着国家对健康管理的不断重视，全国各省市的健康管理学会也如雨后春笋般涌现。各学术机构的成立对于促进我国健康管理事业的持续发展以及全民健康工作具有重要意义。

二、健康管理产业的实施原则

（1）应该坚持理论研究与实践探索相结合，着力构建中国特色健康管理学科与产业体系。

（2）坚持需求牵引与产业推动相结合，以学术引领产业，依托政府的支持，以产业推动学术和学科发展。

（3）坚持体系构建与功能重组相结合，构建健康管理医学服务新模式和中医特色预防保健新体系。

（4）坚持技术标准与服务规范相结合，努力规范健康管理服务流程，提高行业核心竞争力；坚持成果示范与推广应用相结合，加大健康管理科技投入与成果转化的步伐，努力满足国人不断增长的健康需求。

（5）坚持引进、消化与自主创新相结合，充分吸收和利用各国先进的健康管理经验和技术，努力构建国际化的健康管理技术合作与服务平台；坚持政府主导与社会参与相结合。

三、发展健康管理产业的实施策略

1. 培育高品质的健康生活 人民生活水平不断提高的同时，对健康的需求日益增加。人的寿命是由多种因素促成的，如遗传、环境、生物因素、生活行为习惯等。在这些综合因素里面加入管理因素，即通过健康管理，个人学习自我管理，当出现疾病风险时帮助干预。近年来，我国健康管理及相关产业有了长足的发展。健康管理服务内容有健康体检、健康风险评估、健康教育、中医"治未病"与中医养生，以及基于健康保险的第三方和人群管理等，服务项目分布在不同的服务主体和部门，是形成逐渐趋于完善的健康管理服务的基础。

2. 多途径、多形式开展健康管理服务　我国的健康管理学科体系与相关技术方法还不够完善，完整的健康管理医学服务模式还没有形成。目前，国内主要有三类健康管理机构：三级甲等医院成立的体检中心；社会民营投资的体检中心，民营投资的健康管理中心；以及三级甲等医院体检中心设立的健康管理中心。

3. 努力培育健康文化　一个有不良生活方式的人，在没有经历过疾病的痛苦之前，体会不到健康的重要性，往往不愿意改变自己的生活方式。如果把这个人放在一个具有健康管理企业文化的人群中，就会受到群体的影响，而不得不改变自己不良的生活方式。

健康管理作为一种新兴的卫生服务模式，在我国正处于起步发展阶段，但是它的深远作用将成为我国应对重大疾病患病率上升和医疗费用增长的重要举措，健康管理服务在普及大众的健康、深化医疗体制改革方面有着举足轻重的作用。

（李惠玲　王春桃　王亚玲　刘璐　丁慧）

参考文献

[1] 秦泽家. 数智时代环境下情报协同驱动全生命周期健康服务体系构建研究[J]. 情报理论与实践，2024,47(1)：65-74.
[2] 梁新,李杨凤. 构建主动健康新体系提供全方位全周期健康保障[J]. 健康中国观察，2023,(11)：66-67.
[3] 孟犁南,黄杰,张婉. 健康商数理念下的健康管理对慢性心力衰竭患者的影响[J]. 齐鲁护理杂志，2023,29(21)：33-37.
[4] 常冬春,张茹,管晴,等. 健康画像在慢性病管理中的应用研究进展[J]. 南京医科大学学报（社会科学版）,2023,23(6)：546-550.
[5] 耿敏. 健康管理学的发展现状与展望[J]. 产业与科技论坛，2022,21(17)：67-68.
[6] 谭震,朱艺,肖苹,等. 我国健康管理体系的发展现状及未来展望[J]. 中国社会医学杂志，2022,39(3)：247-251.
[7] 孙超,谭晓东. 慢性病研究方法的发展与趋势[J]. 健康教育与健康促进，2022,17(1)：54-56,61.
[8] 冯玉,曹燕. 我国健康管理发展模式探究[J]. 中国医药导报，2021,18(32)：193-196.

第二章

围产期健康管理

学习目标

> 掌握：围产期健康管理的相关概念以及主要内容。
> 理解：围产期不同阶段健康管理的特点。
> 运用：能够对不同阶段的围产期个体进行健康管理指导目标。

思政目标

> 培养学生人文关怀思维及爱护伤者的观念，尊重健康服务对象，养成关爱服务对象、珍视生命的人道主义精神。

第一节 概 述

一、围产期健康管理的概念

围产期健康管理是指从妊娠前、妊娠期、分娩期、产褥期、哺乳期直到新生儿期，为母亲和胎婴儿健康所进行的一系列的促进健康的重要措施，从而能够预防和控制疾病，维护和保障母婴全面健康。

二、围产期健康管理的主要内容及意义

围产期健康管理需要持续地、动态地开展，根据围产期不同时期的特点，从生理、心理、社会等多方面入手，促进个体的健康水平。同时要结合个体的不同特点，做到个体化的指导。

通过围产期的健康管理，能够提高处在围产期个体的自主积极性，提高其健康素养，强化自我健康管理意识，有效地利用健康资源来达到最大的健康效果，从而提高生活质量。

第二节 备孕期健康管理

备孕是怀孕之前的准备，涉及夫妇双方，是指育龄夫妇有计划地怀孕，并为优孕做必要

的前期准备。一个家庭因新生命的孕育将面临诸多的挑战。为了能够顺利地适应备孕的整个过程,可以通过健康合理的生活方式,维护生理和心理的健康,迎接新生命的到来。

一、备孕期夫妇的生理准备

1. 合理膳食 在备孕期,夫妇双方要注意饮食营养,均衡合理膳食,为胎儿的形成和生长发育提供良好的基础。国务院发布的《健康中国行动(2019—2030年)》将"合理膳食行动"列为重大行动之一。《中国居民膳食指南(2022版)》指出:为保证孕育质量,夫妻双方都应做好充分的孕前准备,使健康和营养状况尽可能达到最佳后再怀孕。应该确保身体健康和营养状况良好,特别关注铁、碘、叶酸等重要营养素的储备。

育龄妇女是铁缺乏和缺铁性贫血患病率较高的人群,怀孕前如果缺铁,可导致早产、胎儿生长受限、新生儿低出生体重以及妊娠期缺铁性贫血。铁缺乏或缺铁性贫血者应纠正贫血后再怀孕。因此,备孕女性应经常摄入含铁丰富、利用率高的动物性食物。动物血、肝脏及红肉中铁含量丰富,吸收率高,每日应摄入瘦肉50～100 g,每周摄入1～2次动物血或肝脏20～50 g。同时,摄入含维生素C较多的蔬菜和水果,有助于提高膳食铁的吸收与利用率。碘是合成甲状腺激素不可缺少的微量元素,为避免孕期碘缺乏对胎儿智力和体格发育产生的不良影响,备孕女性除选用碘盐外,还应每周摄入1次富含碘的海产品。叶酸缺乏可影响胚胎细胞增殖、分化,增加神经管畸形及流产的风险,备孕女性应从准备怀孕前3个月开始每天补充400 μg叶酸。

对于备孕期丈夫而言,一定要纠正不良的饮食习惯,少吃腌制、烧烤的食物。避免暴饮暴食,多吃蔬菜和水果。尽量摄取高蛋白食物,如牛奶、瘦肉、鸡蛋等;适当地吃些坚果类以及海产品,可有效补充钾元素、钙元素,补充丰富的维生素、脂肪、一定量的叶酸,有助于提高精子质量。

2. 控制体重 女性孕前体重与新生儿出生体重、婴儿病死率以及孕期并发症等不良妊娠结局有密切关系。大部分肥胖的女性,通常会出现月经周期紊乱、无排卵周期、闭经等现象,降低了女性受孕的概率。并且备孕时期的肥胖也会增加后期患妊娠期糖尿病、妊娠期高血压、子痫的风险。体重过低也是发生不良妊娠结局的高危人群,低体重或肥胖的育龄女性备孕期宜通过平衡膳食和适量运动来调整体重,尽量使体重指数(body mass index,BMI)达到18.5～23.9 kg/m^{2}的理想范围。

(1)低体重(BMI<18.5 kg/m^2)者可通过适当增加食物量和规律运动来增加体重,每天适量增加奶类、主食和肉蛋类食物的摄入量,根据个人膳食情况,每天可有1～2次的加餐。

(2)肥胖(BMI≥28.0 kg/m^2)者应改变不良饮食习惯,减慢进食速度,避免过量进食,减少高能量、高脂肪、高糖食物的摄入,多选择血糖生成指数低、富含膳食纤维、营养素密度高的食物。同时,应增加运动,推荐每天至少30分钟中等强度的运动。

同样,男性体重过重或过轻也会带来不良影响,增加不孕的概率。备孕的男性一定要控制好自己的体重。

3. 增加运动 在运动需求方面,建议女性每天至少30分钟的中等强度运动,改变久坐习惯。合理的运动能够维持标准体重,改善睡眠,同时也有利于女性的各个生理系统正常运转。长期规律合理的运动能够调节内分泌,降低流产率,避免孕早期流产的发生。

备孕期适合的运动包括散步、游泳、有氧操、跳绳、骑自行车等有氧运动。有氧运动可以增强心肺功能,提高血液输送氧气和养分的能力,不仅有助于血液循环和内分泌的调节,控制体重,还能缓解紧张和焦虑。在孕前半年到一年内制订并实施一个适宜孕前运动计划,提高女性整体的肌肉质量和关节稳定力,从而在妊娠期保护孕妇及胎儿的生命安全,帮助女性在产后恢复身材。同时适当的体育锻炼也可以提高男性精子质量。所以,推荐夫妇双方同时选择合适的运动方式,相互激励。

运动时的注意事项如下:做好热身运动,避免肌肉的扭伤或拉伤;穿着合适的衣服和鞋子,保护关节等重要部位;运动强度合适,根据自身情况进行运动,运动强度突然过强则会出现适得其反的效果。

4. 戒烟戒酒　香烟和酒精都会危害身体健康。当夫妇任何一方在备孕期吸烟或饮酒都会增加胎儿畸形的概率。在准备怀孕前 6 个月夫妻双方均应停止吸烟、饮酒,并远离吸烟环境。

5. 规律作息　睡眠与个体的内分泌系统密切相关。如果长期睡眠不足或睡眠周期紊乱,女性容易出现神经内分泌的紊乱,从而导致卵巢功能下降等;男性则会出现性功能不足、精子畸形、精液液化异常等现象,最终会影响到卵子和精子的质量。因此备孕期间,夫妇双方需要养成良好的生活和休息习惯,制定合理的作息时间,建议每天睡眠时间不少于 7 小时。每天保证充足的睡眠,杜绝熬夜,早睡早起。

二、备孕期夫妇的心理准备

怀孕对一个家庭来说是一个重要的里程碑,整个家庭会因此发生巨大的变化。怀孕意味着两人的家庭生活结束,要承担起父母的责任,是新的生命过程的开始。因此在备孕期就需要做好充足的心理准备。首先,备孕期夫妇需要认识到自身的家庭角色和责任会因孩子的到来而有所改变。孕育生命既欣喜又辛苦,如何做好父母是需要长期地不断学习。在备孕期夫妇进行认真的思考和学习才是对孩子负责的做法。其次,合理认识成功怀孕的概率。正常健康的育龄期夫妇(20～40 岁)在维持每周 2～3 次夫妻生活的前提下,每个月经周期受孕概率约为 20％。通常 20～30 岁连续 3 个月规律性同房才有受孕的可能;到 30～35 岁连续 6 个月科学、规律同房才有受孕可能;35～40 岁常需要连续 1 年以上规律性同房才有可能受孕;而 40 岁以上女性,即使规律性的在排卵期同房也较难怀孕。女性在健康状态下,一年之内的自然受孕概率会随着年龄增加而减少。因此,一次、两次同房后没有成功受孕也是正常现象。再次,备孕需要由夫妇双方共同努力,夫妇双方共同的理解、支持及互助有利于夫妇积极应对备孕期遇到的问题和困难。

通常情况下,一胎备孕的女性最常见的不良的心理状况是焦虑、紧张,可表现为失眠、情绪激动等。尤其是经过一段时间备孕仍然没有获得预期结果的女性,焦虑感会愈发严重。对于一胎备孕的夫妇而言,这种不稳定的情绪与知识的缺乏密切相关。例如,如何做才能够增加怀孕的概率?妻子怀孕后生活会发生什么样的变化?多久没有怀孕就需要去看医生?妻子怀孕后还需不需要继续工作?怀孕以后,有哪些需要注意的事项等?诸多问题都会使个体出现紧张焦虑的情绪。二胎及多胎备孕的夫妇同样也会遇到困扰的问题。虽然有过备孕、怀孕、分娩的经历,但多一个孩子会对原有的家庭结构产生巨大影响。首要遇到的问题就是如何与家中子女进行沟通。如何让一胎子女能够接受家庭的变化并且能够处理好与父母的关系。同时,二胎及多胎备孕夫妇和一胎备孕夫妇一样,同样会对怀孕的成功与否感到担心。尤其是经历过剖宫产、不良怀孕经历的女性,更容易出现紧张、焦虑的情绪。

另外,存在高龄、长期备孕失败、流产等高危因素的备孕期女性还会出现忧虑和恐惧。由于个体的情况不同,不同夫妇备孕的时间长短不一。对于长时间备孕却没有得到期望结果的夫妇而言,很多人会在备孕过程中出现心理崩塌,越来越提不起兴趣。长时间的压抑和负性情绪会明显影响女性的内分泌和生殖免疫功能,从而出现恶性循环。当女性超过最佳生育年龄时,遇到的最严重的问题就是卵巢储备功能下降,这种下降直接降低了女性受孕的概率。在无避孕条件下,夫妻生活一年还未怀孕或多次出现流产史,必然会滋生各种怀疑,担心自身的生育能力,在没有进行相关检查时,思想负担加重并开始抗拒怀孕。

那么,备孕期的夫妇如何进行应对呢?

(1)首先要学会放松。精神过度紧张往往会导致内分泌功能紊乱、排卵障碍或不排卵。尤其是职业女性,工作压力大更增加了备孕的难度。因此,备孕期夫妇应适当地放松身体和心理,例如冥想、瑜伽、正念训练等多种方式都有助于放松减压。

(2)其次,可与其他备孕家庭进行交流。夫妇在备孕过程中,或多或少都会面临各种问题。除了从医生和专家方面获得科学的信息外,还应该和身边其他备孕的同伴多多交流,分享备孕过程中的信息、经验、趣事等。通过这种途径不仅能够获得备孕所需的信息,还能获得相应的情感支持和精神支持,从而缓解备孕期的心理压力。

(3)再次,需要转移自己的注意力。当生活目标全部变成生孩子,生育就变成了一件具有压力的事件。如果备孕中的负面情绪已经严重影响到个人、伴侣和家庭的生活时,应该暂时搁置备孕计划。可以通过计划家庭旅游、共同完成一件事情等促进夫妇之间的情感交流,利用科学的方式宣泄不良情绪。

三、备孕期夫妇孕前检查

孕前检查对于优生优育来说是非常有必要的。通过评估备孕期夫妇的健康状况,能够尽可能减少和消除导致不良妊娠的因素。不仅要检查目前的健康状态,还应该让医生预先了解过去的疾病史或遗传病史,以此为基础制订怀孕计划。尤其是存在以下情况者,一定要在怀孕前进行遗传学咨询:①35岁以上的女性。②有习惯性流产史。③已生育过先天愚型和常染色体隐性遗传病者(如白化病、先天性聋哑、侏儒症等)。④夫妻一方为平衡易位染色体携带者等。

孕前检查内容主要是针对生殖系统和遗传因素,包括高危因素评估、体格检查、必查项目和备查项目等。高危因素评估主要是涉及夫妇双方的家族史、遗传病史、慢性病史;女性的不良孕产史、分娩史等;备孕夫妇身体健康状况、生活饮食习惯、运动习惯、职业等。体格检查主要是测量备孕夫妇的身高、体重、血压、心肺情况等,必查项目和备查项目的具体内容可详见表2-1。另外,备孕期检查牙齿也是非常有必要的。怀孕后身体激素发生变化,女性容易出现牙龈炎或牙周炎等牙病。由于部分药物在孕期无法使用会导致治疗不便。国家卫生健康委员会印发的《健康口腔行动方案(2019—2025年)》中,已将口腔健康知识作为婚前体检、孕产妇健康管理和孕妇学校课程的重点内容。

孕前检查最好安排在怀孕前3~6个月且夫妇双方应同时进行,以便在发现异常或不适合怀孕时,能够及时进行治疗和矫治。孕前检查前要节制性生活3天;体检当天清晨需空腹(禁饮禁食),女方检查时间要求为月经干净后3~7天之内。由于男性泌尿生殖系统的疾病对下一代的健康影响极大,因此该部位的检查必不可少。如果认为男性的睾丸发育可能存在问题,需首先明确在幼儿时期是否患有腮腺炎、是否有过隐睾、睾丸外伤和手术、睾丸疼痛肿胀、鞘膜积液、斜疝、尿道流脓等情况,将这些信息提供给医生,并仔细咨询。

表 2-1　备孕期夫妇必查项目和备查项目内容

性别	项　目	内　容
女性	血常规	白细胞、红细胞、红细胞沉降率、血红蛋白、血小板、ABO 血型、Rh 血型
	尿常规	
	肝肾功能	
	甲状腺功能	促甲状腺激素(TSH)、游离甲状腺素、甲状腺过氧化物酶抗体
	生殖系统检查	白带常规筛查、滴虫、霉菌、支原体衣原体感染、淋病、梅毒、艾滋病、子宫 B 超、宫颈细胞学检查
	TORCH 全套	优生 5 项:弓形虫、巨细胞病毒、单纯疱疹病毒、风疹病毒、乙肝病毒
	内分泌检查	性激素 6 项:促卵泡生成素(FSH)、促黄体生成素(LH)、催乳素(PRL)、雄激素(T)、孕酮(P)、雌二醇(E_2)
男性	血常规	白细胞、红细胞、红细胞沉降率、血红蛋白、血小板、ABO 血型、Rh 血型
	肝肾功能	
	精液常规检查	检查精子一般性状、精子存活率、精子活动力、精子计数、精子形态
	泌尿生殖系统	检查生殖道感染、生殖器官疾病情况

四、不孕不育夫妇的健康管理

生命的孕育是一件非常神奇的事情。每一对夫妻都需要经历这个过程从而完成父母角色的转变,但并不是每一对夫妻都能够顺利度过这个转变的过程。当夫妇双方正常性生活,同居一年以上未采取避孕措施未孕时,可以诊断为不孕不育。对于不孕不育夫妇的健康管理除了要做好普通备孕夫妇的生理和心理准备以外,还需要注意其所处的特殊情境,重点做好以下的管理。

1. 明确病因和及时治疗　一旦夫妇符合了不孕不育的诊断标准,应该及时进行科学的检查和治疗,明确夫妇双方不孕的原因,尤其要注意男方和女方一定要同时进行检查。不孕不育的原因包括了女方原因、男方原因、双方原因、不明原因。根据夫妇不同的病因,指导夫妇进行具有针对性的治疗。目前,不孕不育的治疗方式包括了人工授精和体外受精—胚胎移植两大类。人工授精可分为夫精人工授精和供精人工授精;体外受精—胚胎移植,俗称"试管婴儿",可分为第一代、第二代、第三代等。各代试管婴儿技术之间没有优劣之分,需要根据夫妇的具体实际情况进行选择。简单来说,第一代试管婴儿技术适用于解决因女性因素导致的不孕;第二代试管婴儿技术适用于解决因男性因素导致的不育问题;第三代试管婴儿技术为有遗传病的未来父母提供生育健康孩子的机会。通常情况下,在人工授精 2～3 次仍然失败后,可建议夫妇选择体外受精—胚胎移植技术。

　　2.及时心理疏导

　　(1)千百年来,中国人一直把生儿育女、传宗接代当作人生的追求目标和美满姻缘的重要体现。然而,在如今的社会压力和文化背景下,不孕不育的患者越来越多,这让不少人尤其是女性,背上了沉重的心理负担。不孕女性不仅要时刻承受来自配偶、亲朋好友以及社会舆论的巨大心理压力,而且还要忍受自责、自怨、自卑等心理障碍折磨。因此,对于不孕不育个体而言,要及时进行心理疏导。

　　(2)对于已经明确诊断的不孕不育夫妇需要指导其放松心态,减少因生育困难而产生的焦虑感。在检查和治疗初期,不孕女性往往会由于对相关检查的不了解,对后续治疗情况、治疗费用产生过度的担心和忧虑,使其在整个检查过程中配合度降低。由于大多数检查例如抽血、宫腔镜输卵管检查、超声引导下取卵等属于侵入性操作,不孕女性会产生生理上的疼痛感和不舒适感。接受体外受精—胚胎移植的女性,会反复地注射促排药物导致身体上出现应激,以及在取卵术后、移植术后的疼痛感也会使患者感到烦躁。这种生理上的不适会加剧不孕女性焦虑、紧张的情绪。同时,不孕不育夫妇在整个治疗过程中会随时关注胚胎情况,不断关注治疗的成功率。如果预想情况和实际情况出现差距时,则会产生挫败、内疚、自责等不良的情绪。尤其是女性被告知治疗失败时,会出现沮丧、失望、痛苦、绝望等,甚至有些夫妇会因无法拥有自己的孩子而产生极端的情绪。所以在治疗之前,不孕不育夫妇需要对疾病和治疗知识进行学习,从而在认知上减少对疾病的紧张和担心,纠正自身对于治疗结果的不合理期待;在治疗过程中,需要适当转移注意力,不要过于关注某个治疗阶段的情况,及时向医护人员寻求帮助和指导,放松心情。尤其是经过多次治疗的不孕不育夫妇,多次治疗失败的体验会更容易导致女性产生抑郁和自卑的心理。所以对于该类夫妇而言,更要关注其心理健康。在必要的时候,建议夫妇寻求合适的心理咨询和心理治疗,及时修正不正确的生育观点,让夫妇更平和宽容地对待不孕不育。

　　3.夫妻相互配合　生育是需要夫妻共同配合才可以完成的。在不孕不育的各项治疗检查期间,丈夫需要随时给予妻子足够的支持和帮助。例如,体外受精—胚胎移植治疗期间,女性需要不间断进行药物注射、穿刺抽血、取卵、胚胎移植的侵入性治疗。通常情况下,在实施侵入性操作时医院要求丈夫陪同妻子,其目的是让丈夫在整个不孕不育治疗的过程中有更多的参与感。孕育孩子无论是在生理上还是心理上都是需要夫妇双方共同配合和努力的。因此,丈夫需要为妻子提供足够的长期支持,而不是只在特定的时间出现。同时,夫妇之间也要多沟通交流,相互了解对方对于生育问题的看法和感受、相互扶持、相互依靠才能够顺利地面对不孕。不孕不育夫妇除了积极应对和缓解不良情绪,在医护人员的指导下选择正确的治疗方式;更关键的是从认知上改变,正确认识不孕不育问题,善待自己,尽可能地看到生命中积极的变化。

第三节　妊娠期健康管理

　　妊娠是自然界当中一种非常奇妙的现象,精子和卵子在女性体内结合孕育出新的生命。夫妇双方通过妊娠孕育生命完成了角色的转变,使自己的人生更加完整。

一、妊娠诊断

妊娠始于成熟卵子受精,结束于胎儿及其附属物从母体内排出。从末次月经第 1 日开始,足月妊娠期约 40 周,大约 280 天。根据妊娠不同时期的特点,可以将妊娠分为早期妊娠（≤13^{+6} 周）、中期妊娠（14～27^{+6} 周）、晚期妊娠（≥28 周）。

1. 早期妊娠诊断 月经周期规律的育龄期女性,有性生活史,当月经推迟 10 天及以上,则应该考虑是否出现了早期妊娠。早期妊娠可能会出现以下症状和表现:①停经,是最早出现的症状,但不是特有症状。要结合女性的性生活史、用药史、精神环境因素、月经周期等综合考虑。②早孕反应,主要表现为晨起恶心、呕吐、食欲减退、偏食等。大约 50% 的女性在停经 6 周左右出现,到 12 周左右消失。③尿频,与子宫增大压迫膀胱有关,一般在 12 周左右因子宫增大进入腹腔而消失。④乳房增大,一般在 8 周开始,乳头可能会出现刺痛,乳头及乳晕周围出现色素沉着,可发现乳晕周围的蒙氏结节。⑤妇科检查可发现子宫增大变软,子宫变大的情况与停经时间相符合。子宫峡部变软,表现出与子宫颈似不相连,呈现出黑加征。

当女性停经 10 天以上时判断是否是由妊娠引起,较为简便快速的方法是自行采用试纸对尿液检测人绒毛膜促性腺激素（human chorionic gonadotropin, HCG）情况。一般采用晨起尿液的中段尿,根据 HCG 试纸使用的要求进行检测。但需要注意的是试纸的测量存在一定的误差,准确率在 50%～75% 之间,为了明确妊娠的诊断仍然需要更为准确的检查方式:①测量血液中的 HCG 浓度。正常宫内妊娠,48 小时的 HCG 水平多数倍增,妊娠 8～10 周 HCG 达高峰,持续 1～2 周后开始下降。在孕早期不需要每天测量 HCG 值,更需要关注的是 HCG 翻倍的情况,如果 HCG 不能倍增提示异位妊娠或自然流产。在怀孕第 8 周时,HCG 接近峰值。值得注意的是,妊娠不同时期及各孕妇之间血清 HCG 数值变化很大,相互之间没有可比性。②进行超声检查,是诊断早孕和判断孕龄最快速准确的方法。阴道 B 超较腹部 B 超可以提前 1 周诊断早孕,同时通过 B 超检查也可以排除宫外孕等异位妊娠。其他判断方法还包括基础体温测定、宫颈黏液检查等。

2. 中、晚期妊娠诊断 孕妇首先具备了早期妊娠的经过,子宫明显增大,可感知胎动,腹部检查可及胎体,听到胎心音。主要有以下临床表现和症状:①子宫增大,增大大小应与妊娠周数相符。晚期妊娠期间可根据宫底高度和腹围推算胎儿体重。②出现胎动,一般发生于妊娠 18～20 周,随着孕周增加,胎动逐渐增多,孕 32～34 周达峰值,孕 38 周后逐渐减少。孕 28 周以后,正常胎动次数≥10 次/2 小时,孕妇在孕晚期需要学会胎动计数,当发现胎儿胎动过多或过少时要及时就医。③可监测到胎心音,孕 12 周可用多普勒胎心听诊仪探测到胎心音,18～20 周能通过听诊器经腹壁听到胎心音。④妊娠 20 周以后,经腹壁可以触及子宫内的胎体。胎头通常呈球状,质硬而圆,有浮球感;胎背宽而平坦;胎臀宽、软,形状略不规则;胎儿肢体小而有不规则活动。

可以采用 B 超随访胎儿生长发育情况,估算胎儿体重,筛查胎儿畸形,评估胎儿宫内安危,及时发现和诊断产科异常,包括胎盘、羊水、脐带、宫颈等异常情况。其他的检查还包括彩色多普勒超声等。

二、妊娠期女性的生理变化

从妊娠 12 周开始到最后临产前的 40 周,女性的体形、体态都会发生一些明显的变化,其实在女性身体内部有一些看不见的变化也在悄悄地发生。

1. **子宫**　在妊娠期变化最大的器官是子宫。怀孕前，女性的子宫形状如鸡蛋一样大小。孕早期，子宫呈球形且不对称，到孕中期，子宫逐渐增大挤压内脏，到孕后期子宫会呈轻度右旋。分娩时，子宫的长度与宽度比孕前增大 6 倍，重量更是孕前的 20 倍。子宫的这种增大并不是脂肪增多，而是由肌细胞逐渐地肥大和延长导致的。

2. **乳房**　除子宫以外，女性妊娠期乳房的变化也是非常明显的。部分准妈妈乳房会增加至原来的 3 倍，也会变得更加坚挺和敏感。在整个妊娠期，乳房会受到雌激素、孕激素、催乳素的共同作用，完成乳腺的发育及后期乳汁的分泌。

由于乳房的这种增大和变化，所以女性在妊娠期需要特别注意内衣的选择，以乳房无压迫感为准，选择宽松舒适的内衣。同时，为促进乳房的舒适度，适当的护理也必不可少。注意保持乳房清洁，避免过度刺激引发宫缩。

3. **循环及血液系统**　女性在怀孕后身体为适应生育过程，周身的循环系统也会发生一些改变。最明显的变化莫过于心脏的工作量和相应血管的变化。孕妇身体里的循环血量大大增加，再加上自身体重的增加，新陈代谢也较以前旺盛，机体不得不增加心率及心脏搏出量来完成超额的工作。

除了心脏和血容量的变化以外，在妊娠早、中期女性血压偏低，晚期血压会轻度升高。这个时候孕妇若是长时间仰卧位，会引起回心血量的减少，每搏输出量的降低，血压下降，出现仰卧位低血压综合征，侧卧位可以解除。

同时妊娠期盆腔的血液回流至下腔静脉的血量增加，右旋增大的子宫也会压迫下腔静脉，使血液回流受阻，从而导致女性容易出现痔疮以及外阴和下肢的水肿，静脉曲张。当孕妇的静脉曲张较为严重时，应该避免其长期地站立或压迫双腿，睡觉时尽量地左侧卧位，不要提过重的物品，休息时尽量将双腿抬高，以缓解静脉曲张所带来的不良影响。

妊娠后血液稀释，致使红细胞计数降低，为了预防"缺铁性贫血"、适应胎儿生长和孕妈自身的需要，应该在妊娠中、晚期补充铁剂。凝血因子 XI 及 XIII 降低，其他因子均增加会使血液高凝，这种变化可以预防产后出血。

4. **泌尿系统**　由于怀孕后子宫逐渐变大，膀胱作为最靠近子宫的器官，受到的作用尤为明显。在妊娠早期由于增大的子宫压迫膀胱，会出现尿频。妊娠 12 周以后子宫上移，该症状消失。孕晚期的时候，子宫越来越大，尿频再次出现。

5. **消化系统**　停经 6 周左右约半数的孕妇会出现孕吐反应，晨起时会更加明显，一般到妊娠 12 周消失。少数孕妇孕吐反应特别严重，呈持续性呕吐，甚至不能进食、进水，称为妊娠剧吐。由于呕吐频繁，孕妇处于失水状态。如果病情继续恶化，将发生抽搐、昏迷、黄疸等严重症状，甚至造成死亡。严重的孕吐会影响孕妇的正常生活，此时需要家人的关怀与帮助，而不是单纯地认为女性的孕吐是一种过度寻求关注的表现。在饮食上要保证主食的摄入，食物尽量多样化，以清淡为宜。

6. **皮肤**　由于妊娠期垂体分泌的促黑素细胞刺激激素增加，同时大量的雌、孕激素对黑色素细胞的刺激效应，导致黑色素明显增多，从而导致孕妇呈现黄褐斑、乳头乳晕颜色变深、外阴颜色变深等现象。面部的黄褐斑会在生产后逐渐消退，一般不需要特殊的处理。

怀孕女性随着孕周进展皮肤会呈现出妊娠纹。目前公认的原因是女性妊娠期间激素的变化以及局部皮肤张力的变化导致。妊娠纹早期表现为暗红色或紫红色的条纹，然后色素脱失、萎缩,最后稳定后呈现出一种白色或银色的条纹。妊娠纹虽对身体健康没有大的危害,但给孕妇带来了很大的精神压力和心理负担,从而影响其生活质量。

为了避免妊娠纹,可以从以下几点出发:①适当年龄生育,避免过早(20 岁以前)生育,但也不要过晚。②控制孕期体重。如果在怀孕过程中,体重增长速度过快,皮肤缺乏延展性,很容易出现纤维断裂的情况,从而导致妊娠纹的产生。③孕期如果皮肤干燥、缺乏营养,皮肤的弹性下降容易导致皮肤纤维断裂而形成妊娠纹。所以在孕期一定要注意保湿,同时补充维生素 C。④坚持适当运动,不仅可以避免体重过快增长,还能提高皮肤新陈代谢的能力,有助于皮肤弹性恢复。

三、妊娠期女性的心理变化

妊娠虽然是一种自然的生理现象,但对女性而言仍然是独特事件,是一种挑战,所以也会伴随着不同程度的压力和焦虑。在不同的妊娠阶段,女性的反应也不尽相同。

在怀孕初期,大部分的女性都会经历惊讶、震惊和矛盾的心理。虽然部分女性的怀孕属于计划之中,但当知道结果时,仍会伴随着欣喜和震惊的感受。部分工作中的女性会开始考虑如何平衡妊娠与工作之间的关系而产生矛盾心理。随着妊娠的发展,女性开始逐渐接受自己怀孕的这个事实。并且随着胎动的出现,孕妇能够真正地感受到孩子的存在并出现筑巢反应。筑巢反应是指女性在妊娠期表现出来的一种本能的母性反应,比如孕期爱整理东西,喜欢购物多准备东西,喜欢打扫卫生等,一般在孕晚期表现得比较明显。同时,这个时期的女性也会表现出以自我为中心,专注于自己的身体。这些内心的行为能够使孕妇很好地计划调节、适应,迎接新生命的来临。但过度地专注自我的行为,会使得配偶及其他家庭成员感到被冷落,从而影响到相互之间的关系。因此在这个时期,鼓励准爸爸们积极参与到孕妇的准备活动中去,为孩子的来临做出自己的努力。

在整个孕期当中,孕妇的情绪波动起伏是一个很显著的特点。孕妇容易焦虑、紧张、烦躁,会因为小事情而生气、哭泣,使得配偶不知所措,严重情况下还会影响夫妻感情。在孕早期,女性由于缺乏抚养孩子的知识和技巧、对生活环境不满意、家庭关系不和谐、非计划内妊娠等多种因素,常常容易感到紧张焦虑。在妊娠中晚期,体态上的变化、行动不便,睡眠障碍、腰背疼痛等不舒适感,会使孕妇感到烦躁。随着预产期的临近,孕妇为分娩的疼痛而感到焦虑,担心能否顺利分娩,分娩过程中孩子的安全,孩子的性别等等也会影响到孕妇的情绪稳定。所以女性心理状态的起伏变化是非常正常的,同时也是因人而异的。

在妊娠期的不同阶段应该如何应对女性的情绪波动呢?①孕早期是心情起伏较大、生理反应也比较明显的关键阶段。女性多会经历孕吐等影响生活质量的妊娠反应,需要改变以往适应的生活方式等,会使女性心理状态出现非常大的波动。在这个阶段,女性可能会怀疑自己还未做好当妈妈的准备。因此更需要及时调节早孕反应,减少生理上的不适感,同时要求女性保持乐观开朗的心态面对怀孕。②到孕中期,妊娠反应结束,孕妇对生理和心理变化已经较为适应。但也会因担心自身健康状况和胎儿发育是否正常,可能产生轻度焦虑,但一般无不良影响。如果身体允许的话,孕妇可以工作,做适量家务,甚至可以恢复体育锻炼。所以,可以通过采取健康的生活方式,坚持产前检查,通过学习提前了解分娩过程来缓解焦虑。部分女性在产检时发现异常,例如患上妊娠期糖尿病、妊娠期高血压疾病或发现胎儿畸形等。因此,该部分孕妇会面临如何治疗、是否中期引产等问题,心理负担较重。对这一特殊群体需要及时进行心理疏导。③到孕晚期,孕妇生理上的不适感增多,活动不便。并且越临近分娩,很多孕妇一方面感到兴奋紧张,另一方面也容易因分娩以及孩子出生而产生焦虑和恐惧。可指导孕妇抱着顺其自然的态度,保持心态平和,与家人朋友多多沟通缓解紧张情绪。

为了缓解妊娠期女性的不良心理症状,有以下三点值得注意:①鼓励女性保持良好的睡眠,可以通过各种方式使自己尽量在比较舒适的环境中进行休息。②良好的家庭支持。丈夫和家人必须了解一些妊娠相关知识,以良好的情绪和积极的态度鼓励和支持孕妇的日常活动。对于孕妇的情绪波动和妊娠反应尽量多包容多理解,帮助孕妇排遣不良情绪,积极帮助缓解症状。妊娠晚期注意陪伴,帮助孕妇树立分娩的信心。好的家庭支持并不是指过度地给予孕妇关注和爱,而是让孕妇尽量地觉得心情舒畅和舒适。③对于女性自身而言,也需要积极地学习相关的孕产知识来提高自己的技能,并积极面对接下来的各种挑战,相信自己能够成为一名好的母亲。

在妊娠期间,孕妇心理会随着妊娠的进展而有不同的变化。怀孕是一个特殊阶段但不是生病,怀孕的女性仍然可以享受生活本来的美好和做自己,而作为家人和朋友,应该学会支持而不是限制准妈妈。从准妈妈自身以及环境两个方面共同去努力,才能够营造一个比较好的妊娠环境,能够帮助宝宝在母亲体内进行发育,帮助女性顺利度过妊娠期。

四、妊娠期女性的产前检查

孕前保健(preconception care)和孕期保健(prenatal care)是降低孕产妇和围产儿并发症的发生率及病死率、减少出生缺陷的重要措施。2011 年,中华医学会妇产科学分会产科学组发布了《孕前和孕期保健指南(第 1 版)》,是第一部适宜我国国情的"孕前和孕期保健指南"。2018 年产科学组在第 1 版的基础上,修改制定了《孕前和孕期保健指南(2018)》。

指南内容包括:健康教育及指导、常规保健内容、辅助检查项目(分为必查项目和备查项目)。其中健康教育及指导、常规保健内容和辅助检查的必查项目适用于所有的孕妇,有条件的医院或孕妇有指征时可开展备查项目。该指南仅适用于单胎妊娠、无妊娠并发症和合并症的孕妇。该指南推荐产前检查孕周分别是:妊娠 6～13^{+6} 周,14～19^{+6} 周,20～24 周,25～28 周,29～32 周,33～36 周,37～41 周(每周 1 次)。有高危因素者,可酌情增加次数。具体产检项目可以查看《孕前和孕期保健指南(2018)》。

五、妊娠期女性的健康管理

妊娠期的女性处于生命中重大的变化时期,其生理和心理的健康管理处于同等重要的位置。

1.妊娠期生理健康管理　妊娠期根据时间可以划分为早期妊娠、中期妊娠、晚期妊娠。早期妊娠是指从末次月经的第 1 日开始,妊娠未达 14 周。该阶段应及时为孕妇提供必要的卫生健康、饮食与营养、运动与休息等方面的健康教育。按时建立孕期保健卡,完成系统的产前检查,确定基础血压和体重,进行高危妊娠初筛并及时治疗各种并发症。

中期妊娠是指第 14 周开始至第 27 周末。需要对孕妇进行妊娠中期营养、生活方式、妊娠生理知识、流产早产的认识与预防、胎儿染色体非整倍体异常筛查的意义等健康教育及指导,进行相应的体格检查。根据孕周时间,进行胎儿系统超声筛查、妊娠糖尿病筛查等,积极预防和治疗妊娠并发症。

晚期妊娠是指妊娠第 28 周及其后。此期应指导孕妇注意补充营养,注意生活方式,防治妊娠并发症,及时发现并矫正胎位异常。进行分娩相关知识的健康教育,做好分娩前心理和物质的准备,进行母乳喂养指导以及新生儿护理指导。提前做好产后抑郁症的预防、进行产褥期知识宣教。

2. 妊娠期心理健康管理　中华预防医学会心身健康学组、中国妇幼保健协会妇女心理保健技术学组共同组织相关专家编写了《孕产妇心理健康管理专家共识》,参考国内外相关循证医学证据,以三级预防为核心内容,力求提出综合全面、具体可行的孕产妇心理保健建议,涵盖孕产妇心理健康促进、孕产妇常见心理问题的筛查与评估、基本处理、随访管理等内容。该共识中孕产妇心理健康管理的时间范围主要包括从备孕到产后一年。

为了促进孕妇心理健康,及时的心理筛查和评估将发挥重要作用。孕期的心理健康问题筛查可以作为常规孕期保健的一部分,在每次产检时进行,至少应该在孕早期(13^{+6} 周前)、孕中期($14 \sim 27^{+6}$ 周)、孕晚期(28 周及以后)和产后 42 天分别进行孕产妇心理健康筛查。筛查的内容包括妊娠期压力、分娩恐惧、抑郁、焦虑等。通过筛查发现有问题的孕妇,则需要进行相关课程和指导。可采用健康宣教、心理健康教育、生活方式指导、加强家庭支持、心理保健课程等多种方式,促进孕妇心理健康,增强其适应环境的能力。对于已经出现心理健康高危因素的孕妇,要指导其学会自我心理保健的技能。尤其对于出现了明确自杀和自伤问题的孕妇,要及时建议其到精神卫生机构进行专业评估。孕产妇良好的心理健康状况将有助于促进婴儿的身心健康,并促进孕产妇自身的身体状况和自然分娩。

六、高龄妊娠女性的健康管理

随着我国生育政策的放开,女性生育的年龄有所上升,很多二胎、三胎的女性都属于高龄妊娠的范围。国际妇产科联盟将分娩年龄≥35 岁的妊娠定义为高龄妊娠,此时期的孕产妇称之为高龄孕产妇(advanced maternal age,AMA)。高龄孕产妇相较于普通产妇而言,其健康管理内容的范围将更加广泛,更加侧重生育风险的防范。

中华医学会妇产科学分会妊娠期高血压疾病学组制定了《高龄妇女妊娠前、妊娠期及分娩期管理专家共识(2019)》,规范对高龄妇女妊娠前、妊娠期及分娩期的管理。指导高龄妇女进行婚前医学检查、孕前保健,必要时接受遗传咨询,注意合理增补叶酸,做好避孕措施和怀孕计划。高龄孕妇在早期建立保健手册时,需对高危因素进行详细登记,必要时增加检查次数,评估并告知高龄孕妇的妊娠风险。在妊娠 6~8 周行 B 超检查,明确是否宫内或宫外妊娠、胚胎数量、胎心是否存在、胚胎着床位置等。在孕中晚期必要时接受进行产前筛查和产前诊断,重视胎儿畸形筛查、加强血压血糖监测等。对高龄孕妇注意分娩方式的评估,年龄≥40 岁的孕妇,应加强胎儿监护,妊娠 40 周前适时终止妊娠。

第四节　分娩期健康管理

分娩(delivery)是指妊娠满 28 周及以上,胎儿及其附属物从临产开始到由母体娩出的全过程。分娩期包括宫颈扩张期、胎儿娩出期、胎盘娩出期三个时期,每个时期产妇的生理和心理都面临着复杂的变化,关系着母婴的安危。因此,充分了解分娩期女性的生理与心理变化,做好分娩期健康管理,对母婴健康具有重要意义。

一、分娩期女性的生理变化

分娩期临产的标志为有规律且逐渐增强的子宫收缩,持续 30 秒或以上,间歇 5～6 分钟,同时伴随进行性子宫颈管消失、宫颈口扩张和胎先露下降。在分娩期,即使使用强镇静药也不能抑制宫缩。总产程即分娩全过程,从临产开始至胎儿、胎盘完全娩出为止,临床上分为 3 个产程。

1. **第一产程**　第一产程又称宫颈扩张期,从规律宫缩开始到宫颈口开全(10 cm)。第一产程时间长,可发生各种异常,需严密观察胎心及宫缩的变化,通过阴道检查判断宫口扩张与先露下降、胎方位、产道等有无异常。

(1)子宫收缩:开始时宫缩持续时间较短(约 30 秒)且弱,间歇时间较长(5～6 分钟)。随着产程的进展,持续时间较长(50～60 秒),且宫缩不断增强,间歇时间缩短(2～3 分钟)。当宫口近开全时,宫缩持续时间可长达 1 分钟,间歇时间仅 1～2 分钟。

(2)宫口扩张、胎头下降

1)宫口扩张是临产后规律宫缩的结果,当宫缩频繁且不断增强时,宫颈管逐渐缩短至展平。当宫口开全时,宫口边缘消失,与子宫下段及阴道形成产道。根据宫口扩张情况,第一产程可分为潜伏期和活跃期。①潜伏期:为宫口扩张的缓慢阶段,初产妇一般不超过 20 小时,经产妇不超过 14 小时。②活跃期:为宫口扩张的加速阶段,可在宫口开至 4～5 cm 即进入活跃期,最迟至 6 cm 进入活跃期,直至宫口开全。此期宫口扩张速度应≥0.5 cm/h。

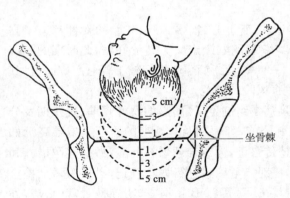

图 2-1　胎头高低的判定

2)胎头下降程度是决定胎儿能否经阴道分娩的重要观察指标。胎头下降的程度以颅骨最低点与坐骨棘平面的关系表示。坐骨棘平面是判断胎头高低的标志。胎头颅骨最低点平坐骨棘平面时,以"0"表示;在坐骨棘平面上 1 cm 时,以"-1"表示;在坐骨棘平面下 1 cm 时,以"+1"表示(图 2-1)。

(3)胎膜破裂:胎儿先露部衔接后,将羊水阻断为前后两部分。宫缩时,前羊水囊楔入宫颈管内,有助于扩张宫口。随着产程的进展,宫缩增强,当羊膜腔内的压力达到一定程度,胎膜自然破裂,破膜后羊水冲洗阴道,减少感染机会。正常破膜多发生于宫口近开全时。

2. **第二产程**　第二产程又称胎儿娩出期。从宫口开全至胎儿娩出。未实施硬膜外麻醉镇痛者,初产妇最长不应超过 3 小时,经产妇不应超过 2 小时。实施硬膜外麻醉镇痛者,可在此基础上延长 1 小时,即初产妇最长不应超过 4 小时,经产妇不应超过 3 小时。第二产程应密切观察胎心、宫缩、先露下降情况,正确指导产妇使用腹压来缩短产程。

(1)子宫收缩:进入第二产程后,宫缩的频率和强度达到高峰,宫缩持续约 1 分钟或以上,宫缩间歇期仅 1～2 分钟。

（2）胎儿下降及娩出：当胎头降至骨盆出口压迫盆底组织时，产妇有排便感，不自主地向下屏气用力，会阴逐渐膨隆和变薄，肛门括约肌松弛。宫缩时胎头露出阴道口，露出部分不断增大，宫缩间歇时胎头又缩回阴道内，此为胎头拨露。当胎头双顶径越过骨盆出口，宫缩间歇时胎头不再回缩，就是胎头着冠。此时会阴极度扩张，产程继续进展，胎头枕骨于耻骨弓下露出，出现仰伸动作，胎儿额、鼻、口、颏部相继娩出，接着出现胎头复位及外旋转，前肩和后肩、胎体相继娩出，后羊水随之涌出。

3. 第三产程 第三产程又称胎盘娩出期。从胎儿娩出后至胎盘胎膜娩出，约需 5～15 分钟，不应超过 30 分钟。应检查胎盘完整性、检查软产道有无损伤、预防产后出血。

（1）子宫收缩、阴道流血：胎儿娩出后，子宫收缩，宫底变硬，降至平脐，宫缩暂停数分钟后再次出现。

（2）胎盘剥离、排出：胎儿娩出后，宫腔容积缩小，胎盘不能相应缩小，胎盘附着面与子宫壁发生错位而剥离，胎盘、胎膜及脐带排出。

1）胎盘剥离的征象：①子宫底变硬呈球形，胎盘剥离后降至子宫下段，下段被扩张，子宫体呈狭长形被推向上，宫底升高达脐上。②剥离的胎盘降至子宫下段，阴道口外露的一段脐带自行延长。③阴道少量流血。④用手掌尺侧在产妇耻骨联合上方轻压子宫下段时，宫体上升而外露的脐带不再回缩。

2）胎盘娩出方式：①胎儿面娩出式：胎盘胎儿面先排出。胎盘从中央开始剥离，而后向周围剥离，其特点是胎盘先排出，随后见少量阴道流血，这种娩出方式多见。②母体面娩出式：胎盘母体面先排出。胎盘边缘先开始剥离，血液沿剥离面流出，其特点是先有较多阴道流血，然后胎盘娩出，这种娩出方式少见。

二、分娩期女性的心理变化

分娩虽然属于生理过程，但对于产妇来说也是一次强烈的心理应激过程。十月怀胎，一朝分娩。分娩期女性的心理变化极为复杂，往往是喜忧参半，喜的是自己即将成为婴儿的母亲，忧的是对分娩过程怀有无尽的恐惧与担忧。

由于缺乏分娩相关知识、分娩疼痛、产房陌生环境、担心胎儿安全、难产、胎儿性别与预期不符、获取过有关分娩的负面信息等因素，不可避免地会诱导孕妇产生紧张、焦虑、恐惧等情绪。若在分娩前孕妇得不到正向的心理疏导与健康管理，此类负性情绪将延续至分娩期，影响产程的进展，甚至危及母儿的安危。

1. 第一产程 随着产程进展，宫缩强而频繁，间歇时间缩短，产妇往往很敏感，表现出明显的恐惧紧张，甚至不敢呼吸。有些产妇在宫缩时哭喊吵闹，个别产妇甚至捶打腹部，疲惫不堪。

2. 第二产程 由于先露部的下降，胎头压迫使产妇产生强烈的便意感，给其带来了疼痛和不适感，导致其紧张、恐惧、倦怠和乏力。此时，产妇希望能减轻疼痛，尽快结束分娩，渴望医务人员给予鼓励、支持和帮助。

3. 第三产程 胎儿娩出后，响亮、有力的哭声，健康状况的确认给予产妇积极的情绪，使产妇感到安慰和喜悦。脐带、胎盘、胎膜娩出后，产妇紧张、焦虑的情绪得以缓解，心情渐渐平复下来。

三、分娩期女性的健康管理

女性在分娩过程中,子宫强烈收缩,疼痛程度较重,受焦虑、恐惧等不良情绪的影响,会降低其分娩配合程度,延长产程,影响分娩结局。因此,分娩过程中做好女性的健康管理,关注产程的进展、减轻疼痛、缓解产妇紧张、焦虑的情绪尤为重要。

1. 第一产程女性的健康管理

(1)生命体征监测:临产后,宫缩频繁导致出汗增多,外加阴道血性分泌物及胎膜破裂羊水流出,容易导致感染,在做好基础护理的同时,应注意体温的监测。宫缩时,血压会升高5~10 mmHg,间歇期复原。产程中应每隔4~6小时测量1次,若血压有异常应增加测量次数并给予相应的处理。

(2)饮食指导:临产后产妇胃肠功能减弱,加之宫缩引起的不适,多不愿意进食,有时还会出现恶心、呕吐等情况。但在临产过程中,长时间地呼吸运动和流汗,产妇体力消耗大。为保证分娩的顺利进行,应鼓励产妇在宫缩间歇期少量多次进食高热量、易消化、清淡的饮食。

(3)休息与活动:临产后,应鼓励产妇在室内活动,采取站、蹲、走等多种方式,更利于产程的进展。

(4)排尿及排便:临产后,鼓励产妇每2~4小时排尿1次,避免膀胱充盈影响宫缩及胎先露下降。

(5)人文关怀

1)孕期健康教育:孕期进行健康教育,进行分娩预演,改变孕妇对分娩的认知,增强她们自然分娩的信心。

2)陪伴分娩和心理支持:进入分娩室后,家属以及医务人员给予产妇陪伴、支持和鼓励。

3)自由体位:待产过程中,根据胎位、先露下降情况、产妇的舒适感采取不同的体位。

4)按摩:产妇自行或他人帮助进行局部或全身按摩来缓解疼痛。

(6)专科观察要点

1)胎心监测:在宫缩间歇期听诊胎心,潜伏期每小时听胎心1次,活跃期每15~30分钟听诊胎心1次,每次听诊1分钟。

2)宫缩进展:产程中每1~2小时观察1次宫缩,一般需要连续观察至少3次宫缩。产程进展顺利继续观察,若产程进展迟缓,子宫收缩欠佳时需及时处理。处理方法:未破膜的产妇,可行人工破膜,使胎先露充分压迫宫口,加强子宫收缩;已破膜且宫缩欠佳的产妇,可以遵医嘱静脉注射缩宫素以促进宫缩。

3)宫颈扩张和胎头下降程度:阴道检查了解内骨盆、宫口扩张及胎头下降情况等。如胎膜已破,上推胎头了解羊水和胎方位,若胎方位异常、产程进展好,则可以继续观察到宫口开全;若产程进展差,应了解宫缩情况,宫缩好可改变产妇体位以助改变胎方位;宫缩差,则应加强宫缩。

4)胎膜破裂:胎膜多在宫口开全时自然破裂,前羊水流出。一旦胎膜破裂,应立即听诊胎心,观察羊水性状和流出量、有无宫缩。正常羊水的颜色随孕周增加而改变。足月前,羊水是无色、澄清的液体;足月时因有胎脂及胎儿皮肤脱落细胞、毳毛、毛发等小片物混悬其中,羊水则呈轻度乳白色并混有白色的絮状物。若羊水粪染,胎心监测正常,宫口开全或近似开全,可继续观察,等待胎儿娩出。若破膜超过 12 小时未分娩者,应给予抗生素预防感染。

2. 第二产程女性的健康管理

(1)身心安抚:第二产程期间,助产士应陪伴在旁,及时提供产程进展信息,给予安慰、支持和鼓励,缓解其紧张和恐惧情绪,同时协助其饮水、擦汗等生活护理。

(2)指导产妇屏气用力:宫口开全后,指导产妇双足蹬在产床上,两手握住产床把手,像解大便样向下用力。

(3)观察产程进展:此期宫缩频繁而强,需密切监测胎心,每 5~10 分钟听诊胎心 1 次,观察胎儿有无急性缺氧情况。宫口开全后,胎膜多已自然破裂,若未破膜,准备行人工破膜。

(4)接产准备:初产妇宫口开全,经产妇宫口扩张 4 cm 且宫缩规律有力时,应做好接产准备工作。让产妇仰卧于产床,两腿屈曲分开,露出外阴,臀部下放便盆,消毒会阴。接产者按要求洗手、戴口罩、穿手术衣,准备接产。

(5)接产

1)根据胎儿大小、会阴体长度及弹性,确定是否需要行会阴切开术,防止发生严重的会阴裂伤。

2)协助胎头娩出。

3)脐带绕颈的处理。当胎头娩出见有脐带绕颈一周且较松时,可用手将脐带顺胎肩推下或从胎头滑下。若脐带绕颈过紧或绕颈两周及以上,应用两把血管钳将其中一段夹住从中剪断脐带。

4)协助娩出胎体。若有产后出血史或发生宫缩乏力的产妇,可在胎儿前肩娩出时静脉注射缩宫素 10~20 U,也可以在胎儿前肩娩出后立即肌内注射缩宫素 10 U,均能促使胎盘迅速剥离以减少出血。

3. 第三产程女性的健康管理

(1)协助胎盘娩出:确认胎盘完全剥离时,于宫缩时以左手握住宫底(拇指置于子宫前壁,其余 4 指放于子宫后壁)并按压,右手轻拉脐带,协助胎盘娩出。当胎盘娩出至阴道口时,接产者用双手接住胎盘,向一个方向旋转并缓慢向外牵拉,协助胎盘胎膜完整娩出。若在胎盘娩出过程中,发现胎膜有部分断裂,可用血管钳夹住断裂上端的胎膜,再继续向原方向旋转,直至胎膜完全娩出。胎膜娩出后,按摩子宫以刺激子宫收缩、减少出血,注意观察并测量出血量。若胎盘未完全剥离而出血多,或胎儿已娩出 30 分钟胎盘仍未排出,应行人工剥离胎盘术。

(2)检查胎盘、胎膜:将胎盘铺平,先检查胎盘母体面胎盘小叶有无缺损。将胎盘提起,检查胎膜是否完整,再检查胎盘胎儿面边缘有无血管断裂,及时发现副胎盘。若有副胎盘、部分胎盘残留或大部分胎膜残留时,应该在无菌操作下伸手入宫腔取出残留组织。若仅有少量胎膜残留,可给予子宫收缩剂待其自然排出。

(3)检查软产道:胎盘娩出后,应仔细检查会阴、小阴唇内侧、尿道口周围、阴道、宫颈有无裂伤。若有裂伤,应立即缝合。

(4)产后观察

1)产房监护:产妇分娩后需在产房监护 2 小时,重点观察血压、脉搏、子宫收缩情况、阴道流血量、膀胱是否充盈、会阴及阴道有无血肿等。

2）生活照护：为产妇擦汗更衣，及时更换床单及会阴垫，提供清淡、易消化的流质食物，帮助产妇恢复体力。

3）情感支持：帮助产妇接受新生儿，协助产妇和新生儿进行皮肤接触和早吸吮，建立母子情感。

4. 分娩期焦虑女性的健康管理

（1）加强产前健康教育：充分而有效的产前健康教育是减轻分娩期妇女焦虑的最有效措施。在孕期，通过健康教育使孕妇及其家属充分了解分娩过程，学会分娩镇痛的非药物镇痛方法。实地参观产房，消除对产房环境和工作人员的陌生感和恐惧感。

（2）营造安静而舒适的分娩环境：努力为产妇营造一个安静而舒适的分娩环境，包括房间的颜色、光线、声音、温湿度等。允许家属陪伴，增加产妇的安全感。

（3）加强心理支持：分娩过程中，助产士尽量陪伴产妇，倾听她们的诉求，给予鼓励、支持以及针对性的心理支持。

（4）指导家属给予支持：鼓励家人特别是丈夫陪伴产妇，并教会他们通过语言、按摩等表达对产妇的理解、关心和爱。

5. 分娩期疼痛女性的健康管理

（1）一般护理：营造温馨、安全、舒适的家庭化产房，协助产妇采取舒适体位，及时补充热量和水分，定时督促排尿。

（2）非药物性分娩镇痛

1）呼吸技术：指导产妇在分娩过程中采取产前掌握的各种呼吸技术，如拉玛泽呼吸法，来转移注意力、放松肌肉、减少紧张和恐惧，提高产妇自我控制感。

2）自由体位：在待产过程中，不强迫产妇采用某一种特定的体位，鼓励其采用任何自觉舒适的体位。医护人员密切关注胎儿的安危，如果某些体位影响了医护人员对胎儿宫内情况的监测，则应告知产妇，及时更换体位。在第一产程可以选择站姿、坐姿，根据产妇的不同情况，可指导其推分娩车行走，坐在床上、椅子上、分娩球上。当站位或者坐在分娩球上的时候，可以让产妇晃动臀部，不仅能缓解疼痛，还能促进胎儿在骨盆内下降。

3）按摩疗法：待产过程中，产妇可以自行按摩，家属或医务人员也可以帮助产妇进行局部或全身按摩，可以用手或者按摩棒、按摩锤等按摩设备。

4）音乐疗法：在分娩过程中可以让产妇聆听音乐，使其注意力从宫缩疼痛转移到音乐旋律上，分散对产痛的注意力。音乐可以唤起喜悦的感觉，引导产妇全身放松，同时运用呼吸疗法，还能更好地减轻焦虑和疼痛。

5）导乐陪伴分娩：指在整个分娩过程中有一个富有生育经验的妇女时刻陪伴在旁边，传授分娩经验、不断提供生理上、心理上、感情上的支持，随时给予分娩指导和生理上的帮助，充分调动产妇的主观能动性，使其在轻松、舒适、安全的环境下顺利完成分娩过程。

6）水中分娩：指分娩时用温水淋浴，或在充满温水的分娩池中利用水的浮力和适宜的温度完成自然分娩的过程。水中分娩通过温热的水温和按摩的水流缓解产妇焦虑紧张的情绪；水的浮力支撑作用使身体及腿部肌肉放松，增加会阴部和软产道的弹性；加上水的向上的托力可以减轻胎儿对会阴的压迫；适宜的水温还可以阻断或减少疼痛信号向大脑传递；在温水中还便于产妇休息和翻身，减少产妇在分娩过程中的阵痛。

7)经皮神经电刺激疗法：是通过使用表皮层电极神经刺激器，持续刺激背部胸椎和骶椎的两侧，使局部皮肤和子宫的痛阈提高，并传递信息到神经中枢，激活体内抗痛物质和内源性镇痛物质的产生从而达到镇痛目的。

8)中医疗法：如穴位按压，取手背处的合谷穴和小腿处的三阴交穴位，模拟收缩—舒张周期进行有节律的按压，即按压 30～40 秒，重复 5 次，可以刺激内啡肽的产生以达到缓解疼痛的目的。针灸、电针灸刺激相关穴位以减轻疼痛。

(3)药物性分娩镇痛

1)药物性分娩镇痛原则：对产妇及胎儿不良作用小，药物起效快，作用可靠，给药方法简便。对产程无影响或加速产程。产妇清醒，可以参与分娩过程。

2)常用的方法：①吸入法：起效快，苏醒快，使用时需防止产妇缺氧或过度通气。②硬膜外镇痛：镇痛效果好，镇痛平面恒定，较少引起运动阻滞。③腰麻—硬膜外联合阻滞：镇痛效果快，用药剂量少，运动阻滞较轻。④连续腰麻镇痛(连续蛛网膜下腔阻滞麻醉)：镇痛效果比硬膜外阻滞或单次腰麻阻滞更具有优势，但可能出现腰麻后头痛等不良反应。

第五节　产褥期健康管理

产褥期(puerperium)是指从胎盘娩出至产妇全身各器官(除乳腺外)恢复至正常未孕状态所需要的一段时期，一般为 6 周。这一时期是产妇恢复身体，进行生理和心理调适，开始承担并适应母亲角色的重要时期。因此，了解产褥期女性的生理与心理变化，并做好产褥期的健康管理，对母婴健康具有重要意义。

一、产褥期女性的生理变化

产褥期女性全身各系统发生了较大的生理变化，主要包括生殖系统、循环系统、消化系统、泌尿系统、内分泌系统、乳房及腹壁变化七个方面。

1. 生殖系统　生殖系统在女性产褥期生理变化中最明显，主要是子宫的变化，同时还有阴道、外阴、盆底组织的变化。

(1)子宫：子宫复旧是指妊娠子宫自胎盘娩出后逐渐恢复至未孕状态的过程，约需 6 周时间。其主要变化为子宫体肌纤维缩复和子宫内膜再生，同时还有子宫血管变化、子宫下段和宫颈的复原等。

1)子宫体肌纤维缩复：子宫复旧不是肌细胞数目减少，而是肌细胞体积缩小。随着宫体肌纤维不断缩复，子宫体积及重量均发生变化。胎盘娩出后，宫体逐渐缩小，于产后 1 周子宫缩小至约妊娠 12 周大小，在耻骨联合上方可触及；于产后 10 日，子宫降至骨盆腔内，腹部检查触不到宫底；于产后 6 周，子宫恢复到妊娠前大小。子宫重量也逐渐减少，分娩结束时约 1 000 g，产后 6 周恢复至 50～70 g。

2)子宫内膜再生：胎盘、胎膜从蜕膜分离娩出后，遗留的蜕膜分为 2 层，表层发生变性、坏死、脱落，形成恶露的一部分自阴道排出。正常恶露根据颜色、内容物及出现持续时间不同分为血性恶露、浆液性恶露及白色恶露。接近肌层的子宫内膜基底层逐渐再生新的功能层，内膜缓慢修复，约于产后第 3 周，除胎盘附着部位外，宫腔表面均由新生内膜覆盖，胎盘附着部位的内膜完全修复需至产后 6 周。

3）子宫血管变化：胎盘娩出后，胎盘附着面立即缩小，面积仅为原来的一半。子宫复旧导致开放的子宫螺旋动脉和静脉窦压缩变窄，数小时后血管内形成血栓，出血量逐渐减少直至停止。若在新生内膜修复期间，胎盘附着面因复旧不良出现血栓脱落，可导致晚期产后出血的发生。

4）子宫下段及宫颈变化：产后子宫下段肌纤维缩复，逐渐恢复为非孕时的子宫峡部。胎盘娩出后的宫颈外口呈环状如袖口。产后 4 周宫颈恢复至非孕时形态。分娩时常发生宫颈外口 3 点及 9 点处轻度裂伤，使初产妇的宫颈外口由产前圆形（未产型），变为产后"一"字形横裂（已产型）。

（2）阴道：分娩后阴道腔扩大，阴道黏膜及周围组织水肿，阴道黏膜皱襞因过度伸展而减少甚至消失，致使阴道壁松弛及肌张力低。阴道壁肌张力于产褥期逐渐恢复，阴道腔逐渐缩小，阴道黏膜皱襞约在产后 3 周重新显现，但阴道至产褥期结束时仍不能完全恢复至未孕时的紧张度。

（3）外阴：分娩后外阴轻度水肿，于产后 2～3 日内逐渐消退。会阴部血液循环丰富，若有轻度撕裂或会阴侧切缝合，均能在产后 3～4 日内愈合。

（4）盆底组织：在分娩过程中，由于胎儿先露部长时间的压迫，使盆底肌及筋膜过度伸展致弹性降低，且常伴有盆底肌纤维的部分撕裂。若能于产褥期坚持做产后康复锻炼，盆底肌有可能在产褥期内恢复至接近未孕的状态。若断裂严重造成盆底松弛，如过早参加重体力劳动，或分娩次数多，严重者可造成阴道壁及子宫脱垂。

2. **循环系统** 胎盘剥离后，子宫胎盘血循环终止且子宫复旧，大量血液从子宫涌入产妇体循环，加之妊娠期潴留的组织间液回吸收，产后 72 小时内，产妇循环血量增加 15%～25%，应注意预防心衰的发生。循环血量于产后 2～3 周恢复至未孕状态。

产褥早期血液仍处于高凝状态，有利于胎盘剥离创面形成血栓，减少产后出血量。血纤维蛋白原、凝血酶、凝血酶原于产后 2～4 周内降至正常。血红蛋白水平于产后 1 周左右回升。白细胞总数于产后 1～2 周恢复正常。淋巴细胞稍减少，中性粒细胞增多，血小板数量增多。红细胞沉降率于产后 3～4 周降至正常。

3. **消化系统** 妊娠期胃肠蠕动及肌张力均减弱，胃液中盐酸分泌量减少，产后需 1～2 周逐渐恢复。产妇因分娩时的能量消耗及体液流失，产后 1～2 日内产妇常感口渴，喜进流食或半流食。产褥期活动减少，肠蠕动减弱，加之腹肌及盆底肌松弛，容易便秘。

4. **泌尿系统** 妊娠期体内潴留的过量水分主要经肾脏排出，故产后 1 周内尿量增加。妊娠期发生的肾盂及输尿管扩张，产后需 2～8 周恢复正常。在产褥期，尤其在产后 24 小时内，由于膀胱肌张力降低，对膀胱内压的敏感性降低，加之外阴切口疼痛、产程中会阴部受压过久、器械助产、区域阻滞麻醉等均可能增加尿潴留的发生。

5. **内分泌系统** 产后雌激素及孕激素水平急剧下降，至产后 1 周时已降至未孕时水平。胎盘生乳素于产后 6 小时已不能测出。催乳素水平因是否哺乳而异，哺乳产妇的催乳素于产后下降，但仍高于非孕时水平，吸吮乳汁时催乳素明显增高；不哺乳产妇的催乳素于产后 2 周降至非孕时水平。

月经复潮及排卵时间受哺乳影响。不哺乳产妇通常在产后 6～10 周月经复潮，在产后 10 周左右恢复排卵。哺乳产妇的月经复潮延迟，有的在哺乳期间月经一直不来潮，平均在产后 4～6 个月恢复排卵。产后较晚月经复潮者，首次月经来潮前多有排卵，因此哺乳产妇月经虽未复潮，却仍有受孕可能。

6.乳房的变化　产后乳房的主要变化是泌乳。妊娠期孕妇体内雌激素、孕激素、胎盘生乳素升高，使乳腺发育、乳腺体积增大、乳晕加深，为泌乳做好准备。当胎盘剥离娩出后，产妇血中雌激素、孕激素及胎盘生乳素水平急剧下降，抑制下丘脑分泌的催乳素抑制因子的释放。在催乳素作用下，乳汁开始分泌。胎盘剥离娩出后，产妇进入以自身乳汁哺育婴儿的哺乳期。此后，婴儿的吸吮及不断排空乳房是保持乳腺不断泌乳的关键环节。

7.腹壁的变化　妊娠期出现的下腹正中线色素沉着，在产褥期逐渐消退。初产妇腹壁紫红色妊娠纹变成银白色陈旧妊娠纹。腹壁皮肤受扩大的妊娠子宫影响，部分弹力纤维断裂，腹直肌出现不同程度分离，产后腹壁明显松弛，腹壁紧张度需在产后 6～8 周恢复。

二、产褥期女性的心理变化

在产褥初期，产妇因分娩造成的疲劳、生活方式的改变以及母亲角色适应不良等均造成情感方面的不稳定。据研究统计，在产后 6～8 周，大多数产妇心理状况可以完全恢复，母亲角色亦成功转换。若在此特殊的心理转化时期，产妇不能做出适应性调整，可能导致产后心理障碍，如焦虑、抑郁、精神病等。其中产后抑郁是产褥期女性最常见的一种心理问题。

1.产褥期女性心理感受　产褥期女性的心理感受复杂多变，表现为情绪高涨、失望、高兴、满足感、幸福感、乐观、压抑及焦虑等。部分产妇可能因为理想中的母亲角色与现实中的相差甚远而发生心理冲突；因为胎儿娩出的生理性排空而感到心理上的空虚；因为新生儿的外貌特征及性别违愿而感到失望；因为现实中母亲的太多责任而感到恐惧；因为丈夫及家人注意力的突然转移而倍感失落等。

2.产褥期女性心理变化的影响因素　产褥期女性心理变化受到多种因素的影响，主要包括产妇自身因素、新生儿因素与社会支持因素。

（1）产妇因素：影响女性产褥期心理变化的产妇自身因素复杂多样，主要包括年龄、教育水平、人格特征、分娩经历、激素水平、遗传等。

1）年龄：年龄过低或过高的产妇都难以适应其产褥期的心理变化。年龄＜18 岁的产妇，由于自身在生理、心理及社会等各方面发展尚未成熟，故在母亲角色的转换上会遇到很多困难；年龄＞35 岁的产妇，由于体力与精力下降，容易出现疲劳感，常常心有余而力不足，在事业和母亲角色之间的转换上会面临更多的冲突。

2）教育水平：受教育水平越高的产妇，其获取关于孕产知识的能力越强，对社会生活的适应能力越强，在面对产褥期出现的各种身体变化时能够从容面对，能够更好地利用知识将自己转换为母亲角色。而教育水平较低的产妇，对于生育知识了解较少，更容易对于怀孕和分娩带来生理与心理上的不适感到焦虑。

3）人格特征：敏感（神经质）、自我为中心、情绪不稳定、社交能力不佳、好强求全、固执、内向性格等个性特点的女性在产褥期更容易发生产后心理障碍。而自信、积极、乐观、向上等个性特点会减少产妇的心理压力。

4）分娩经历：不良分娩史是产妇抑郁的诱因。产时并发症、产钳助产、对分娩的恐惧心理与产后抑郁有关。剖宫产手术对产妇焦虑、抑郁等消极情绪会造成更多不良影响。

5）内分泌：孕期体内雌激素水平增高，皮质类固醇、甲状腺激素也有不同程度的增加，分娩后这些激素迅速撤离。研究发现产后心理不适应在产后3~4天达高峰,与体内激素水平下降吻合,激素水平低导致体内儿茶酚胺下降,从而影响高级脑活动。

6)遗传:有精神病家族史,尤其是家族抑郁症病史的产妇发生产后抑郁的概率明显高于无家族史的产妇。

(2)新生儿因素:新生儿的健康状况与性别都会影响到产褥期女性的心理状态。

1)新生儿健康:大部分产妇都较为关注新生儿的健康状况,都期待拥有健康的宝宝。若新生儿健康状态不佳或有新生儿疾病,产妇不仅难以接受,心理上还会产生较大落差,造成严重的心理负担。

2)新生儿性别:有研究表明,新生儿的性别会影响家庭亲密度,从而影响产妇的心理状况。新生儿的性别不能与理想中吻合,会给产妇及其家庭带来一定程度上的心理压力。

(3)社会支持因素:社会支持可以帮助个体缓解压力,使个体维持较好的情绪体验。影响产褥期女性心理状况的社会支持因素主要包括家庭关系、居住环境及经济状况、产假时间等。

1)家庭关系:婴儿出生后带来家庭关系的重大改变,产妇开始承担母亲责任,减少社交活动,减少工作和学习的时间及精力。很多产妇,尤其初产妇感到忙乱、无所适从,精神压力增大,从而易疲劳、烦躁、易怒,此时亟需丈夫及长辈的支持和帮助。有研究表明,夫妻关系不融洽、丈夫在生育过程中对产妇关心不够、产后周围亲人对产妇的冷漠态度可使产妇心理受到影响,缺乏自信心,产生失望甚至悲观情绪,易诱发产后抑郁。此外,婆媳关系差是产后抑郁的独立危险因素。

2)居住环境及经济状况:有研究发现,居住在城镇、收入水平高的产妇产褥期心理调适较好。可能是因为这类人群更有利于接触到专业的卫生保健人员,更容易获取、接受和掌握孕产的相关知识,也会更加积极地参与保健活动,这些都有助于产褥期女性心理适应。

3)产假时间:产后足够的产假休息时间有利于产妇恢复身体与增加母婴之间的亲密度。有研究表明,产假较短与产后抑郁的发生有关,这可能是因为工作压力大而无暇照顾孩子有关。

3. 产后抑郁　产后抑郁症(postpartum depression,PPD)是指产妇在产褥期出现抑郁症状,是产褥期非精神病性精神综合征中最常见的一种类型。据统计,我国产后抑郁平均发生率高达21%,国外报道约为30%,且有逐年上升的趋势。主要表现为产褥期持续和严重的情绪低落以及一系列症候群,如动力减低、失眠、悲观等,甚至影响对新生儿的照料能力,通常在产后2周内出现典型症状。

(1)情绪改变:最突出的症状是持久的情绪低落,表现为表情阴郁、无精打采、困倦、易流泪和哭泣。产妇经常感到心情压抑、郁闷,常因小事大发脾气。在很长一段时期内,多数时间情绪是低落的,即使其间有过几天或1~2周的情绪好转,但很快又陷入抑郁。

(2)自我评价降低:自暴自弃,自罪感,对身边的人充满敌意,与家人、丈夫关系不协调。

(3)创造性思维受损,主动性降低。

(4)对生活缺乏信心:觉得生活无意义,出现厌食、睡眠障碍、易疲倦等。严重者甚至出现绝望、有自杀意念或伤害婴儿倾向,有时陷于错乱或昏睡状态。

三、产褥期女性的健康管理

《"健康中国2030"规划纲要》明确指出,要加强重点人群的健康服务,提高妇幼健康水平。产褥期既是产妇分娩后身体各器官复原的重要时期，也是新生儿健康成长的关键时期，若管理不当，可能会造成产褥期疾病或远期并发症，如产褥期感染、产后抑郁等，严重影响产妇的身心健康与婴幼儿的生长发育。

1. 卫生指导

（1）环境：建立良好的休息环境。产妇的休养环境应舒适安静、干净整洁、通风良好、空气清新、温湿度适宜（室内温度 25～26℃，湿度 50％～60％）。

（2）个人：①产妇要注意保持皮肤清洁舒适，勤擦身、宜淋浴、勤换内衣，在产后 6 周内避免盆浴。②保持外阴和伤口清洁，每天清洗外阴，勤换卫生巾及内裤。③保持口腔清洁，预防口腔感染。

2. 症状管理

（1）子宫复旧及恶露观察：胎盘娩出后，子宫圆而硬，宫底在脐下一横指。产后第 1 日略上升至脐平，以后每日下降 1～2 cm，至产后 10 日子宫降入骨盆腔内。产妇可以每日在同一时间用自己的手测宫底高度，以了解子宫逐日复旧过程。每日观察恶露的量、颜色和气味。若子宫复旧不全，恶露增多、色红且持续时间延长时，应遵医嘱及早给予子宫收缩剂。若合并感染，恶露有腐臭味且有子宫压痛，应入院检查，遵医嘱给予抗生素控制感染。

（2）产后尿潴留的处理：产后尿潴留容易引起子宫复旧不良，可能导致产后出血，因此产后 4 小时就要鼓励产妇尽早自解小便。若排尿困难，应解除因排尿引起疼痛的顾虑，鼓励产妇坐起排尿，可用热水熏洗外阴，用温开水冲洗尿道外口周围诱导排尿。下腹部正中放置热水袋，按摩膀胱，刺激膀胱肌收缩。必要时可给予导尿或留置导尿 1～2 日，并给予抗生素预防感染。

（3）产后便秘的处理：产后产妇因卧床休息、食物中缺乏纤维素以及肠蠕动减弱，产褥早期腹肌及盆底肌张力下降，故常发生便秘。应鼓励产妇多吃蔬菜，增加纤维素摄入。协助产妇早日下床活动，促进肠蠕动。若发生便秘，应口服缓泻剂或开塞露肛塞。如遇顽固性便秘，出现严重痔疮或肛裂等应及时到医院就医。

（4）会阴护理：分娩后，要保持会阴部清洁干燥，预防感染，促进伤口愈合，增加产妇舒适感。产褥初期子宫口还未闭合，外阴及阴道的清洁和消毒基本是擦洗而非冲洗，以免冲洗水进入阴道到达宫腔而引起感染。

3. 饮食与营养　　根据《中国居民膳食指南》推荐意见，产后哺乳期女性能量摄入与孕晚期接近，推荐摄入量为 2 300 kcal/d，根据体质不同增减 10％～15％。产后未哺乳女性能量摄入参考同龄女性推荐量。产后第一周饮食应选择口味清淡、温软、易消化的食物，拒绝油腻的饮食。产后第二周起逐步恢复平衡膳食并增加能量摄入。

（1）少食多餐：产妇在生产后身体十分虚弱，食欲也不佳。因此，建议采取餐次增加、单次摄入量减少的方式，以减轻肠胃负担，同时也有利于营养的吸收。每日餐次应以 5～6 餐为宜，食物要合理搭配。早餐可尽量安排得丰盛、多样化，主食、牛奶、蔬果、禽蛋类，最好应有尽有，以加强营养的摄取吸收。中、晚餐的量宜相对减少一些。中间根据乳母的需要及时加餐。

（2）补充水分：产妇在分娩过程中，流失大量水分和血液，因此水分的补充十分重要。利用薄粥、鲜美的汤汁，给予产妇充分的营养与水分，不仅可以促进母体的康复，还能增加乳汁的分泌量。

（3）清淡缓补：所谓清淡，并非指完全不放盐等调味料，而是视产妇身体状况而定。例如：产妇若有水肿现象，就应该减少盐及酱油的摄取量。至于葱、姜、蒜、辣椒等辛辣物，若摄取得宜，则有利于血液循环，可将生产时残留在体内的瘀血排出，同时又能增进食欲，故不用过分限制。分娩后体内激素水平大大下降，身体过度耗气失血，阴血骤虚，在这种情形下，很容易受到疾病侵袭。因此，依照个人体质，"产后第一餐应首选易消化、营养丰富的半流质食物"。糖水煮荷包蛋、蒸蛋羹、冲蛋花汤、藕粉等都是很好的选择。

（4）均衡饮食：鸡蛋、瘦肉、海鲜和蔬菜等不仅含有丰富的蛋白质，还含有维生素 A、维生素 D、维生素 E，以及磷、铁、钙。鱼虾等海鲜，热量低，所含的蛋白质品质又较一般肉类好，是产后膳食的营养来源。果蔬含有多种丰富的矿物质和维生素，是肉类所不及的，所富含的纤维素亦可帮助胃肠蠕动，使排便通畅。

4. 运动与锻炼　在产褥期进行适量的运动与锻炼不仅有助于产妇身体与生殖系统的恢复，而且对于预防栓塞性疾病、控制产后体重、保持健康体形、提高身体免疫力等具有益处。

（1）运动时机：经阴道分娩的产妇，产后 6～12 小时内即可起床轻微活动，于产后第 2 日可以在室内随意走动，按时做产后健身操。行会阴侧切或行剖宫产的产妇适当推迟活动时间，但术后应及时翻身，鼓励产妇床上适当活动，预防下肢静脉血栓形成。待拆线后伤口不感疼痛时做产后健身操。由于产妇经历过分娩的刺激，会导致盆底肌肉松弛，应避免负重劳动或蹲位活动，以防止子宫脱垂。

（2）运动方式：适合产褥期女性运动的方式有腹式呼吸、卧位体操、肌力训练、有氧运动、瑜伽、盆底肌锻炼等。产妇在运动时应遵守循序渐进的原则，选择合适的运动强度使身体逐渐适应。在运动时要保证安全性原则，防止身体受损。在产后各类运动中，腹式呼吸与凯格尔（Kegel）运动简单易学，产妇可自行掌控，无须专业教练及器材，适用于所有产褥期的女性。

1）腹式呼吸：腹式呼吸是产后康复训练的第一步，学会腹式呼吸不仅有助于盆底康复，还能减脂塑形、降低焦虑感。采取仰卧或舒适的坐姿，可以把一只手放在腹部肚脐处，放松全身，先自然呼吸，然后吸气，最大限度地向外扩张腹部，使腹部鼓起，胸部保持不动；再慢慢用嘴巴吐气并放松腹部肌肉。"一吸一呼"约 15 秒钟，即深吸气（鼓起肚子）3～5 秒，屏息 1 秒，然后慢呼气（回缩肚子）3～5 秒，屏息 1 秒，每次 5～15 分钟。

2）凯格尔运动：自主盆底肌肉训练以凯格尔运动为代表，即一系列收紧肛门及阴道盆底肌肉群的动作，可选择站立、坐着或躺着时进行。具体做法为先用力快速缩紧肛门，保持 3～5 秒，快速放松，维持 5～10 秒，再收缩、放松，如此反复，收缩保持时间逐渐延长至 5～10 秒。每次 10～15 分钟，每天 2～3 次，每周 3～5 天。

（3）运动强度：有研究指出，产褥期女性运动的强度为中等强度（最大心率的 55%～70% 或最大摄氧量的 40%～60%，例如快步走、家务劳动、游泳等），且不能过早进行高强度运动（最大心率的 70%～90% 或最大摄氧量的 60%～85%，例如跑步、骑自行车等），时间和频率可以根据产妇自身情况来选择，可以每周 3～5 次，每次不少于 15 分钟，也可以每天都进行，但运动总时间不少于 150 分钟。只要保持足够的食物和水分摄入，中等至高强度的运动锻炼不会对母乳的质和量产生负面影响。但考虑到高强度运动后母乳中乳酸含量增加，可能会影响婴儿进食，建议产妇在运动前进行母乳喂养，并在运动结束 1 小时后再喂养婴儿。

5.避孕指导 女性刚生完孩子后,子宫处于恢复的特殊时期,若不及时避孕而导致意外怀孕,会对身体造成很大的伤害,因此产褥期避孕十分重要。在产后42日之内禁止性交,之后根据产后检查情况,恢复正常性生活并选择合适的避孕方式,如工具避孕、药物避孕等。WHO倡导"产后至少间隔24个月后再考虑受孕,以减少孕妇、围产儿和婴儿的健康风险"。

(1)产褥期正确避孕方式

1)避孕套:包括男用和女用避孕套。是产后哺乳期女性首选的避孕方法。此种避孕方法简单,可立即使用,不影响乳汁质量,还能避免性传播疾病,正确使用时避孕有效率达98%。

2)宫内节育器(上环):在产后6周,产妇恶露已排出干净,会阴伤口愈合,子宫恢复正常后可以放置。这是一种高效且可逆、经济又方便的避孕方式。

3)口服复方短效避孕药:复方短效避孕药是雌孕激素合剂,具有代谢快、起效快的优点,能让卵巢短暂休息,属于高效可逆的避孕方法,但是雌激素可能会影响乳汁的质量和成分,故哺乳期内不建议使用。

4)皮下埋植剂:是单纯的孕激素避孕药具,将孕激素与硅胶结合成小棒形状,埋藏于皮下,使其缓慢地释放少量的孕激素,从而起到避孕作用。这种避孕方式的有效率高,一次埋植可避孕3~5年,且取出后,生育力可快速恢复,副作用小。根据WHO推荐的使用时机:非哺乳女性产后可以立即埋植,哺乳期女性产后42天开始使用。

5)长效避孕针:由于单纯的孕激素的制剂对乳汁的质和量无明显影响,故长效避孕针较适用于哺乳期女性,尤其适用于对口服避孕药有明显胃肠道反应者。

6)输卵管结扎术:如无再生育要求又没有手术禁忌、合并其他重大疾病、不宜再生育者,可考虑使用永久避孕法即双侧输卵管结扎术。具有安全、手术操作简单及不增加产后出血及感染等优点。

(2)产褥期避孕误区

1)产后没来月经就不会怀孕:据调查,无论何种分娩方式以及是否哺乳,约一半产妇会在分娩6周后恢复性生活。产后如果未哺乳,可在产后4周左右出现排卵。大多数排卵发生在第1次月经前。即使处于闭经期间,也有可能已经排卵,此时进行性生活就有受孕的可能。

2)哺乳期不会怀孕:哺乳会使催乳素升高,使性腺激素分泌下降,从而起到抑制排卵的作用。但要达到真正的哺乳避孕的效果要满足以下3个条件:产后6个月内;全程纯母乳喂养,按需哺乳,未添加辅食;产妇月经尚未恢复,处于闭经状态。要同时满足以上三个条件没那么容易。虽然这段时期排卵少且不规则,但意外怀孕也不可避免,所以此种方法不可作为产褥期女性常规避孕措施。

3)在"安全期"避孕很安全:在女性排卵前后4~5日内为易受孕期,其余时间不易受孕为安全期。但女性排卵过程受情绪、健康状况、性生活以及外界环境等多种因素影响,再加上产后的女性排卵期更容易出现不规律。因此,安全期避孕法并不可靠,失败率高。

6.母乳喂养 根据WHO的建议,婴儿应在出生后6个月内接受纯母乳喂养,之后开始添加辅食并继续母乳喂养2年或更长时间。

(1)母乳喂养开始时间:按需哺乳。提倡婴儿尽早开奶,一般产后半小时内开始哺乳。

产后 1 周内,哺乳次数应频繁,间隔 1～3 小时哺乳 1 次,开始每次吸吮 3～5 分钟,以后逐渐延长,但一般不超过 15～20 分钟,防止出现乳头浸泽、皲裂而导致的乳腺炎。

（2）判断母亲奶量是否充足

1）母亲奶量充足的表现：①哺乳时,产妇感到婴儿的吸吮有力看到婴儿缓慢地吞咽,甚至有时乳汁从婴儿的嘴角溢出,并能听到婴儿吞咽的声音。②婴儿吃完奶后,能安静地睡 2～3 小时。③婴儿每天大便 2～3 次,呈金黄色,稠粥样。④生理性体重下降不超过 10%,出生 1 周后婴儿体重逐渐增加,发育情况良好。

2）母亲奶量不足的原因及其处理方法：①母亲喂奶次数过少：应该增加哺乳次数,夜间也要喂奶。②婴儿吸吮时间不够：应延长吸吮时间,每侧乳房至少吸吮 15 分钟。③过早给婴儿添加辅食：要停止添加辅食,增加母乳喂养次数。④母亲缺乏母乳喂养的信心和热情：帮助扫除心理障碍,树立"我能成功地进行母乳喂养"的信心。⑤母亲营养不良：改善营养条件,增加催乳膳食。⑥母亲患有疾病或用药不当：积极治疗疾病、慎用或停用影响乳汁分泌的药物。

（3）特殊情况下的母乳喂养

1）哺乳母亲患病时：应当及时咨询医务人员,了解疾病和用药对母乳喂养的影响,遵循医务人员意见,确定是否可以继续母乳喂养。

2）母亲患一般的感冒或腹泻：此时,母亲乳汁中含有的特异抗体可以保护婴儿免于感染,母亲可以继续坚持母乳喂养。

3）母亲患有乳腺炎：轻度或中度乳腺炎可以喂奶,并且排空乳房有利于治疗乳腺炎；重度乳腺炎需要手术切开引流,此时需要暂停母乳喂养,等待伤口恢复后再进行哺乳。

4）婴儿腹泻：婴儿发生腹泻时,不需要禁食,可以继续母乳喂养,但应当在医务人员的指导下及时补充体液,避免发生脱水。

5）早产儿或低出生体重儿：鼓励母亲产后使用吸奶器泵奶,并储存于无菌容器中进行冷藏与保存,在有效期内尽快送至医院,在医务人员的帮助与指导下喂养给新生儿。

7. 心理调适　产褥期心理调适是指产后产妇从妊娠期和分娩期的不适、疼痛、焦虑中恢复,接纳家庭新成员及新家庭的过程。产褥期妇女的心理调适主要表现在两方面：确立家长与孩子的关系和承担母亲角色的责任。

（1）心理调适过程的 3 个时期

1）依赖期（产后第 1～3 日）：在此期间,产妇的很多需要是通过别人来满足的,同时产妇喜欢用语言表达对孩子的关心,较多地谈论自己妊娠和分娩的感受。较好的妊娠和分娩经历、满意的产后休息、丰富的营养和较早较多地与孩子间的身体接触将有助于产妇较快地进入第二期。

2）依赖-独立期（产后第 4～14 日）：产妇表现出较为独立的行为,开始注意周围的人际关系,主动参与活动,学习和练习护理自己的孩子。但由于多种因素,这一时期的产妇容易产生压抑情绪,可表现为哭泣,对周围漠不关心,拒绝哺乳和护理新生儿等。

3）独立期（产后 2 周～1 个月）：此期,产妇、家人和婴儿已成为一个完整的系统,新家庭形成并正常运作。夫妇两人共同分享欢乐和责任,开始逐渐恢复分娩前的家庭生活；但是产妇及其丈夫会承受更多的压力,如出现兴趣与需要、事业与家庭间的矛盾,哺育孩子、承担家务及维持夫妻关系中各种角色的矛盾等。

（2）心理调适的方法

1）早期锻炼，消除依赖心理：产褥期是女性特殊的生理时期，但并非病态阶段。家属应该对产妇多关注多陪伴，但需注意的是避免过度照护，防止产妇产生严重依赖心理。指导产妇丈夫多陪伴产妇，并在监护下让产妇做一些力所能及的事情，比如自己洗漱、吃饭等。鼓励产妇在产后适当下床活动。早期活动有助于产后恶露排出、子宫修复，且降低下肢深静脉血栓的发生率。此外，通过早期锻炼转移产妇注意力，增强产妇自理能力，消除产妇过度依赖的心理。

2）鼓励倾诉，消除焦虑心理：倾诉是一个非常好的缓解心理压力的方法。产妇如果将所有的心事都积压在心里，会让自己越来越沉闷和压抑。要鼓励产妇倾诉，让产妇多和自己的丈夫、家人、朋友或医护人员交流，诉说自己的心事和感受。在与产妇沟通的过程中，专业人员要耐心倾听、悉心解答。针对产妇担心的自身及新生儿照护问题，应给予产妇产后休息、营养、活动等方面的专业指导，告知产妇及家属新生儿在生长过程中可能遇到的问题及解决方法；教会产妇及家属识别新生儿基本的生理及病理状态；促进产妇及家属对母乳喂养的认知度，鼓励母乳喂养并避免不正确的哺育造成产妇产生困惑及焦虑。

3）家属教育，消除抑郁心理：指导产妇丈夫、公婆及父母为产妇营造一个温馨的休养环境，多陪伴产妇，多与产妇进行沟通交流，避免产妇产生孤单、抑郁等心理。提醒家属在关心新生儿的同时也要多关心产妇，防止过度关心新生儿而忽略产妇。在婴儿照护的过程中，遵循科学的育儿理念，尽量与产妇达成共识，避免因意见分歧而与产妇争执，引发矛盾。发现产妇情绪低落时，可以让产妇听听舒缓的音乐，看看喜欢的书籍，陪伴产妇适当地参加一些户外活动，以转移产妇的注意力，让心情逐渐地放松下来。

（3）产后抑郁症的预防及处理方式

1）生产前孕妇应通过种种渠道了解怀孕和生产的相关知识，还可以看一些育儿方面的书籍，使其内心产生对新生儿的向往，以及应对新生儿来临的信心，这样才能更好地消除产妇内心的紧张和忧虑。

2）分娩时丈夫可选择陪护在旁，给予产妇更大的勇气。

3）产后让产妇得到充分的睡眠休息，并尽量保证睡眠质量。睡眠是治疗心理疾病的有效措施，可以用精油、音乐等方式帮助入睡，充足的睡眠可以预防和缓解抑郁的心理。

4）适时发泄情绪：若产妇将太多情绪积压在心里，一旦爆发就可能形成产后抑郁症，可以使用冥想、泡澡、大叫等方式释放自己的压力和情绪。

5）与亲人谈心：患产后抑郁症的原因之一是女性心中思虑过多却得不到抒发。此时，身边的亲人和丈夫就应尽量抽时间倾听准妈妈的心事，用积极的态度对其进行开解，并尽量理解她心中的苦闷，做到感同身受，换位思考。

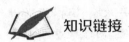 **知识链接**

拉玛泽呼吸减痛法

拉玛泽呼吸减痛法是临床上应用较为广泛的一种非药物性镇痛方法，也被称为心理预防式的分娩呼吸准备法，该方法是从孕 7 个月开始至分娩，通过指导孕妇训练并熟练掌握呼吸技巧、产前体操,来控制神经肌肉。分娩时助产士指导产妇集中精神,专注某一特定目标及控制呼吸,分散其对疼痛的注意力,使脑中识别疼痛的神经细胞无法识别疼痛冲动,从而达到减轻产妇分娩疼痛的感觉、加快产程进展、婴儿顺利娩出的目的。

案例分析与思考

案例 1·小李今年 34 岁,一直在和丈夫积极备孕半年多,但目前还没有怀孕的消息。因为了解到年龄是影响怀孕的重要因素,担心身体出现问题,便来到生殖医学中心就诊。医生就小李及其丈夫进行了问诊和检查,发现夫妇双方并没有生理上的问题,因此告诉夫妇双方可以放松心情继续尝试自然受孕。此时,小李提出一个疑问:有没有什么方法能够增加怀孕的概率呢? 医生指出:在排卵期内同房能够帮助夫妇双方怀孕。

思考题·如何判断是否处于排卵期呢?

案例 2·小王,孕 20 周,由丈夫陪同来医院进行产检。看到医院宣传视频上播放了有关胎教的一段录像。录像中的宝宝在妈妈肚子里,爸爸经常会叫宝宝的名字,在孩子出生后大哭阶段,爸爸喊出宝宝名字,孩子立马停止了哭声。小王丈夫说:我认为这个视频是经过剪辑或是巧合,刚出生的宝宝知道什么? 小王则认为胎教肯定是有用处的。因此两人发生了争论。

思考题·胎教有用吗?

案例 3·小张,孕 32 周,初产妇。在孕妇学校听分娩相关课程时,对分娩表现出强烈的恐惧和焦虑,担心自己在生产时不能很好地配合医生。在为孕妇答疑解惑环节,小张向助产士提出了自己的疑问:分娩时根据医生的指导进行呼吸真的可以减轻疼痛吗? 我应该怎样配合医生呢?

思考题·分娩时如何指导产妇正确地呼吸?

案例 4·周女士,28 岁。生完宝宝 1 个月内,因感冒咳嗽厉害出现漏尿,当时也没当回事。但现在月子都坐完了,每次打喷嚏时还会出现漏尿的情况,周女士十分担心。为了改变目前的窘境,她来到产后康复门诊。在医生的诊断与指导下,周女士的问题根源明确了,是由于产后盆底功能障碍没有及时进行盆底肌训练而造成的,现在建议通过专业的盆底肌康复锻炼来进行修复。

思考题·①产妇盆底功能障碍的表现有哪些? ②如何指导产妇进行盆底肌修复?

案例 5·张女士刚生了一个女儿,看到孩子那么娇小柔弱,倍加疼爱,为了给孩子最好的营养,张女士决定母乳喂养。但是由于张女士的乳头偏小且有Ⅰ度凹陷,每次哺乳时,张女士均坐卧不安,乳房日渐肿胀。于是,张女士来到了母乳喂养门诊寻求帮助,门诊的护士教会了张女士如何进行正确的母乳喂养及乳房按摩的方法。

思考题·①如何指导产妇正确的母乳喂养体位? ②如何缓解产妇乳头凹陷及乳房肿胀的问题?

（张雪琨　万慎娴　蔡超红　赵欢欢）

请扫描二维码
查看思考题答案

参考文献

［1］谢幸,孔北华,段涛.妇产科学［M］.9版.北京:人民卫生出版社,2018.

［2］安力彬,陆虹.妇产科护理学［M］.7版.北京:人民卫生出版社,2022.

［3］中国营养学会.中国居民膳食指南:2022［M］.北京:人民卫生出版社,2022.

［4］中华医学会妇产科学分会产科学组.孕前和孕期保健指南(2018)［J］.中华妇产科杂志,2018,53(1):7－13.

［5］中华预防医学会心身健康学组,中国妇幼保健协会妇女心理保健技术学组.孕产妇心理健康管理专家共识(2019年)［J］.中国妇幼健康研究,2019,30(7):781－786.

［6］中华医学会妇产科学分会妊娠期高血压疾病学组.高龄妇女妊娠前、妊娠期及分娩期管理专家共识(2019)［J］.中华妇产科杂志,2019,54(1):24－26.

［7］时春艳,李博雅.新产程标准及处理的专家共识(2014)［J］.中华妇产科杂志,2014,(7):486.

第三章
婴幼儿健康管理

导学
目标

学习目标

> 识记：婴幼儿的定义。
> 理解：新生儿的生理特点；婴幼儿喂养与辅食添加的主要内容与常见问题；婴幼儿计划免疫的概念、免疫方式、常用制剂以及免疫程序。
> 运用：婴幼儿常见的健康问题与处理方法。

思政目标

> 培养正确的养育观念，倡导爱与尊重，鼓励家庭重视和关心婴幼儿的养育，培养正确的育儿观念和方法。
> 引导关注社会和家庭对婴幼儿健康的责任，增强社会责任感，并培养关心他人、乐于助人的品质。

第一节 概 述

一、婴幼儿的定义

婴幼儿指婴儿和幼儿两个时期，0～3岁叫作婴幼儿。婴儿期指出生至不满1岁，这时是体格发育特别快速的时期。婴儿期的一个特殊时期因生长发育具有明显的特殊性，称为新生儿期，即胎儿娩出脐带结扎至生后28天。1～3岁称为幼儿期，这时生长速度相对减慢，开始萌牙，乳牙开始出齐。自出生到3岁之间称为婴幼儿时期。

二、婴儿健康管理的主要内容

1.合理喂养 6个月以内提倡纯母乳喂养。部分母乳喂养或人工喂养则首选配方奶粉。6个月以上婴儿要及时添加辅食，为断奶做准备；并使其适应多种食物，减少以后挑食、偏食的可能。家长应掌握添加辅食的顺序和原则、食物的选择和制作方法等。在添加辅食的过程中，家长要注意观察婴儿的粪便，及时判断辅食添加是否恰当。根据具体情况指导断奶，断奶应采用渐进的方式，以春、秋两季较为适宜。同时，注意断奶时婴儿有无焦躁不安、易怒、失眠或啼哭等表现，断奶的意思是断离以奶为主的阶段，并不是不喝奶。若母乳充足，母乳可喂养至2周岁；若母乳不足添加一定量的配方奶粉时，家长应给予婴儿关心和爱抚。

自添加辅食起,即应训练婴儿用勺进食;7～8个月后学习用杯喝奶和水,以促进咀嚼、吞咽及口腔协调动作的发育;9～10个月的婴儿开始有主动进食的要求,可先训练其自己抓取食物的能力,尽早让婴儿学习自己用勺进食,促进眼、手协调,有益于其手部肌肉发育,同时也使婴儿的独立性、自主性得到发展。

2.日常护理

(1)清洁卫生:每日早晚应给婴儿洗脸、洗脚和臀部,勤换衣裤,用尿布保护会阴部皮肤清洁。有条件者每日沐浴,天气炎热、出汗多时应酌情增加沐浴次数。沐浴不仅可保持婴儿清洁,还为婴儿提供了嬉戏和运动的机会;同时,家长也可利用这一时间观察婴儿的健康状况,更多地抚摸婴儿,并与之交流。浴后,要特别注意擦干皮肤皱褶处,如颈、腋、腹股沟等部位,并敷爽身粉。婴儿头部前囟处易形成鳞状污垢或痂皮,可涂植物油,待痂皮软化后用婴儿专用洗发液和温水洗净,不可强行剥落,以免引起皮肤破损和出血。耳部及外耳道的可见部分,每日以细软毛巾擦净;鼻孔分泌物,用棉签蘸水轻卷擦除。

(2)衣着:婴儿衣着应简单,宽松而少接缝,避免摩擦皮肤,便于穿脱及四肢活动。衣服上不宜用纽扣,宜用带子,以免婴儿误食或误吸,造成意外伤害。婴儿颈短,上衣不宜有领,可用和尚领或圆领。不用松紧裹裤,最好穿连衣裤或背带裤,以利胸廓发育。婴儿臀下不宜直接垫以塑料布或橡胶单,以免发生尿布性皮炎。注意按季节增减衣服和被褥,尤其是冬季不宜穿得过多、过厚,以免影响四肢活动,以婴儿两足温暖为宜。

(3)睡眠:充足的睡眠是保证婴儿健康的先决条件之一。如睡眠不足,婴儿会烦躁、易怒、食欲减退、体重下降,且不能熟睡,造成恶性循环。婴儿所需的睡眠时间个体差异较大,随年龄增长睡眠时间逐渐减少,且两次睡眠的间隔时间延长。为保证充足的睡眠,必须在出生后即培养良好的睡眠习惯。一般1～2个月小婴儿尚未建立昼夜生活节律,胃容量小,可夜间哺乳1～2次,但不应含奶头入睡;3～4个月后逐渐停止夜间哺乳,任其熟睡。睡眠环境应白天光线柔和,夜间熄灯睡觉。婴儿睡前避免过度兴奋,保持身体清洁、干爽和舒适。婴儿应有固定的睡眠场所和睡眠时间,可利用固定的乐曲催眠,不拍、不摇、不抱。习惯养成后,不要轻易破坏。

(4)牙齿:4～10个月乳牙开始萌出,婴儿会有一些不舒服的表现,如吸手指、咬东西,严重的会表现烦躁不安、不易入睡和拒食等。可指导家长用软布帮助婴儿清洁萌出的乳牙,并给较大婴儿提供一些较硬的饼干、烤面包片或馒头片等食物咀嚼,使其感到舒适。婴儿不宜含着奶嘴入睡,以免发生"奶瓶龋病",且不良吸吮习惯可对口腔产生异常压力,导致上下颌骨发育异常、上下牙齿咬合不正等畸形,注意吸吮奶嘴的正确姿势。

(5)户外活动:家长应每日带婴儿进行户外活动,呼吸新鲜空气和晒太阳;有条件者可进行空气浴和日光浴,以增强体质和预防佝偻病的发生。

3.早期教育

(1)大小便训练:儿童控制排便的能力与神经系统的成熟度有关,存在个体差异,受遗传因素的影响。随着食物性质的改变和消化功能的成熟,婴儿大便次数逐渐减少至每日1～2次时,即可开始训练定时大便。婴儿会坐后可以练习大便坐盆,每次3～5分钟。婴儿坐盆时不要分散其注意力。

(2)视、听能力训练等:对3个月内的婴儿,可以在婴儿床上悬吊颜色鲜艳、能发声及转动的玩具,逗引婴儿注意;每天定时播放悦耳的音乐;家人经常面对婴儿说话、唱歌。3～6

个月婴儿需进一步完善视、听觉,可选择各种颜色、形状、发声的玩具,逗引婴儿看、摸和听。注意培养婴儿分辨声调和好坏的能力,用温柔的声音表示赞许、鼓励,用严厉的声音表示禁止、批评。对6～12个月的婴儿应培养其稍长时间的注意力,引导其观察周围事物,促使其逐渐认识和熟悉常见的事物;以询问方式让其看、指、找,从而使其视觉、听觉与心理活动紧密联系起来。

(3)动作的发展:家长应为婴儿提供运动的空间和机会。2个月时,婴儿可开始练习空腹俯卧,并逐渐延长俯卧的时间,培养俯卧抬头,扩大婴儿的视野。3～6个月,婴儿喜欢注视和玩弄自己的小手,能够抓握细小的玩具,应用玩具练习婴儿的抓握能力;训练翻身。7～9个月,用能够滚动的、颜色鲜艳的软球等玩具逗引婴儿爬行,同时练习婴儿站立、坐下和迈步,以增强婴儿的活动能力和扩大其活动范围。10～12个月,鼓励婴儿学走路。

(4)语言的培养:语言的发展是一个连续的有序过程。最先是练习发音,然后是感受语言或理解语言,最后才是用语言表达,也就是说话。婴儿出生后,家长就要利用一切机会和婴儿说话或逗引婴儿"咿呀"学语,利用日常接触的人和物,引导婴儿把语言同人和物及动作联系起来。5、6个月的婴儿可以培养其对简单语言做出动作反应,如用眼睛寻找询问的物品,用动作回答简单的要求,以发展理解语言的能力。9个月开始注意培养婴儿有意识地模仿发音,如"爸爸""妈妈"等。

4. 防止意外　此期常见的意外事故有异物吸入、窒息、中毒、跌伤、触电、溺水和烫伤等。应向家长特别强调预防意外事故的发生。

5. 预防疾病和促进健康　婴儿对传染性疾病普遍易感,为保证婴儿的健康成长,必须切实完成计划免疫程序的基础免疫,预防急性传染病的发生,并注意在某种传染病流行期间尽量避免婴儿到人群拥挤处。同时,要定期为婴儿做体格检查,进行生长发育监测,以便及早发现问题,及时干预和治疗。检查的内容包括:①体格测量及评价。②询问个人史及既往史。③各系统检查。④常见疾病的实验室检查,如营养不良、营养性缺铁性贫血等。对临床可疑佝偻病、微量元素缺乏、发育迟缓等疾病做进一步检查。检查的频率:6个月以内婴儿每月1次;7～12个月婴儿2～3个月1次;高危儿、体弱儿宜适当增加检查次数。婴儿期常见的健康问题还包括婴儿腹泻、营养物(如牛奶)过敏、湿疹、尿布性皮炎和脂溢性皮炎等,保健人员应根据具体情况给予健康指导。

三、幼儿健康管理的主要内容

1. 合理安排膳食　幼儿正处在断奶之后、生长发育仍较快的时期,应注意供给足够的能量和优质蛋白质,保证各种营养素充足且均衡。乳类供应不低于总能量的1/3。每日5～6餐为宜。在2～2.5岁以前,幼儿乳牙未出齐,咀嚼和胃肠消化能力较弱,食物应细、软、烂,食物的种类和制作方法需经常变换,做到多样化,菜色美观,以增进幼儿食欲。由于幼儿期生长速度较婴儿期减缓,需要量相对下降,以及受外界环境的吸引,18个月左右可能出现生理性厌食,幼儿明显表现出对食物缺乏兴趣和偏食。保健人员应帮助家长了解幼儿进食的特点,指导家长掌握合理的喂养方法和技巧。例如,幼儿自主性增加,应鼓励幼儿自己进食,并为其提供小块、可以用手拿的食物;在幼儿碗里不要一次放入大量的食物,有效的办法是先放少量食物,吃完后再添加,使其不感到家长的强迫;保持愉快、轻松的就餐环境,不要惩罚幼儿,以免影响食欲。幼儿还喜欢将各种食物分开,先吃完一种再吃另一种。他们就餐时比较注重仪式,如喜欢用固定的碗、杯和汤匙等,并喜欢按固定时间进食。

在注意幼儿的膳食质量的同时,还要注意培养幼儿良好的进食习惯。就餐前15分钟使幼儿做好心理和生理上的就餐准备,避免过度兴奋或疲劳。进餐时不玩耍,鼓励和培养其自用餐具,养成不吃零食、不挑食、不偏食、不撒饭菜等良好习惯。照护者自身要改正不良饮食习惯,为幼儿树立良好榜样。此外,还要注意培养幼儿的就餐礼仪,如吃饭时不讲话,不将自己喜欢的菜拿到自己面前等。

2. 日常护理 由于幼儿的自理能力不断增加,家长既要促进幼儿的独立性,又要保证安全和卫生。

(1)衣着:幼儿衣着应颜色鲜艳便于识别,穿脱简便易于自理。幼儿3岁左右应学习穿脱衣服、整理自己的用物。成人应为他们创造自理条件,如鞋子不用系带式。

(2)睡眠:幼儿的睡眠时间随年龄的增长而减少。一般每晚可睡10～12小时,白天小睡1～2次。幼儿睡前常需有人陪伴,或带一个喜欢的玩具上床,以使他们有安全感。就寝前不要给幼儿阅读紧张的故事或剧烈的游戏,可用低沉的声音重复讲故事帮助其入睡。

(3)口腔保健:幼儿不能自理时,家长可用软布或软毛牙刷轻轻清洁幼儿牙齿表面。2～3岁后,幼儿应在父母的指导下自己刷牙,早晚各一次,并做到饭后漱口。为保护牙齿应少吃易使龋病的食物,如糖果、甜点,并去除不良习惯,如喝着牛奶或果汁入睡。家长还应带幼儿定期进行口腔检查。

3. 早期教育

(1)大小便训练:1～2岁幼儿开始能够控制肛门和尿道括约肌,而且认知的发展使他们能够表示便意,理解应在什么地方排泄,为大小便训练做好了生理和心理的准备。在训练过程中,家长应注意多采用赞赏和鼓励的方式,训练失败时不要表示失望或责备幼儿。在此期间,幼儿应穿易脱的裤子,以利排便习惯的培养。大便训练常较小便训练先完成,因为它较有规律性,而且幼儿对排大便的感觉更强烈。在环境突然变化时,幼儿已经形成的排便习惯会改变。但当幼儿情绪平稳后,排泄习惯会恢复,用尿布不会影响控制大小便能力的培养。2～3岁幼儿多已能控制膀胱排尿,如5岁后仍不能随意控制排尿则应就诊。

(2)动作的发展:玩具可促进动作的发展,应根据不同的年龄选择合适的玩具。走路令12～15个月幼儿感觉愉快,他们以扔和捡东西,或放东西到袋中再取出为乐。18个月大的幼儿喜欢能推拉的玩具。因此,1～2岁幼儿要选择发展走、跳、投掷、攀登和发展肌肉活动的玩具,如球类、拖拉车、积木、滑梯等。2岁后的幼儿开始模仿成人的活动,喜欢玩水、沙土、橡皮泥等,还喜欢奔跑、蹦跳等激烈的运动,并喜欢在纸上随意涂画,故2～3岁幼儿要选择能发展动作、注意、想象、思维等能力的玩具,如形象玩具(积木、娃娃等)、能拆装的玩具、三轮车、攀登架等。照护者可从旁引导或帮助幼儿玩耍,鼓励幼儿独自活动,以发展其动作的协调性。

(3)语言的发展:幼儿有强烈的好奇心、求知欲和表现欲,喜欢问问题、唱简单的歌谣、翻看故事书或看动画片等。成人应满足其欲望,经常与其交谈,鼓励其多说话,通过游戏、讲故事、唱歌等促进幼儿语言发育,并借助动画片等电视节目扩大其词汇量,纠正其发音。

(4)卫生习惯的培养:培养幼儿定时洗澡,勤换衣裤,勤剪指甲,养成饭前便后洗手,不喝生水,不吃未洗净的瓜果,不食掉在地上的食物,不随地吐痰和大小便,不乱扔瓜果纸屑等习惯。

（5）品德教育：幼儿应学习与他人分享、互助友爱、尊敬长辈、使用礼貌用语等。由于幼儿模仿力极强，成人要给幼儿树立好榜样。成人对幼儿教育的态度和要求应一致，要平等对待每个幼儿，以免引起心理紊乱和造成幼儿缺乏信心或顽固任性。当幼儿破坏了家长一再强调的某些规则时，如安全注意事项，可给予适当的惩罚。

4. 预防疾病和意外　继续加强预防接种和防病工作，每 3～6 个月为幼儿做健康检查一次，预防营养不良、单纯性肥胖、缺铁性贫血、龋病、视力异常等疾病，进行生长发育系统监测。指导照护者防止意外发生，如异物吸入、烫伤、跌伤、中毒、电击伤等。

5. 防治常见的心理行为问题　幼儿常见的心理行为问题包括违抗、发脾气和破坏性行为等，家长应针对原因采取有效措施。

幼儿控制情绪的能力与其语言、思维的发展和父母的教养有关，幼儿的生活需要依赖成人的帮助。父母及时应答他们的需要有助于幼儿心理的正常发育。如其需求经常得不到满足，则幼儿可能控制不住自己的情绪而发脾气或产生破坏性行为。故父母对儿童的要求或行为应按照社会标准予以满足或约束，尽量预见性地处理问题，减少幼儿产生消极行为的机会，用诱导的方法而不是强制的方法处理幼儿的行为问题以减少对立情绪。

四、婴幼儿健康管理的意义

婴幼儿时期是儿童生长发育的关键时期，这一时期大脑和身体快速发育。为婴幼儿提供良好的养育照护和健康管理，有助于儿童在生理、心理和社会能力等方面得到全面发展，为儿童未来的健康成长奠定基础，并有助于预防成年期心脑血管病、糖尿病、抑郁症等多种疾病的发生。

儿童早期是生命全周期中人力资本投入产出比最高的时期，儿童早期的发展不仅决定了个体的健康状况与发展，也深刻影响着国家人力资源和社会经济发展。对婴幼儿进行良好的养育照护和健康管理是实现儿童早期发展的重要举措。父母是婴幼儿养育照护和健康管理的第一责任人，儿童保健人员要强化对养育人养育照护的咨询指导。

第二节　新生儿健康管理

一、新生儿的生理特点

宝宝从出生时脐带结扎到生后 28 天，为新生儿期。新生儿期虽然短暂，却是人生重大的转折时期。新生儿时期宝宝的各个器官和其他生理都是与大人不同的。对于很多新手爸妈而言，是陌生的。

二、新生儿期常见生理特点

（1）头部较大，约占身体长度的 1/4。

（2）肤色红润，脱皮属于正常现象，切勿用手撕。胎脂皱褶处需擦拭，其他部位无须处理，自行吸收。

（3）正常新生儿四肢呈屈曲状态，上肢屈曲类似"W"，下肢类似"M"，家长切勿刻意去纠正。

（4）新生儿以腹式呼吸为主，40～60次/分。心脏跳动比较快，120～160次/分。这是正常现象，不用担心。

（5）新生儿有吸吮、吞咽、拥抱和握持反射；3～7天后听力已发育良好；视觉只有15～20 cm范围；生后1～2周已可辨别母亲和其他人的气味；每个昼夜平均睡20小时，除吃奶换尿布暂时醒来外，几乎都在睡眠状态。若持续哭闹不安，应查找原因。

三、新生儿期特殊生理特点

1. 生理性体重下降　由于出生后排尿排便、不显性丢失增加及吃奶量较少，新生儿出现暂时性体重下降，一般不超过出生体重的10%，在出生后7～10天恢复至出生体重，以后呈稳定增长。

2. 生理性黄疸　出生后2～3天出现，黄疸程度较轻，仅局限于上半身，4～5天达高峰，此期间新生儿一般状况良好，以后黄疸逐渐减轻，足月儿2周内消退，早产儿延长至3～4周。胎便及早排出有助于减轻生理性黄疸，同时适度晒太阳有助于生理性黄疸的消退，但避免阳光直射眼睛。

3. 新生儿红斑　新生儿皮肤娇嫩且敏感，出生后1～2天易出现红斑，呈大小不等、边缘不清的多形性红斑，分散于头面部、躯干或四肢，一般数小时至数日内消退，不必处理。

4. 乳腺肿大　生后3～5天出现，男、女新生儿均可能发生乳腺肿大，切勿挤压，以免感染，一般生后2～3周消退。

5. 粟粒疹　为皮脂腺堆积而成的黄白色针头大小粟粒疹，见于鼻尖、鼻翼、两颊等处，多自行消失，不必处理（图3-1）。

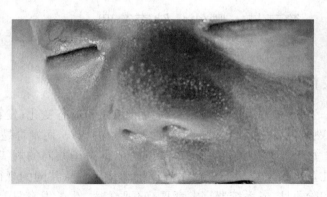

扫描二维码
查看彩图

图3-1　新生儿粟粒疹

6. 汗疱疹　为汗腺分泌积聚形成的半透明白色疱疹，多发生于夏季，见于前额、发际等处，多自行消失，不必处理，居室通风降温、温水浴可促进消退。

7. 假月经　部分女婴在生后5～7天可见阴道流出血性黏液状分泌物，原因为妊娠后期母亲雌激素进入胎儿体内，生后突然中断引起，持续约1周左右，不必处理。

8. 新生儿青记　青蓝色斑，大小不等，覆盖于腰、背、臀部及大腿部，为正常新生儿一种先天性皮肤色素沉着，随年龄增长而逐渐消退。

9. "马牙"和"螳螂嘴"　新生儿上颚中线和齿龈切缘上常有白色小斑点，俗称"马牙"，于生后数周至数月自行消失。新生儿面颊部有脂肪垫,俗称"螳螂嘴",对吸乳有利,不应挑割,以免发生感染。

四、新生儿的日常照护

1. 保暖　为新生儿做检查及护理时,必须注意保暖,特别是在寒冷的冬季。在24～25℃左右,身体只需通过血管舒缩的变化即可维持正常体温,不需出汗散热或加速代谢产热,此温度最有利于新生儿的健康。

2. 预防感染　护理新生儿时,要注意卫生,在每次护理前均应洗手,以防手上玷污的细菌带到新生儿细嫩的皮肤上面发生感染,如护理人员患有传染性疾病或带菌者,则不能接触新生儿,以防新生儿感染。

3. 皮肤护理　每次换尿布后一定要用温热毛巾将臀部擦干净,有时因尿液刺激使臀部皮肤发红,这时可涂少许无菌植物油。

4. 五官护理　应注意面部及外耳道口、鼻孔等处的清洁,但勿挖外耳道及鼻腔。由于口腔黏膜细嫩、血管丰富,极易擦伤而引起感染,故不可经常用力擦洗口腔,以防细菌由此处进入体内而引起败血症。

5. 衣服　新生儿皮肤又细又嫩,所以要给新生儿穿柔软、宽松的衣服,柔软的旧衣服可能会更好一点,但一定要洗干净。衣服不宜扎得过紧,以防损伤皮肤。

6. 哺乳　新生儿娩出后如母体状况良好,应尽可能在产后半小时内给予母婴皮肤接触并让新生儿及早吸吮,这不仅使得出生后的宝宝较早地获得营养的供给,同时也可促进母亲乳汁的分泌,并可促进母婴情感交流。

第三节　婴幼儿健康管理

一、婴幼儿生长发育

1. 生长发育的概念　生长一般指儿童各器官、系统的长大和形态变化;发育指细胞、组织、器官的分化和功能成熟。两者之间的区别在于:生长是量的增长,而发育是质的改变。

2. 生长发育的规律　每个儿童生长发育模式不尽相同,但遵循共同的规律。认识儿童生长发育规律有助于对儿童生长发育状况进行正确评价和指导。从共同的规律上来讲,儿童生长发育具有连续性和阶段性,各系统器官发育具有不平衡性,生长发育具有顺序性和个体差异。具体来讲,在整个儿童时期,生长发育不断进行,呈一连续的过程,但生长速度呈阶段式。例如,出生后第一年,体重和身长的增长最快,为出生后的第一个生长高峰;第二年以后生长速度逐渐减慢,至青春期又迅速加快,出现第二个生长高峰。

儿童各系统器官的发育有先有后、快慢不一,与其在不同年龄的生理功能有关。如神经系统发育早于其他系统组织,生后2年内发育最快,6～7岁基本达成人水平;淋巴系统在儿童期迅速生长,于青春期前达高峰,以后逐渐下降到成人水平;生殖系统发育最晚,在青春期前处于幼稚期,青春期迅速发育达到成熟;其他系统如呼吸、循环、消化、泌尿、肌肉等的发育基本与体格生长平行。各系统生长发育的不平衡使生长发育速度曲线呈波浪式。

此外,生长发育通常遵循由上到下、由近到远、由粗到细、由低级到高级、由简单到复杂的顺序或一般规律。如出生后运动发育的规律是:先抬头、后抬胸,再会坐、立、行,这是从上到下的顺序;先抬肩、伸臂,再双手握物;先会控制腿,再控制脚的活动,这是由近到远的顺序;先会用全手掌抓握物品,再发展到能以手指端摘取,这是由粗到细的顺序;先会画直线,进而能画图形、画人,这是由简单到复杂的顺序;先会看、听和感觉事物,以及认识事物的表现属性,再发展到思维、分析、判断事物的类别属性,这是由低级到高级的顺序。

3. 生长发育的影响因素 影响儿童生长发育的两个最基本的因素是遗传因素和环境因素。遗传决定了生长发育的潜力,这种潜力又受到一系列环境因素的作用和调节,两方面相互作用,决定了每个儿童的生长发育水平。其中,遗传因素由父母双方共同决定,包括皮肤和头发的颜色、面部特征、身材高矮、体型等;环境因素则包括营养、疾病和孕母情况、生活环境等。

4. 生长发育的评价 体格生长通常选用易于测量、有较好人群代表性的指标来表示。常用的指标有体重、身高、身长、坐高、顶臀长、头围、胸围、上臂围、皮下脂肪厚度等。

(1)体重:反映儿童体格生长与营养状况。婴幼儿的体重增长遵循一定的规律,1岁后体重计算公式为体重(kg)=年龄(岁)×2+8,一般2岁后到青春前期,平均每年增长2 kg。

(2)身长或身高:指头顶至足底的长度。3岁以下卧位测量身长,3岁以后立位测量身高。2岁后身高计算公式为身高(cm)=年龄(岁)×7+75,一般2岁后到青春前期,平均每年增长5～7 cm。

(3)坐高:是头顶到坐骨结节的高度。三岁以下婴幼儿仰卧位测量,称为顶臀长,该项指标代表头颅与脊柱的发育。

(4)胸围:是沿乳头下缘经肩胛骨角下绕胸一周的长度,与肺和胸廓的发育有关。一般出生时平均32～33 cm,比头围小1～2 cm,1岁左右等于头围;1岁以后超过头围。

(5)上臂围:是沿肩峰与尺骨鹰嘴连线中点的水平绕上臂一周的长度,代表上臂肌肉、骨骼、皮下脂肪和皮肤的发育。用于筛查5岁以下儿童营养状况。评估标准:>13.5 cm营养良好;12.5～13.5 cm营养中等;<12.5 cm营养不良。

5. 与体格生长有关的其他系统发育 与体格生长有关的其他系统发育包括骨骼发育、牙齿发育和生殖系统发育等。

(1)颅骨:颅骨随脑的发育而增长,骨缝、后囟、前囟是颅骨发育的关键指标。正常情况下,骨缝出生时稍重叠,2～3个月重叠消失;后囟很小或闭合,6～8周闭合;前囟1.5～2 cm,1～2岁闭合。其中,前囟测量意义较大,若前囟早闭或过小,提示脑发育不良、小头畸形等;前囟迟闭或过大,提示佝偻病、甲状腺功能减退症等;前囟饱满提示颅内压增高;前囟凹陷提示极度消瘦或脱水。

(2)脊柱:脊柱的增长反映脊椎骨的发育,婴幼儿3个月时抬头动作的发育使颈椎前凸,形成颈曲;6～7个月会坐时,胸椎后凸形成胸曲;1岁左右开始行走,腰椎前凸逐渐形成腰曲。6～7岁时韧带发育完善,这3个脊柱自然弯曲为韧带所固定。

(3)长骨:长骨的生长主要依靠其干骺端软骨固化和骨膜下成骨作用使之增长、增粗。干骺端骨性融合,标志长骨生长结束。

(4)牙齿:牙齿的发育与骨骼发育有一定的关系,但因胚胎来源不完全相同,故发育速度也不平行。人一生有两副牙齿,即乳牙和恒牙。其中,乳牙共20颗,生后4～10个月开始萌出，3岁出齐；13个月不出为萌牙延迟；2岁以内乳牙数＝月龄－（4～6）。恒牙共32颗。6岁出第一颗恒牙，为第1磨牙；6～12岁：按萌出顺序乳牙脱落代之以恒牙；12岁左右出第2磨牙；18岁以后出第3磨牙，也就是我们常说的智齿，但也有人终身不出此牙。

二、婴儿喂养与辅食添加

1.**婴儿喂养方式** 婴儿喂养的方式有母乳喂养、部分母乳喂养及人工喂养3种。其中，母乳喂养是最理想的方式，部分母乳喂养次之，人工喂养是不得已为之的喂养方法。

（1）母乳喂养：母乳是婴儿出生数月内天然的最好食物，是全球范围内提倡的婴儿健康饮食的重要方式，其中的免疫物质是任何配方乳无法替代的。健康的母亲可提供足月儿正常生长到4～6个月时所需的营养素、能量和液体量。母乳成分包含了蛋白质、脂肪、碳水化合物、矿物质、维生素、免疫物质、生长调节因子。此外，母乳可以分为初乳、过渡乳、成熟乳。初乳是指分娩后4～5日以内的乳汁；过渡乳是指分娩后6～10日的乳汁；成熟乳是指11日～9个月的乳汁。不同阶段的母乳特点与营养成分各有不同。其中，初乳的营养价值是最高的，初乳量少，呈淡黄色，含蛋白质高（主要为免疫球蛋白）而脂肪低，并含有初乳小球，对新生儿的生长发育和抗感染能力十分重要。

1）母乳喂养的优点：①营养素适宜，且富含多种免疫物质。②经济、方便、温度及泌乳速度适宜。③新鲜无污染。④促进母子感情，利于婴儿身心健康。⑤加快乳母产后子宫复原，减少再受孕机会。⑥连续哺乳6个月以上可使乳母孕期脂肪消耗，促进乳母体型恢复至孕前状态。

2）母乳喂养的禁忌：母亲感染HIV、患有严重疾病者，新生儿患半乳糖血症等遗传代谢病者禁忌喂养母乳。此外需要注意乙型肝炎非哺乳禁忌：婴儿应在出生后24小时内给予特异性高效乙肝免疫球蛋白，继之接受乙肝基因疫苗免疫。

3）断乳时机：断乳指由完全依赖乳类喂养逐渐过渡到多元化食物的过程，婴儿生后4～6个月开始引入半固体食物，并逐渐减少哺乳次数，增加引入食物的量；一般于10～12个月完全断奶；世界卫生组织建议母乳喂养应至2岁。

（2）部分母乳喂养：母乳与配方奶或牛乳、羊乳等动物乳同时喂养婴儿为混合喂养，也称部分母乳喂养，有两种情况，包括补授法和代授法。

1）补授法：指补充母乳量不足的方法。每次先喂母乳，将两侧乳房吸空后，再根据婴儿需要补充其他乳品；补授法可使婴儿多得母乳，且刺激乳汁分泌，防止母乳进一步减少。

2）代授法：用配方奶或其他乳品一次或数次替代母乳的方法。代授法多在4～6月龄儿准备断离母乳、开始引入配方奶或其他乳品时采用。

（3）人工喂养：人工喂养是以配方奶或其他代乳品完全替代母乳喂养的方法。一般可分为配方奶、牛乳、全牛奶的家庭改造；奶量摄入的估计方法包括配方奶粉摄入量估计、全牛奶摄入量估计。人工喂养有较多注意事项，具体为喂养前需要选用适宜的奶嘴，每次喂养前均需测试奶液的温度，喂养时避免空气吸入，喂养后加强奶具卫生，并及时调整奶量。

2.**婴儿辅食添加** 婴儿4～6月龄后，随着生长发育的逐渐成熟，纯乳类喂养不能满足其需求，故需向固体食物转换，以保障婴儿的健康。婴儿食物转换过程是培养婴儿对其他食物的兴趣，让其逐渐适应各种食物的味道，并培养其自行进食能力以及良好的饮食习惯，最终顺利地由乳类为主的食物过渡到进食固体为主的食物的过程。

　　(1)辅食添加原则：引入食物的质与量应循序渐进，从少到多，从稀到稠，从细到粗，从一种到多种，逐渐过渡到固体食物。天气炎热和婴儿患病时应暂停引入新食物。食物转换时应先选择既易于婴儿消化吸收，又能满足其生长需求，同时又不易引发过敏的食物。

　　(2)换乳期食物(辅助食品)转换的步骤和方法：换乳期食物是除母乳或配方奶外，为过渡到成人固体食物所添加的富含能量和各种营养素的泥状食物。参照辅食添加表，同时可以学习一下换乳期食物转换的步骤和方法。①4～6月龄：首先添加的食物是含铁的米粉，其次引入的食物是泥状根块茎蔬菜、水果，以补充维生素、矿物质。②7～9月龄：应及时添加饼干、馒头片等食物，并逐渐引入动物性食物，如鱼、蛋类、肉类和豆制品，让婴儿熟悉多种食物，如烂粥、碎菜、肉末、肝泥等。③10～12月龄：食物的性状由泥状过渡到碎末状可帮助咀嚼，增加食物的能量密度。

　　3.婴儿喂养常出现的问题　　婴儿在喂养过程中常常出现的一些问题包括：溢乳、食物引入不当、能量及营养素摄入不足、换乳困难等。

　　(1)溢乳、吐奶：溢奶指婴儿无压力、无喷射性地从嘴角往外溢出奶水。吐奶量会比较多，吐奶前婴儿有张口伸脖、痛苦难受的表情，一般吐出一两口就好了。婴儿胃呈水平位置，韧带松弛，易折叠；贲门括约肌松弛，幽门括约肌发育好等消化道解剖生理特点，宝宝溢奶、吐奶，是经常会碰到的问题。除了生理性原因，疾病也可能导致婴儿严重吐奶，如消化道结构异常(幽门狭窄、胆道闭锁等)、脑部疾病(脑膜炎、脑炎、脑损伤、颅内出血等)。

　　(2)食物引入不当：过早或过晚引入半固体食物均不利于婴儿的健康成长。过早引入半固体食物可影响婴儿对母乳铁的吸收，并增加了食物过敏及肠道感染的机会。过晚引入其他食物，错过味觉、咀嚼功能发育关键期，造成进食困难，甚至引发婴儿营养不良。此外，若将半固体食物采用奶瓶喂养，导致婴儿不会主动咀嚼、吞咽饭菜。添加有甜味剂的果汁、选用罐头水果、给予花生酱等易过敏食物、炎热夏天或患病时变换食物种类等均应避免。

　　(3)能量及营养素摄入不足：8～9个月的婴儿可接受能量密度较高的固体食物。如该月龄婴儿仍进食能量密度较低的食物，或摄入液量过多，婴儿可表现进食后不满足，出现体重不增或下降，或在安睡后常于夜间醒来要求进食，则会造成能量及营养素摄入不足的问题。

三、婴幼儿计划免疫

　　1.计划免疫的概念　　计划免疫是根据免疫学原理、儿童免疫特点和传染病疫情的监测情况制定的免疫程序，是有计划、有目的地将生物制品接种到儿童体内，以确保其获得可靠的抵抗疾病的能力，从而达到预防、控制乃至消灭相应传染病的目的。预防接种是计划免疫的核心。

　　2.免疫方式及常用制剂　　计划免疫分为主动和被动两种方式，主动免疫为主，被动免疫为辅。主动免疫是指给易感者接种特异性抗原，刺激机体产生特异性的免疫力，这是预防接种的主要内容。因主动免疫制剂在接种后经过一定期限产生抗体，在持续1～5年后逐渐减少，故还要适时地安排加强免疫，以巩固免疫效果。主动免疫制剂统称为疫苗。按照其生物性质可以分为灭活疫苗、减毒活疫苗、类毒素疫苗、组分疫苗(亚单位疫苗)及基因工程疫苗。

　　未接受主动免疫的易感者在接触传染源后，被给予相应的抗体，而立即获得免疫力，称之为被动免疫。由于抗体留在机体中的时间短暂(一般约3周)，故主要用于应急预防和治疗。例如,给未注射麻疹疫苗的麻疹易感儿注射丙种球蛋白以预防麻疹;受伤时注射破伤风抗毒素以预防破伤风。被动免疫制剂包括特异性免疫球蛋白、抗毒素、抗血清。此类制剂来源于动物血清,对人体是一种异型蛋白,注射后容易引起过敏反应和血清病,特别是重复使用时,更应注意。

3. **免疫程序**　目前,我国国家卫生健康委员会要求,通过接种相应疫苗,做好传染病的预防。

(1)乙肝疫苗属于基因工程疫苗:在婴儿出生时、1 个月、6 个月时共接种 3 次,但对于正在发热、患有急性或慢性严重疾病者及其痊愈不足 2 周者,建议推迟接种。乙肝疫苗很少引起不良反应,个别儿童可有低热或局部轻度红肿、疼痛,一般不必处理。

(2)卡介苗系减毒活疫苗:在新生儿出生时接种 1 次。患有结核病、急性传染病、肾炎、心脏病、湿疹等疾病者禁忌接种。卡介苗接种后,2 周左右可出现局部红肿,6～8 周显现结核菌素试验阳性,8～12 周后结痂。如出现化脓、形成小溃疡或腋下淋巴结肿大,可局部处理以预防感染。

(3)脊髓灰质炎疫苗属于减毒活疫苗:在婴幼儿 2 个月、3 个月、4 个月、4 周岁时共接种 4 次。患有免疫缺陷性疾病或牛乳过敏者、发热或腹泻者为接种禁忌对象。脊髓灰质炎疫苗接种后,极少数婴儿可出现低热、恶心、呕吐、腹泻、皮疹,但能自愈。

(4)无细胞百白破疫苗为灭活疫苗和类毒素组成:在婴幼儿 3 个月、4 个月、5 个月、18～24 个月时接种,白破疫苗在 6 周岁时接种。对神经系统疾病史、过敏史、急性传染病者禁忌接种。接种百白破疫苗和白破疫苗后,局部可出现红肿、疼痛,伴或不伴有低热、疲倦等,偶见过敏性皮疹、血管性水肿。若全身反应严重者,应及时就诊。

(5)麻疹疫苗及麻腮风疫苗均为减毒活疫苗:在婴幼儿 8 个月、18～24 个月时接种。先天性免疫功能缺陷者、有过敏史者、患有严重器官疾病者禁忌接种。疫苗接种后,局部一般无反应,少数儿童可在 6～11 日内出现一过性发热及卡他症状,产生轻微麻疹,或伴有耳后及枕后淋巴结肿大,2～3 天内可自行消退,必要时对症处理。

(6)乙脑疫苗有减毒活疫苗和灭活疫苗两种剂型:乙脑减毒活疫苗在婴幼儿 8 个月、2 周岁时共接种 2 次;或乙脑灭活疫苗在 8 个月(2 剂次)、2 岁、6 岁时共接种 4 次。发热、中耳炎、急性传染病等疾病者禁忌接种。疫苗接种后,一般无不良反应。少数人局部红肿、疼痛,偶见低热和过敏性皮疹。

(7)甲肝疫苗有减毒活疫苗和灭活疫苗两种剂型:甲肝减毒活疫苗在幼儿 18 个月时接种 1 次;或甲肝灭活疫苗在 18 个月、24～30 个月时共接种 2 次。有发热、急性传染病、严重疾病、免疫缺陷或过敏体质者禁忌接种。接种疫苗后,大多数儿童没有不良反应。少数儿童可能出现局部疼痛、红肿、头痛、疲劳、发热、恶心和食欲下降,偶见皮疹。一般可自行缓解,不需特殊处理,必要时可对症处理。

(8)A 群流脑疫苗或 A＋C 流脑疫苗:在婴幼儿 6～18 个月或 3 周岁、6 周岁时共接种两次。

4. **预防接种的准备及注意事项**

(1)环境准备:光线明亮,空气新鲜,温度适宜;接种物品及急救物品摆放有序。

(2)心理准备:消除家长和儿童的紧张、恐惧心理;接种不宜空腹进行。

(3)严格掌握禁忌证:发热者、患有急性传染病、过敏性或慢性消耗性疾病者、先天性免疫功能缺陷者、正在应用免疫抑制剂治疗者、近 1 个月内注射过丙种球蛋白者不能接种活疫苗。

（4）掌握各类疫苗的特殊禁忌对象。

（5）其他：2 个月以上婴儿接种卡介苗前应做 PPD 试验，阴性者才能接种；脊髓灰质炎疫苗冷开水送服，且服用后 1 小时内禁热饮；接种麻疹疫苗前 1 个月及接种后 2 周避免使用胎盘球蛋白、丙种球蛋白制剂。

（6）预防接种的反应及处理：疫苗对于人体来说是一种异物，在诱导人体免疫系统产生对特定疾病的保护力时，疫苗本身的生物学特性和人体的个体差异（如健康状况、过敏性体质、免疫功能、精神因素等）可能会导致少数儿童出现一些不良反应。

1）一般反应：一般婴幼儿预防接种后出现较多的是一般反应，大多为一过性的，包括 24 小时内出现发热和局部红肿、疼痛，可伴有食欲减退、全身不适、乏力等；多数儿童持续 2～3 天自行消退；一般适当休息，多饮水，对症处理；如局部红肿持续扩大，高热不退，应到医院就诊。

2）异常反应：极少数婴幼儿会出现晕厥、过敏性休克或皮疹、血管神经性水肿等异常反应。一旦发生，应立即抢救或治疗。

3）偶合症：是指受种者正处于某种疾病的潜伏期，或者存在尚未发现的基础疾病，接种后巧合发病。因此，偶合症的发生与疫苗接种无关，仅是时间上的巧合。一旦发生，需要积极处理原发病。

四、婴幼儿常见的健康问题与管理

1. 发热

（1）发热的概念：当机体在致热原作用下或各种原因引起体温调节中枢的功能障碍时，体温升高超过正常范围，称为发热。体温超过其基础体温 1℃以上时，则应考虑有病理情况存在。

（2）正常温度：不同的测温方式对应着不同的正常体温范围。肛温正常值为 36.5～37.7℃；口腔温度正常值为 36.3～37.2℃；腋下温度正常值为 36.0～37.0℃。总体来讲，直肠温度一般比口腔高 0.3～0.5℃，腋窝温度比口腔温度低 0.2～0.4℃。

（3）发热分度：发热根据具体温度可以进行低热、高热等的分度，以口腔测量为准，37.3～38℃为低热、38.1～39℃为中等度热、39.1～41℃为高热、41℃以上为超高热。

（4）病因：小儿发热的病因有很多，根据发热类型的不同，病因也各有差异。

婴幼儿短期发热多数由感染引起，一般预后良好或属自限性疾病，但发热也可能是危重患儿的早期表现，尤其具有精神萎靡、嗜睡、面色苍白等中毒症状较重的小儿。应注意患儿的病史、传染病接触史，及有无呼吸、消化、泌尿、神经等系统的症状与体征，有无皮疹、出血点、黄疸、贫血、淋巴结或肝脾肿大及局部感染灶等。

长期发热分为感染性发热和非感染性发热。感染性发热一般最多见的为呼吸系统感染，病原体包括病毒、支原体、细菌及结核菌等；还有可能是肠道感染、泌尿系统感染等其他系统感染；抑或是败血症、结核病、伤寒等全身性感染；也有可能是脓肿或局限性感染，如骨髓炎、肛周脓肿等。非感染性发热的病因包括风湿性疾病，以幼年型类风湿性关节炎最常见；组织破坏或坏死，如恶性肿瘤，以白血病最常见；产热过多或散热减少，如甲状腺功能亢进、癫痫持续状态、新生儿包裹过多等;此外,还包括下丘脑体温调节中枢、自主神经功能等病因。

慢性低热,也就是长期低热,指起病较缓,体温在 37.5～38.0℃,持续 4 周以上者。这一类发热 40% 为感染性发热,57% 为非感染性发热,3% 原因不明。

(5)照护要点:一般的退热处理包括物理降温和药物降温两种方法。

1)小儿物理降温主要有以下 3 种方法:①辐射降温法,当小儿高热时,若周围环境温度不很冷,采用揭去被子、解开衣服等,这是促进人体散热的最好方法,该方法主要适用于新生儿。②温水降温法,包括温水擦浴、温水洗浴。温水擦浴:解开患儿衣服,如室温在 22℃ 以上可脱去所有衣服。用小毛巾在温水(32～34℃)中浸透,给患儿进行擦浴,持续擦洗前额、枕部、颈部、腋窝、腹股沟部等大血管流经处及四肢 20 分钟左右。温水洗浴:将门窗关好,不可有对流风或直吹风,室温为 24～26℃,水量以没至躯干为宜,托起头肩部,身体卧于盆中,时间以 5～10 分钟为宜,半小时后测体温。注意:水温不可过冷或过热,浴中需加水时应在远离患儿处搅动。病情重及精神、面色、呼吸出现异常应立即停止。此外,也可以通过温湿敷和温水浸足的方法来进行温水降温。③冷敷降温法,一般可通过冷湿敷和冰敷的方式进行降温,但是需要注意皮肤和冰袋之间要用毛巾或手绢隔开,以免患儿不舒服或局部组织冻伤。胸部和腹部不可放冰袋,以防止心率减慢或腹泻。

2)当物理降温无法满足需求,婴幼儿发热温度超过 38.5℃ 或出现明显不适时,建议采用退热剂退热治疗,对乙酰氨基酚与布洛芬为患儿常用退热剂,3 个月以上婴幼儿的使用方法如下:对乙酰氨基酚按照每千克体重 10～15 mg 的剂量使用(每天<600 mg,口服,间隔时间≥4 小时,每天最多 4 次)。布洛芬按照每千克体重 5～10 mg 的剂量使用(每天<400 mg,口服,间隔 6～8 小时可以重复使用,每天最多 4 次)。对乙酰氨基酚的特点是退热速度快,服用对乙酰氨基酚混悬液/滴剂后 30 分钟内迅速见效,平均体温下降 0.8℃;服药后 4 小时退热总有效率达 95.7%;2～4 小时可达最佳退热效果,退热作用可维持 4 小时。布洛芬的特点是退热作用强,且持续时间久。一般布洛芬混悬液快速退热,且药效可持续 8 小时。

(6)注意事项:使用退热药物时,剂量不宜过大,以防患儿出汗过多导致虚脱。发热时鼓励患者多喝水。婴幼儿的发热体温超过 39～40℃ 时,应及时对症处理,防止出现高热惊厥。病因不明时,不要滥用抗生素。使用冰块进行物理降温时,应注意患者的反应。此外,婴幼儿一旦出现发热,精神反应很差时,一定要及时送医就诊,以免延误病情。

2.腹泻

(1)腹泻的概念:婴幼儿腹泻又称儿童腹泻病,是由多病原、多因素引起的以大便次数增多和性状改变为特点的一组临床综合征,严重者可引起脱水和电解质紊乱。

(2)病因:包括易感因素、感染因素和非感染因素。

1)易感因素中最主要是婴幼儿消化系统发育不成熟和生长发育快。婴幼儿的胃酸和消化酶分泌不足,消化酶活性低,对食物质和量变化的耐受性差。且婴幼儿对营养物质的需求相对较多,消化道负担较重。此外,婴幼儿机体防御功能差、肠道菌群失调、人工喂养等也是其易感因素。

2)除了易感因素,感染因素是婴幼儿腹泻的主要病因之一。感染包括了肠道内感染和肠道外感染。肠道内感染可由病毒、细菌、真菌、寄生虫引起,尤以病毒和细菌多见。寒冷季节的婴幼儿腹泻 80% 由病毒感染引起,以轮状病毒引起的秋冬季腹泻最为常见,其次有星状病毒、杯状病毒和柯萨奇病毒、埃可病毒等肠道病毒。细菌感染夏季比较多见,以致腹泻大肠埃希菌为主;真菌感染中以白念珠菌多见,其次是曲霉菌和毛霉菌等;寄生虫感染常见有蓝氏贾第鞭毛虫、阿米巴原虫、隐孢子虫等。

3)此外,一些非感染因素也会导致婴幼儿腹泻。比如饮食方面,喂养不定时、食物的质和量不适宜、过早给予淀粉类或脂肪类食物等喂养不当情况均可引起腹泻。个别婴幼儿对牛奶、大豆及某些食物成分过敏或不耐受等过敏因素也会引起腹泻。婴幼儿有原发性或继发性双糖酶缺乏,乳糖酶的活力降低,肠道对糖的消化吸收不良也会引起腹泻。另外,气候突然变冷、腹部受凉使肠蠕动增加;天气过热致消化液分泌减少或口渴饮奶过多,都可诱发消化功能紊乱而引起腹泻。

(3)发病机制:导致腹泻发生机制包括 4 种类型,①肠腔内存在大量不能吸收的具有渗透活性物质的渗透性腹泻;②肠腔内电解质分泌过多的分泌性腹泻;③炎症所致的液体大量渗出的渗出性腹泻;④肠道运动功能异常导致的肠道功能异常性腹泻。但临床上不少腹泻并非由某种单一机制引起,而是多种机制共同作用的结果。

(4)临床分期:不同病因引起的腹泻常具有不同临床过程。其中,病程<2 周的腹泻为急性腹泻;病程 2 周~2 个月的腹泻为迁延性腹泻;病程>2 个月的腹泻为慢性腹泻。

(5)临床表现:不同病因引起的腹泻常具有相似的临床表现,同时各有其特点。

1)轻型腹泻:多为饮食因素或肠道外感染引起。起病可急可缓,以胃肠道症状为主,表现为食欲缺乏,偶有溢奶或呕吐,大便次数增多,一般每天多在 10 次以内,每次大便量不多,稀薄或带水,呈黄色或黄绿色,有酸味,粪质不多,常见白色或黄白色奶瓣和泡沫。一般无明显脱水及全身中毒症状,多在数日内痊愈。

2)重型腹泻:多由肠道内感染所致,起病常较急;也可由轻型逐渐加重而致。除有较重的胃肠道症状外,还有明显的脱水、电解质紊乱及全身中毒症状。大便每日十余次到数十次,量多,大便蛋花汤样、水样,可有少许黏液或血便,呕吐、腹胀、腹痛;水、电解质、酸碱平衡紊乱:有脱水、代谢性酸中毒、低钾、低钙、低镁、低磷等情况。

当婴幼儿发生腹泻时,需要正确鉴别其是否发生脱水以及脱水的程度,具体从婴幼儿的失水量、精神状态、皮肤、眼窝和前囟、眼泪、尿量等多方面理解轻度、中度、重度脱水的不同表现。

3)轮状病毒肠炎:好发于秋冬季,以秋季流行为主,故又称秋季腹泻。经粪口传播,多见于 6 个月至 2 岁的婴幼儿,起病急,伴发热和上呼吸道症状,中毒症状较轻;病初即出现呕吐,先吐后泻,大便次数多,量多,呈黄色或淡黄色,水样或蛋花汤样,无腥臭味。

4)生理性腹泻:6 个月以内的婴儿较多见的为生理性腹泻,生理性腹泻婴儿外观虚胖,常有湿疹,表现为生后不久即出现腹泻,但除大便次数增多外,无其他症状,食欲好,不影响生长发育;添加换乳期食物后,大便即逐渐转为正常。近年研究发现生理性腹泻可能为乳糖不耐受的一种特殊类型。

(6)照护要点:婴幼儿腹泻的治疗原则为调整饮食,预防和纠正脱水;合理用药,控制感染;预防并发症的发生。

调整饮食时,一般继续喂养婴幼儿,但必须调整和限制饮食。停喂不消化和脂肪类食物,母乳喂养者可限制哺乳次数,缩短每次哺乳时间,暂停换乳期食物添加;人工喂养儿可喂米汤、酸奶、脱脂奶等。呕吐严重者,可暂时禁食4～6小时(不禁水),待好转后继续喂食,由少到多,由稀到稠。病毒性肠炎多有双糖酶缺乏,不宜用蔗糖,并暂停乳类喂养,改用酸奶、豆浆等。

预防和纠正脱水方面,需要根据脱水程度来判断婴幼儿的脱水程度,并合理使用口服补液盐预防脱水及纠正轻、中度脱水,中、重度脱水伴周围循环衰竭者需静脉补液。

选用针对病原菌的抗生素以控制感染。迁延性、慢性腹泻常伴营养不良或其他并发症,病情复杂,必须采取综合治疗措施。

此外,腹泻的婴幼儿,由于大便次数增多,臀部经常受到粪便的污染,极易发生尿布皮炎,此时需要选用吸水性强的、柔软布质或纸质尿布,避免使用不透气塑料布或橡皮布,尿布湿了及时更换,每次便后用温水清洗臀部并擦干,以保持皮肤清洁、干燥。

3. 呕吐

(1)呕吐的概念:婴幼儿呕吐是由于食管、胃或肠道呈逆蠕动并伴有腹肌强烈痉挛和收缩,迫使食管和胃内容物从口和鼻涌出。呕吐可以是独立的症状,也可以是原发病的伴随症状。单纯呕吐把吃进过多生、冷食物及腐败有毒食物吐出来,也是机体一种保护功能。

(2)病因:根据婴幼儿呕吐的不同类型,可有不同的病因。

1)对于消化道梗阻性呕吐,一般可由先天性消化道畸形或某些后天性疾患使消化道梗阻所致。新生儿期出现呕吐可能有食管闭锁、胃扭转、幽门痉挛、幽门瓣膜、十二指肠闭锁或狭窄、环状胰腺、肠旋转不良、空回肠闭锁或狭窄、直肠肛门畸形(包括肛门闭锁或狭窄等)、消化道重复畸形及胎粪性腹膜炎等疾病。婴幼儿期肠道阻塞性呕吐可能有先天性幽门狭窄、贲门迟缓消失或贲门痉挛、肠套叠和后天性肠扭转。

2)对于感染性呕吐,一般多由上呼吸道感染、肺炎及胃肠道的感染引起。对于中枢神经系统疾病引起的呕吐,一般多由各种脑炎、脑膜炎、脑出血、脑肿瘤及颅内高压引起。对于营养及代谢性紊乱,一般多由婴儿脚气病、尿毒症、代谢性酸中毒、糖尿病酮中毒引起。此外,药物及毒物刺激胃肠道,以及周期性呕吐、再发性呕吐也是婴幼儿呕吐的病因。

(3)临床表现:呕吐是一种症状,给患儿带来很大痛苦。呕吐前常有面色苍白、上腹部不适感,幼儿常自述腹痛、有厌食、进食进水均吐的表现。吐出物有时从口和鼻腔喷出。呕吐严重时,患儿出现口渴尿少,精神萎靡不振,出现脱水表现,且口唇红,呼吸深长酸中毒的临床表现。其病因多样,同时伴有原发病的症状。

呕吐婴幼儿和腹泻婴幼儿有一个共同的、重要的临床观察指标为脱水。因此,脱水也是婴幼儿呕吐的一个重要观察项目,当婴幼儿发生呕吐时,同样需要正确鉴别其是否发生脱水以及脱水的程度。

(4)病情观察要点:婴幼儿呕吐的病情观察要点包括呕吐发生时间和次数、呕吐的方式或状况、呕吐物内容和性质。以上要点可以帮助判断婴幼儿呕吐的疾病,例如婴幼儿反复、持续呕吐咖啡色物则有食管裂孔疝可能。呕吐方式上,溢奶婴儿喂奶后奶汁从口角少量流出或吐出,也有少数宝宝有时从口和鼻喷出,吐出来的是原奶汁,不伴有任何不适,可能是因为喂养不当,吃得过饱、胃里存有气体。若呕吐物从口腔大量吐出或自口腔和鼻孔同时喷出,观察患儿有无头痛、发热及神经精神方面症状,则需要排除脑炎、脑肿瘤、中枢神经系统疾病等。

此外,婴幼儿呕吐物的内容和性质是一项关键的观察指标。当吐出物呈清亮或泡沫状黏液及未消化的奶汁或食物,表示吃的食物下行受阻、梗阻在贲门以上,见于新生儿先天性食管闭锁等。当呕吐物为黏液乳凝块及胃内容物,表示食物已进入胃,呕吐可以由感染性疾病、胃肠道感染及幽门部位梗阻引起。对于黄或绿色清亮黏液样的呕吐物,有时混有少量奶块或食物,常见于各年龄组严重的功能性呕吐;新生儿则多见于十二指肠闭锁或狭窄等。当呕吐物为黄绿色液混有少量食糜,见于高位空肠闭锁或粘连性肠梗阻及肠麻痹。当吐出物呈浅褐绿色粪汁样、味臭,新生儿期多考虑为空回肠或结肠闭锁,其他年龄组则表示有各种原因所致的低位消化道梗阻。当吐出物带血或吐血,需要根据出血量、速度和部位,吐出物中的含血量和颜色来判断。少量血液和胃酸作用后呈棕褐色,可见于新生儿咽下含母血的羊水或吸吮皲裂的乳头、新生儿自然出血症等;婴幼儿可见于食管裂孔疝、各种原因致反复严重呕吐,危重症合并弥散性血管内凝血及血液病患儿并发胃出血;大量呕血多见于门静脉高压症合并食管静脉曲张破裂或胃溃疡出血。

(5)照护要点:对于呕吐的婴幼儿应采取侧卧位或坐位,吐后要用温开水漱口。可以给婴幼儿少量果汁、淡盐水喝。如因饮食不洁引起者则需要休息、减少进食。呕吐停止或减轻后,可给予少量、微温易消化食物或米汤等流质饮食。有脱水或电解质紊乱者,应及时按需补液和纠正电解质紊乱,并根据脱水程度来判断婴幼儿的脱水程度,并合理使用口服补液盐预防脱水及纠正轻、中度脱水,中、重度脱水伴周围循环衰竭者需静脉补液。对于呕吐频繁者需及时就医,遵医嘱使用止吐剂、镇静剂。对于颅内压增高的喷射性呕吐,及时就医,遵医嘱使用脱水剂。

掌握婴幼儿呕吐的正确处理方式固然重要,但对于婴幼儿,更多的还是要注重呕吐的预防,具体预防措施如下:新生儿、婴儿哺乳不宜过急,哺乳后竖抱小儿身体,让其趴在母亲的肩上,轻拍背部至打嗝,以预防吐奶。注意饮食宜定时定量,避免暴饮暴食,不要过食煎炸油腻食品及冷饮。注意饮食卫生,不吃脏的、腐败的食物。此外,需要加强体育锻炼,增强身体抵抗力,防止病毒及细菌的感染。

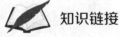 **知识链接**

初乳口腔滴注

初乳中富含多种细胞因子及免疫活性物质,对极低出生体重儿消化道的成熟具有积极的促进作用。专家建议初乳应尽量经口腔途径给予,但极低出生体重儿由于吸吮吞咽功能不协调,早期只能给予管饲或全胃肠外营养,降低了初乳的保护作用。国外研究表明,口腔滴注初乳,初乳中的细胞因子与口咽部相关淋巴组织相互作用,促进了消化道的成熟,增强了肠道表面吸收功能。患儿出生后给予初乳口腔滴注可以降低喂养不耐受情况的发生率,缩短患儿达到全胃肠道营养的时间,对胃肠道功能具有积极的促进作用。

口腔滴注流程如下:①洗手;②使用 1 mL 无菌注射器抽取初乳 0.2 mL,于室温下静置 5 分钟;③沿一侧口角将注射器送入患儿口中,注射器尖端指向患儿口咽部,匀速缓慢推注初乳 0.1 mL,推注时间大于 20 秒;④将注射器移至对侧口角,用同样的方法滴注剩下的 0.1 mL 初乳。

案例分析与思考

案例 1 · 小王刚刚成为一位母亲,宝宝出生 3 天,刚从医院出院回家。回家后,小王应该如何给宝宝的脐部进行护理?

思考题 · 怎么判断脐带残端的状态是否正常?

案例 2 · 小张的女儿刚刚满月,看看茁壮成长的宝贝,一家人都洋溢着幸福之情。可是,这天小张在给女儿换尿不湿时却发现女儿小屁股的皮肤变得红彤彤的,而且在给女儿擦拭屁股时,女儿一直在哭闹。此时,小张的女儿发生了什么? 小张该如何预防这种情况的发生?

思考题 · 如何防护婴儿红臀?

(杨巾夏　李蓉蓉　张雪琨)

 请扫描二维码
查看思考题答案

参考文献

[1] 邵肖梅,叶鸿瑁,丘小汕. 实用新生儿学[M].5 版. 北京:人民卫生出版社,2019.

[2] 崔焱,张玉侠. 儿科护理学[M].7 版. 北京:人民卫生出版社,2022.

[3] 张琳琪,王天有. 实用儿科护理学[M]. 北京:人民卫生出版社,2018.

[4] 李惠玲,景秀琛. 生命周期健康管理[M]. 上海:上海科学技术出版社,2016.

第四章
青少年健康管理

导学目标

学习目标
> 识记：青少年定义、青少年常见健康问题。
> 理解：青少年营养需求以及疾病预防；青少年常见健康问题的主要表现。
> 运用：运用所学知识对青少年常见健康问题进行综合评估以及个性化管理。

思政目标
> 培养青少年健康生活方式以及积极向上的心态，以促进青少年身心健康。
> 让青少年了解健康、自我等理念，树立健康的人生观，增强健康理念。

第一节　青少年保健

一、青少年定义

青少年期（或青春期）一般指 11～18 岁这段时期。初中阶段（11～14 岁）被称为少年期，高中阶段（15～18 岁）被称为青年初期。处于这两个阶段的青少年正值青春发育时期，故又被称为青春发育期。

二、发育特点

青春期体格发育明显增快，是出生后的第二个生长发育高峰。在青春期，第二性征发育，性器官逐渐发育成熟。男孩肩宽、肌肉发达、声音变粗、长出胡须，出现遗精。女孩骨盆变宽，脂肪丰满，出现月经初潮。

青少年智力发育已达到可以接受书本学习为主的水平，求知欲、理解力和学习能力均达到高峰。青春期少年生理发育迅速，但其心理水平上尚处于从幼稚发展到成熟的过渡阶段。

三、营养需要

营养是生命活动的第一要素，均衡的营养可以增强人的免疫力。青少年处于生长发育旺盛期,合理的营养对促进青少年的身心健康、德智体全面发展有重要的作用。为了满足身体健康和生长发育的需要,除保证蛋白质、碳水化合物、脂肪、矿物质、维生素和水六种营养素外,还需养成良好的饮食习惯。在食物搭配上,不仅要有肉类、蛋类、奶制品等富含蛋白质的食物,还要补充蔬菜和粗粮。饮食多样性,不要养成偏食、挑食的坏习惯。青少年在校时间长,能量消耗大,而且因时间紧迫等原因,常常不吃早饭,临近中午往往出现头晕、注意力不集中、低血糖等问题,因此三餐合理分配,全天热能分配以早餐占30%、午餐40%、晚餐30%为宜。注意饥饱适当,不暴饮暴食,不过度挑食,避免营养不良或者过度肥胖。

四、疾病预防

1. 身体疾病 青少年由于代谢、免疫、内分泌及心理、智力等方面发生巨大变化,易出现性发育异常和内分泌失调等相关的疾病,如痤疮、贫血、肥胖,女孩出现月经不规则和痛经等。此外,还要注意养成良好的生活习惯,注意口腔卫生,保护视力,养成正确的坐、立、行姿势习惯。

2. 心理行为问题 青少年时期学生的模仿能力强,对情绪的自我控制力差,容易受到外界影响。目前社会智能化、信息碎片化的冲击对尚不能明辨是非的青少年是一个考验。受到外界影响,青少年可能会出现厌学、网络成瘾、离家出走乃至自杀等行为。青少年心理健康问题,是需要家庭、社会、学校三方面共同努力,通过建立完善的青少年心理健康教育教学体系,以保证青少年心理健康发展。

五、健康管理

1. 健康的饮食习惯 一日三餐规律化,两餐之间宜间隔4～6小时;注意饮食种类和数量,减少食用高能量、高糖、高脂肪的快餐;进食应以三餐为主,且三餐定量,避免挑食偏食、过度节食和暴饮暴食等不健康饮食行为;养成健康的就餐习惯,避免就餐时专注看手机、电视、看书或听收音机等行为;合理选择和食用零食,不用零食代替正餐。

2. 积极体育锻炼 体育锻炼应遵循适龄、合理、愉悦、多样化原则。在充分考虑青少年性别、个体以及运动耐受量等影响因素的前提下,合理进行运动锻炼,开展保健活动。注意合理安排有氧运动和无氧运动、关节柔韧性训练、身体平衡和协调性训练等活动。

3. 良好的作息习惯 养成早睡早起的习惯,保证充足的睡眠。学龄期儿童睡眠范围为9～11小时,青少年睡眠范围为8～10小时。中午有条件可以午睡,但午睡时间不要超过1小时。

4. 关注性教育 青少年性教育不仅仅局限于性知识的宣讲,而是让青少年树立正确的人生观和价值观,让青少年正确地认识人与人之间的关系,用正确、善良的心态面对人生,树立男女平等的正确价值观,从道德层面约束自己的行为,学会如何与社会外界进行交往与联系,提高个人的综合素质和能力。

5. 健康的生活方式 青少年容易受社会不良因素影响,容易染上吸烟饮酒等不良习惯,甚至还会有酗酒、吸毒以及滥用药物的恶习。重视生活方式教育,引导青少年形成健康的生活观,注重从生活理念、生活态度、生活规范、生活习惯等方面对青少年进行全面的教育和指导,尤其要注重健康生活方式观念的灌输和健康行为的养成。

第二节 青少年常见的健康问题与管理

一、青少年近视

近视是一种屈光不正,当眼睛调节放松时,平行于光轴进入眼睛的光线被聚焦在视网膜前。近视是由于眼球前后径过长、角膜过度弯曲和(或)晶状体屈光力增加造成的。近视眼也称短视眼,其特点是只能看清近处却不能清楚地看见远方的事物。调查显示,我国中小学生的近视率逐年升高,青春期早期增长速度最快,高中生的近视率超过80%。

1.青少年近视影响因素

(1)遗传因素:近视与遗传因素有很大的关系,存在家族聚集性的特点,如果一个孩子的父母双方均患有近视,则遗传基因的影响会使孩子患近视的概率增加约60%。此外不同地区以及不同人种的近视发生率也存在一定的差异。

(2)不合理用眼方式:长时间近距离看书或者看近处的物品时,睫状肌会长时间处于收缩的状态,会增加睫状肌痉挛发生的风险,导致睫状肌调节功能紊乱,长此以往容易发展为真性近视。阳光下看书、集中看书时间>2小时、看书姿势不正确等不合理用眼方式是青少年近视形成的危险因素。

(3)饮食因素:饮食对青少年近视的影响不容小视。甜食摄入过多可导致近视。长期过量的糖摄入会影响人体内血糖、胰岛素和胰高血糖素的水平,血糖水平的升高及异常的糖代谢会影响多元醇通路、乙酰胆碱信号通路功能,诱发屈光性近视和轴性近视。同时,糖代谢会消耗大量的维生素 B,维生素 B 的缺乏会加重近视的发展。此外,矿物质摄入异常也可导致近视。

(4)疾病因素:麻疹、百日咳等疾病会出现眼球膨大症状,而眼球处于膨大状态时,眼球的屈光度会下降,导致视力减弱。

2.近视分类

(1)近视临床前期:又称准近视。国际近视研究学会提出当儿童屈光度≤+0.75 D且>-0.50 D 的屈光状态,结合基线屈光、年龄和其他可量化的风险因素,有足够的可能性未来发展为近视,应采取预防性干预措施。

(2)低度近视:当眼睛调节放松时,眼睛的等效球镜度≤-0.50 D,且>-6.00 D。

(3)高度近视:当眼睛调节放松时,眼睛的等效球镜度≤-6.00 D。

3.健康管理

(1)正确用眼:虽然近视与遗传有关,但如果通过改变环境因素、正确用眼等健康行为几乎可以中和遗传因素带来的风险,将患近视的概率降至约20%,这与父母无近视的孩子基本相同。看书、写字光线要充足,不要在光线暗弱的地方和阳光直射下阅读;读书、写字时姿势要端正;眼和书本距离要保持一尺,笔和纸之间是一寸,胸口与书桌之间是一拳;不躺在床上看书、不在走路时或动荡的车厢里看书;控制电子产品使用时间,看手机、看电视、玩电脑等电子产品的时间,最好每天不要超过 2 小时,每间隔 45 分钟至 1 小时后远眺或闭目休息,看电视时要注意高度应与视线相平,眼与荧光屏的距离应大于荧光屏对角线长度的 5 倍。

（2）饮食调整：少吃甜食，适当摄入含铬元素的食物，如粗粮、蔬菜、水果等；适当增加含钙、锌、维生素 A 的食物，如奶制品、豆制品、虾皮、海带、贝壳类、鱼肉、鸡蛋、橙黄色和绿色蔬菜等。加工过细的米、面，会丧失 80% 的矿物质元素，故进食一些粗粮或使用含矿物质配方盐代替食盐，有益于青少年视力健康，有效预防青少年近视。

（3）体育运动：每天坚持 2 小时以上的户外运动，远近视物距离经常切换，能够对眼睛压力进行有效的缓解；户外运动，视野开阔，可以增加睫状肌和眼外肌的活动度，远眺缓解眼部疲劳，改善眼睛的屈光度，进而预防近视；此外户外阳光还能够促进人体对钙质的吸收，钙在一定程度上能够使巩膜变得更加坚固。

（4）积极治疗，定期随访：发展为近视后，需积极定期检查进行视力矫正。目前青少年近视最常见最简便的矫正方法就是光学治疗。光学矫正现已具备多种多样的类型，如单光眼镜、双光眼镜、多焦渐进镜、角膜接触镜以及角膜塑形镜等。此外中医推拿按摩眼部、穴位刺激、眼敷贴都是常见的辅助治疗手段。

二、青少年肥胖

青春期的青少年身体成分和激素水平发生较大的变化，处于体重异常增加的关键时期。多项研究表明肥胖是多种慢性疾病的诱因，对青少年的影响更明显，对青少年心血管系统、内分泌系统等方面都带来危害，包括心脑血管疾病、糖尿病、代谢综合征、运动及骨骼发育等疾病危害。肥胖不仅影响儿童青少年的身体发育和正常生活，对心理健康以及社会能力也产生影响，导致心理健康问题、行为障碍等。

1. 青少年肥胖诊断标准　肥胖定义为体重指数（body mass index，BMI）大于或等于同性别、同年龄的第 95 百分位；7 岁以上的诊断标准采用"中国学龄儿童青少年超重、肥胖筛查的 BMI 分类标准"，也称为 WGOC 标准（表 4-1）。

表 4-1　儿童青少年超重、肥胖筛查 BMI 分类标准

年龄（岁）	男生超重	男生肥胖	女生超重	女生肥胖
7～	17.4	19.2	17.2	18.9
8～	18.1	20.3	18.1	19.9
9～	18.9	21.4	19.0	21.0
10～	19.6	22.5	20.0	22.1
11～	20.3	23.6	21.1	23.3
12～	21.0	24.7	21.9	24.5
13～	21.9	25.7	22.6	25.6
14～	22.6	26.4	23.0	26.3
15～	23.1	26.9	23.4	26.9
16～	23.5	27.4	23.7	27.4
17～	23.8	27.8	23.8	27.7
18～	24.0	28.0	24.0	28.0

2.青少年肥胖影响因素

(1)家庭因素：基因在青少年肥胖形成与发展中发挥着重大作用。遗传因素是青少年肥胖发生的重要原因,研究表明肥胖的发生与超过60种常见的遗传标识存在关联。此外家庭环境因素对青少年肥胖的发生有极大的影响,父母不健康的饮食行为和健康理念无时无刻不影响着青少年,父母对子女体重感知敏感性不足或错误感知都会加剧青少年肥胖的发生。

(2)饮食因素：饮食结构和饮食不规律、摄入量过多、营养过剩、爱快餐以及油腻和高热量甜食的食物,进餐速度快等原因导致长期以来多余的能量以脂肪的形式储存在体内导致肥胖超重,是引发青少年肥胖的重要因素之一。

(3)运动锻炼：随着"教育减负""每天锻炼一小时""双减"等政策的落实,我国青少年的体力活动不足情况虽已得到好转但依然呈下降趋势。缺乏适当的体育运动和体育锻炼也是青少年肥胖的重要因素。长期静坐不动,即使食物摄入量不多也会引起肥胖。肥胖导致不喜爱运动加剧肥胖形成恶性循环。

(4)其他：精神创伤、心理问题等因素可能会导致青少年暴饮暴食而出现肥胖,病理因素如调节饱食以及饥饿感的中枢系统失衡而导致暴饮暴食也会引起肥胖。

3.健康管理

(1)调整饮食：在满足营养需要及生长发育的前提下,改变饮食结构,使每日的摄入量小于机体消耗量。为避免影响青少年正常生长发育,多采用低脂肪、低碳水化合物和高蛋白食谱。尽量食用体重大、饱腹感强但能量低的食物如萝卜、黄瓜、青菜、番茄等。培养良好的饮食习惯,少量多餐,细嚼慢咽,不吃零食和夜宵,杜绝油炸食品以及碳酸饮料。

(2)体育运动：建议选择如游泳、慢跑、骑自行车、广场舞等,强度低、有节奏、不易中断的有氧运动。有氧运动能够增加能量代谢,提高脂肪氧化的效率,从而达到减脂的效果。有氧运动频率以每周锻炼3~6次,每次40~90分钟为宜。运动控制体重的原则是一定要坚持,即使短期未见明显的效果,也不可中断放弃,应坚持直至达到健康状态为止。在运动过程中,注意关注运动的强度,运动过程中承受最大心率为(220-年龄),最大心率的65%~75%为安全心率。

(3)家庭认知：应加大健康教育的宣传力度,让家长对于饮食与健康有更深层次的了解。家长了解营养知识以及健康的饮食习惯,正确引导青少年养成健康的生活方式。在日常生活中,家长要不断鼓励青少年参加体育活动和尝试新的身体活动项目,并限制他们看电视和玩电子产品的时间,减少青少年静态活动的时间。

(4)关注心理：肥胖患儿常出现社交焦虑、缺乏自信及自卑,这种心理状态可能会长期伴随孩子,甚至影响一生。研究表明,对肥胖青少年进行心理治疗不但可以易化体重的降低,而且可以减少他们心理弱点的影响,从而取得饮食、行为及情感障碍的全面改善。可以采用同伴支持、社会小组、个人访谈等方式关注青少年肥胖群体心理健康,发现问题尽早干预。

三、青少年自发性气胸

自发性气胸是临床常见急症之一,是由于自发性的肺或脏层胸膜撕破而引起气体进入胸膜腔所致。近年来发病率明显升高,且发病人群趋于年轻化,尤其好发于体型瘦长的青少年,并可反复发作。多数自发性气胸患者症状比较轻微,甚至没有症状。少部分患者在活动或体位改变时,突发气急,之后可能出现胸闷气急甚至出现呼吸困难的症状。

1. 发病机制　目前对于青少年自发性气胸发病机制尚不明确,可能与以下因素有关。

(1)肺大疱:人体在非特异炎症状态下,可引发细支气管纤维组织增生、瘢痕、肺弹力纤维先天发育不良、萎缩、弹性下降等情况,因此易形成肺大疱。肺大疱在运动、剧烈活动时破裂,导致气胸。

(2)瘦高体型:自发性气胸好发于瘦高型的男性青少年,可能与该体型的青少年胸廓高度发育快而宽度发育慢有关。胸膜腔负压从胸底至胸顶递增,所以胸顶部肺泡比底部有更大的膨胀压力,引起肺尖部负压增加,易产生肺尖部肺大疱,甚至破裂产生气胸。

(3)扁平胸廓:扁平胸一直被认为是青少年自发性气胸的危险因素之一。从力学机制分析认为扁平胸前胸壁近似平面,与正常胸廓相比明显缺少弧度,当胸壁在相同的大气压或外力的作用下,肺组织受到的压力或冲击力明显大于正常胸廓。按应力分解和压强原理,外力最终传导至肺尖部,在肺尖部得到释放,因此肺尖部受到的压力最大,故扁平型胸廓青少年易在肺尖部出现肺小疱。

(4)心理因素:青少年学习压力过大,睡眠不足,情绪不佳等不良因素,可引起心理及情绪发生巨大变化,令大脑皮质兴奋,并作用于丘脑引起迷走神经兴奋,使支气管收缩,气道狭窄,通气受阻。呼气相受阻程度大于吸气相,致阻塞远端胸膜形成肺大疱,气体潴留,压力增高,最终破裂从而导致气胸。

2. 治疗方案　目前青少年自发性气胸治疗主要包括保守治疗和手术治疗。

(1)保守治疗:主要包括卧床休息和吸氧,以提高胸膜对胸膜腔内游离气体的吸收;行胸腔穿刺术或胸腔闭式引流术。胸腔闭式引流术是常见的保守治疗方案,能够有效引流,但是无法从根本去除病因,容易复发。

(2)手术治疗:随着微创医学得到良好发展,胸腔镜下肺大疱切除术是青少年自发性气胸患者常用的手术方式,该手术方式无须在患者胸部做大切口,通过缩小手术切口可减轻手术创伤,减少术中出血量,降低术后并发症风险。通过对患者肺大疱进行切除,达到去除肺部病灶的效果。

3. 健康管理

(1)健康监测:指导家长与老师识别青少年自发性气胸危险因素,尽早发现危险症状。特别关注瘦高体型男生,指导其选择适宜的体育锻炼项目,不选择举重、踢足球、打篮球等运动量大或爆发力强的运动,可慢跑或快走,时间控制在 30 分钟以内。瘦高型青少年在出现活动能力下降、活动后气喘、胸痛时应高度警惕,及时到医院就医。

(2)预防复发:对自发性气胸患者加强指导及定期回访,预防复发。术后 1 个月内避免抬举重物、剧烈用力和屏气动作,6 个月内不要做牵拉动作、扩胸运动,以防诱发气胸;注意气温变化防止感冒;平衡膳食,进食高蛋白、富含维生素及纤维素食物,增强体质;保证充足睡眠,合理安排学习和休息时间,保持积极乐观心态;和患者、家长、老师三方进行沟通,制定饮食、活动等健康计划,达成共识;每月电话回访,了解患者情况,鼓励督促患者养成有益于健康的良好生活习惯,积极预防气胸复发。

(3)心理护理:青少年发生自发性气胸后,机体处于应激状态,且信息缺乏,极易产生不同程度的紧张、焦虑、烦躁不安、恐惧、抑郁等心理反应,易产生患者角色适应障碍。可以通过适当的语言和非语言性沟通,努力建立良好的护患关系,鼓励患者表达自己的内心感受,分析影响患者角色适应的因素。同时注意观察患者的角色行为,对患者提供针对性的心理疏导与支持,向其讲解成功病例治愈的先例,引导其树立正确的角色意识,充分调动其主观能动性。

四、青少年痤疮

痤疮又称"粉刺""青春痘",是常见的一种毛囊及皮脂腺的慢性炎症。好发于颜面、胸背,可形成黑头粉刺、丘疹、脓疱、结节、囊肿等损害,常伴有皮脂溢出。痤疮在新生儿到成年的各个阶段均可能发生,但通常在青春期发病达到高峰,青春期前发病率随着年龄增加逐渐升高,青春期后发病率随着年龄增加逐渐下降。痤疮的生长分为 4 个时期,即初期、中期、后期和晚期。病程慢性,一般在青春期后症状可缓解或痊愈。

1. 病因

(1)青春期:雄性激素增加了皮脂腺的分泌,引起毛孔阻塞。

(2)不正确饮食习惯:过量的饱和脂肪的乳制品、煎炸食物、面粉糕饼、硬化油脂、过量的糖(加强了脂肪的作用)、精制的碳氢化合物、咖啡因(可乐、茶、咖啡)、盐、酒精、不合适饮用的液体(碳酸饮料)、缺乏绿色蔬菜。

(3)排泄功能差:便秘、肝充血或者中毒、肾功能负荷过重、皮肤排泄功能差(内部和表皮循环不协调)。

(4)其他病因:食物过敏,化妆品,缺少锻炼,不讲卫生,口服避孕药,类固醇(治癫痫药)物,工业污染物排放(如石油产品和机油)。

2. 临床表现

(1)初期:长痤疮处皮肤发红发硬,用手按压会有痛感。

(2)中期:痤疮里面开始长脓头,但皮肤表层未破损。

(3)后期:痤疮成熟,脓包或表皮破损。

(4)晚期:痤疮自行消退形成痘印、痘疤、痘痕、痘坑,皮肤表面色素沉着或凹凸不平。

3. 健康管理

(1)正确洗脸:许多人害怕脸洗多了会把宝贵的皮脂膜洗掉。其实,脸上的油脂会不停地分泌,不必担心会把油脂洗光。正确洗脸,既可去除多余的油脂,又可维持皮肤的光滑洁净。建议是摸摸鼻头,出油了就可以用清水洗洗,用温水冲洗让皮肤湿润后,拍拍脸擦拭干净即可,不要过度使用洗面乳或肥皂,切记不要过度按摩,肥皂或洗面乳的选择以中性温和为宜。如果已经有轻微脱皮时,洗脸的次数就应该减少,且水温不可太高,温度过高会刺激油脂分泌。

(2)正确清理脓性分泌物:有些痤疮是必须清除脓性分泌物才能愈合的,如里面有脓包的痤疮,等脓包成熟变成黄色,就必须挑掉,处理时一定要把双手清洁干净,如果使用工具,事先要用酒精消毒。清理完脓包后,要使用消炎的产品,可借助药物清洁,或者使用排毒面膜。既能把痤疮的脓包排除干净,又能消炎清洁,也避免留下痘印痘坑。

(3)适合的护肤品:洗脸时不必每次都用清洁剂,用温水冲洗即可。洗过脸就选用保养性水和乳液再涂抹于眼眶周围(眼眶周围比较干燥),但是容易长痘痘的地方,尽量减少涂抹化学性水和乳液,尽量保持干爽。脸部的保养,并非每一处都相同,而是具体看是否需要。

（4）生活方式：睡眠时间短或睡眠质量差，人体分泌油脂会失调，因而痘痘也可能会长得更多，脸色也会灰沉沉的，所以尽可能不要熬夜，保证睡眠充足；紧张、烦躁同样会使油脂分泌增加，所以心情不愉快会使痘痘长得更多；要使皮肤光亮、洁净、健康，就需要摄入各种不同的营养素，缺一不可，不需特意偏重某样。但需要注意少吃甜食、辛辣刺激性食物，如糖果、可乐、饮料、巧克力、奶酪、冰激凌、辣椒、肥肉等；严重的痘痘会留下色斑。晒太阳后，紫外线会加深色斑的痕迹。随着年龄增加，黑斑的概率也大大提高，需要加强防晒，防晒的方法以伞、帽子及各种遮掩物为主。

（5）其他：可以遵医嘱行艾灸、中医食疗、西医用药等。

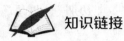 **知识链接**

痤疮患者食谱

餐次	食　谱
早餐	非柑橘类水果；非柑橘类水果加脱脂酸乳酪；全谷物（不加糖）和豆奶、脱脂奶、干脱脂奶或浓缩脱脂奶；水煮荷包蛋和全麦吐司
上午餐	全麦薄烤饼、蔬菜汁（胡萝卜、莴苣、荨麻和豆瓣菜）、高钾汤、草茶
午餐	新鲜的生沙拉与少许坚果、糙米或者板栗（注：沙拉调料可用冷压榨植物油和柠檬汁或者苹果酒醋。大蒜、草药和蜂蜜也可作为调料）
下午餐	全麦薄烤饼、蔬菜汁（胡萝卜、莴苣、荨麻和豆瓣菜）、高钾汤、草茶
晚餐	从下列选择：①同午餐。②食用保守烹制（烘焙或者蒸）的蔬菜，特别是绿色和黄色蔬菜。品种要多样化。豆腐或者大豆蛋白、扁豆、鱼（不要煎炸）、火鸡或鸡肉（不要煎炸）。③全谷物（特别是糙米和板栗）、干制凝乳酪
夜宵	与上午餐或下午餐同

注：每天喝6～8杯水。

 知识链接

痤疮患者艾灸处方

1. 艾灸处方　合谷、膈俞、肺俞、三阴交、曲池。

2. 操作方法　每次取用2～3穴，交替用穴，每日或隔日1次，膈俞穴和肺俞穴采用回旋灸，其余穴位采用温和灸。每穴灸15～20分钟，灸至皮肤产生红晕为止。15次为1个疗程，每疗程间隔5～7日。

3. 注意事项　①艾灸对青春痘效果较好，但也需要一定时间的调理，当痘消失后仍需坚持一段时间的调理。②在艾灸调理的时候，还应注意生活因素调节。在平时尽量少食或不食辛辣、油腻之品及糖类，多喝水，以清淡饮食为主，多吃新鲜蔬菜和水果。保持脸面的清洁,不乱用化妆品,在日常保持大便的通畅。对于青春痘避免用手挤压,以免引起继发感染,而遗留瘢痕。

五、青少年意外伤害

意外伤害是危害青少年身心健康的重要原因之一,现已成为青少年的首位死因。青少年正处于运动和感觉等机能发育时期,生理机能尚未完善,受到生理条件的限制,当危险情况出现时,识别应变能力差,易受到意外事故的伤害,是意外事故的高危人群。

1. 意外伤害原因　意外伤害发生原因复杂,涉及面广,不同地区、不同生活方式存在着较大的差别,但主要的原因包括交通事故、溺水、自杀、中毒、创伤、烧烫伤、跌落等。

(1)交通事故:学生交通意外伤害存在着发生率高、危害大的特点,在交通发达、车流量大的城市尤为明显。造成交通事故的原因有很多,有客观因素如车况、路况等,也有主观因素如驾驶员酒后开车,技术不好等以及缺乏科学的管理方法和监控制度。

(2)溺水:夏季发生溺水意外伤害在一年四季中相对较多。由于夏季天气炎热,青少年喜欢户外游泳来降温解暑,导致溺水意外伤害较多;此外还与溺水意外伤害发生时,很多青少年不会正确营救溺水者,导致自己也溺水有关。

(3)自杀:青少年自杀行为的产生其原因是多方面的,且与家长有密切的关系。父母离异、家长溺爱或期望值过高等原因,而导致一时冲动,容易选择暴力并且易结束生命的方式自杀。随着城市快速发展,从高处跳下成为儿童青少年自杀的主要方式。

(4)中毒:青少年中毒原因与当地经济、饮食习惯及个人情况有密切关系。在天气寒冷、经济相对欠发达的西北地区,冬季发生一氧化碳中毒者居多;因摄入不良食物或食堂食材污染导致的食物中毒;在农村地区农药中毒是青少年中毒的首要原因。

(5)创伤:创伤主要包括运动创伤、碰撞伤等。男生运动创伤、碰撞伤和其他类型伤害发生率均高于女生,可能与男生更加活泼好动、猎奇心强、自控力差有关。

2. 健康管理　除了不可预见的自然灾害和人力不可抗拒的重大事故外,约有90%的意外伤害可以通过预防措施和应急处理加以避免。青少年活泼好动不懂事,性情不稳定,进行有效的安全教育可以减少青少年意外伤害的发生率。

(1)家长重视:作为青少年的主要监护者,父母的知识、态度和行为对减少意外伤害的发生、保障其安全显得尤其重要。父母是青少年意外伤害防范知识及能力的重要来源之一,作为父母应经常教导青少年防范意外伤害,并在日常生活中给青少年树立防范意外伤害发生的榜样。

(2)社会支持:青少年的主要活动场所在学校和社区,在社区健康教育服务中,教师、保教人员应作为教育的重点对象。社区应定期将消防人员、交通管理人员请进社区,开展消防安全、交通安全知识的教育,根据意外事故好发的季节对家长进行重点教育,如冬季进行一氧化碳中毒预防的教育、夏天进行预防溺水及农药中毒的教育等。此外青少年运动创伤和碰撞伤发生率相对较高,提示学校、社区等公共场所,尤其运动场所的设施设计应结合青少年活动特点,完善防护手段。

(3)因材施教:根据各年龄段和不同地理环境易出现意外的原因制订可行的预防措施,深刻了解青少年活泼好动、自我保护意识差等心理、行为特点,尤其是胆量大、易冲动、注意力不集中的高危群体,培养他们识别危险的能力,减少打架致残或锐利的器具玩耍误伤的风险。指导他们合理地利用课外时间开展一些有益于身心健康的活动,及时制止和纠正不安全行为,如嬉笑进食、高处下跳等。对于操作性强的意外伤害抢救技能,可以安排应急演练等参与式教育,让学生参与培训演练,做到知行合一。

六、青少年痛经

痛经主要指与月经相关的、发生于行经前后或经期的下腹部疼痛、坠胀,疼痛多位于肚脐以下、耻骨以上,疼痛形式多表现为痉挛性疼痛或间断性剧痛,也可表现为持续性钝痛。部分患者伴有严重的背痛和(或)大腿痛,可伴有恶心、腹泻、疲乏、头痛等不适。痛经是青少年女性最常见和最重要的健康问题,严重时导致无法正常学习、工作和生活。

痛经分为原发性痛经与继发性痛经。大多数青少年痛经为原发性痛经,盆腔无器质性病变,发生率为 50%～90%。继发性痛经是指由盆腔器质性疾病或医源性原因引起的痛经,青少年引起继发性痛经的常见原因为子宫内膜异位症。本章节主要介绍原发性痛经的健康管理。

1. 治疗

(1)非甾体抗炎药:非甾体抗炎药可阻断前列腺素产生,不仅可以减轻痛经症状,还能减少月经量,是痛经的首选治疗方法。布洛芬、萘普生等可以通过抑制环氧化酶而减少前列腺素的生物合成,缓解子宫痉挛性收缩,从而减轻痛经症状。不良反应包括胃肠道反应(如恶心、呕吐或腹泻等,多可耐受),有胃十二指肠溃疡、胃肠道出血或胃穿孔病史的患者不宜使用。新一代非甾体抗炎药的环氧化酶选择性抑制剂[如美洛昔康、塞来昔布(西乐葆)、戊地昔布、罗非可昔和尼美舒利等]治疗效果相对更好且不良反应更低。

(2)激素药物:如果非甾体抗炎药未明显减轻青少年痛经症状,可使用激素类药物,选择包括复方口服避孕药、避孕药贴剂或阴道环、孕激素避孕药、甲羟孕酮、左炔诺孕酮宫内缓释系统等一线治疗药物。激素药物治疗痛经的机制与抑制子宫内膜增生、抑制排卵、减少前列腺素以及白三烯的产生有关,还可减少月经量。与周期性使用口服避孕药相比,连续服用复方口服避孕药可使痛经迅速减轻。若服用非甾体抗炎药 3 个月痛经疗效不显著,可以配合连服 3 个月的激素避孕药。

(3)中医治疗:中医认为,痛经以"不通则痛"或"不荣则痛"为主要原因,青春期痛经以气滞血瘀型和寒湿凝滞型最为常见。临床常根据不同病因病机采用散寒除湿、行气活血、滋补肝肾等治法并配合特色外治疗法,缓解痛经的同时还可以改善经前或经期紧张、乳胀、腰酸、四肢冰冷等伴随症状;对于月经周期紊乱的患者,还具有调整月经周期的作用。常用的方法有药泥灸、中药封包外敷、雷火灸、中药贴敷、穴位按摩等方法。

(4)手术治疗:保守治疗无效,有用药禁忌证,或痛经症状严重影响到日常工作和生活时,可考虑手术治疗,但一般很少采用。

2. 健康管理

(1)明确病因:及时到医院进行检查,明确病因,确定为原发性痛经或继发性痛经,及时进行有效的治疗。

(2)调整心态:掌握原发性痛经的相关知识,调整心态理性看待痛经,通过转移注意力等方式缓解紧张的情绪和心理压力,减少对疼痛的关注,对痛经有明显的缓解作用。适当的休息可缓解疼痛,养成良好的作息规律,保证充足的睡眠。

（3）经期健康：在月经期间需要多进食温热食物,饮食清淡易消化,避免食用凉的(冷饮、冷水)和刺激性的食物(辣椒、生蒜、胡椒),另可以喝适量红糖水,有促进血液循环及补充水分的作用,对原发性痛经有明显的缓解作用。注意经期卫生,月经期间每间隔 2 小时更换卫生巾,每日温水清洗外阴。在经期不剧烈运动,应尽量避免如倒立、游泳、立定跳远、跳绳、仰卧起坐、长跑等运动。

（4）注意保暖：在寒冷季节要注意添加衣物,特别是做好对腹部、腰部的保暖,经期可以对腰腹部进行局部热敷,比如用电热水袋、暖宝宝等,避免烫伤皮肤,可以起到缓解痛经的作用;平时也要尽量避免冷水澡、冷水浴以及淋雨等。

（5）加强营养：增加蛋白质、全谷杂粮摄入,多进食富含铁、钾、镁和 B 族维生素等微量元素的食物。不盲目使用止痛药和激素类药物,有反复痛经史或痛经剧烈的青少年女性,咨询专业医师,进行正规治疗和调理。

七、青少年心理问题

随着社会的发展,在互联网大环境影响下,不少青少年自制力差,容易受到暴力、色情等不良文化的侵蚀。此外青少年身心发育尚不够健全,对事物的认知以及对事态的判断还不够完善,同时面对亲子矛盾、学习压力、异性交往,成长的烦恼使青少年容易出现各种心理问题。

1. 常见心理问题

（1）抑郁：青少年抑郁症主要表现为情绪低落、兴趣下降、注意力不集中、反应迟缓、易激惹、睡眠食欲改变、无助、无意义无价值感、与父母同伴关系不良、学习困难、成绩下降、厌学、打架违纪、暴力攻击行为、逆反对抗等,严重时出现自伤自杀等危重情况。与成人相比青少年抑郁症表现可能不典型,某些患儿还可能出现头晕、头痛、胸闷、心悸、腹痛、腹泻、便秘等躯体症状。在青少年抑郁症中,抑郁情绪、易激惹和快感缺乏是核心症状,其次是食欲和体重变化、失眠和睡眠过度等躯体症状,在严重病例中可出现自杀意念和行为、酒精和非法药物的使用。

（2）适应障碍：青少年常见的适应障碍有考试障碍以及学习障碍。考试障碍主要表现为考试时紧张不安,注意力不集中,记忆力下降,肌肉颤抖,对成绩倍加担心等。有的患者可在考试前几天甚至数月就开始坐卧不宁,入睡困难,精力体力也随之下降,上课根本听不进去。离重大考试时间越近,紧张程度越加重。部分青少年还会出现严重的回避反应,比如对父母谎称身体有病不去参加考试,甚至厌学、辍学。学习障碍包括特定阅读障碍、特定拼写障碍、特定计算技能障碍以及混合性学习技能障碍。学习障碍原因尚不明确。可能与胎儿期、出生时、出生后因某种伤病而造成轻度脑损伤或轻度脑功能障碍有关。

（3）焦虑症：适度的焦虑可以唤起警觉性,提高学习、工作效率。青少年正处于身心发展阶段,如果来自外界环境的压力和自身成长中的困惑得不到及时、恰当的疏导,会产生高焦虑感,进而发展为焦虑症。焦虑症表现为广泛性和持续性焦虑或复发性恐慌症的神经症,往往伴有头昏、胸闷、心悸、呼吸困难、口干、尿频、出汗等症状,此外还会出现厌学、肌肉酸痛或头痛、腹泻(肠易激惹)、无法集中精力、容易疲劳、拖延行为、易发脾气等现象。

2. 健康管理

（1）早期发现危险信号：注意青少年出现心理问题的危险信号,生理方面出现厌食、暴饮暴食、吃完又吐、失眠早醒、内分泌紊乱等情况；情绪变化如活泼开朗变得多愁善感，经常唉声叹气；行为变化出现暴力行为，砸东西、吸烟酗酒、沉迷网络游戏等；学习方面出现厌学、成绩下降、注意力不集中等；出现不与他人交往、不爱出门、早恋等现象。家长或监护人需认真对待青少年心理问题早期危险信号，务必高度重视并寻求医生或者心理咨询师以获得专业帮助。

（2）青少年自我调节：青少年提高自我管理消极情绪、控制情绪冲动的能力，不但有助于促进他们更好地调节情绪，而且能有效地避免因情绪问题而出现的负面行为。研究表明，听音乐能够解除肌肉紧张，消除疲劳，改善注意力，消除抑郁、焦虑紧张等不良情绪；除听音乐外，还可以通过运动或者倾诉等方式适当发泄不良情绪；在极度紧张时，可以采用呼吸放松法，缓慢并深深地吸气约 4 秒钟使空气充满胸部。然后抑制呼吸，把空气吸入后稍加停顿后再自然而然地慢慢地把肺底的空气呼出来。

（3）密切良好的家庭关系：家庭是人类最早社会化的场所，对心理健康有着重要影响。早期生活经验，特别是原生家庭对个人性格起着至关重要的作用，对个人的生活会产生长期、深远的影响。良好的家庭关系让青少年体验到来自家庭的关爱和支持，从而对问题行为的发生起到良好的预防作用。家长要做到"四多"，即多观察，尽早发现求救信号；多陪伴，心灵的沟通和陪伴往往非常有效；多倾听，亲子间的理解和共情必不可缺；多支持，爱与关怀最重要。

（4）学校多维度关注：学校可组织开展各种形式的实践活动，通过学生自我约束、自我调节、自我教育养成自强不息、坚韧不拔的心理品质。老师在教学工作中及时发现学生的优点或危险信号，可以通过真诚的鼓励、贴心的谈话等方式鼓励青少年了解自我，完善自我。

八、青少年网络成瘾

网络成瘾是指在无成瘾物质作用下的上网行为冲动失控，表现为过度使用互联网而导致个体明显的社会、心理功能损害。青少年对新鲜事物充满好奇，寻求刺激、惊险和浪漫，对事物的鉴别力和对自身的自制力较差，而且容易受到同伴的影响，极易导致其在使用网络过程中形成偏差行为，导致网络成瘾，给青少年学习、生活及机体带来很大损害。

1. 青少年网络成瘾测量

（1）网络成瘾测验（IAT）：网络成瘾及其程度根据总分判定，采用 5 点李克特量表，1 代表几乎没有，5 代表总是。总分≥70 分为网络成瘾者，他们由于过度使用互联网而遇到了严重的生活问题；总分在 40～69 为中等程度成瘾（网络成瘾倾向），他们由于过度使用互联网而遇到了一般的生活问题；总分在 39 分以下为网络正常使用。

（2）青少年病理性互联网使用量表（APIUS）：包括 38 个项目，具有良好的信效度指标，共有 6 个维度：突显性、耐受性、强迫性上网或戒断症状、心境改变、社交抚慰、消极后果。该量表能够较为精确地反映出病理性网络使用的程度差别，这有利于对病理性网络使用卷入程度变化状况的监控，对处于发展期变化迅速的青少年尤为重要。

2. 具体表现

（1）躯体方面：由于长期沉迷网络，难以控制，出现睡眠紊乱过度兴奋现象。一旦停止游戏活动，暴躁不安，不能从事有意义的活动。

（2）心理方面：容易出现逻辑思维迟钝，与现实生活脱节，情绪低落、悲观、喜怒无常以及缺乏自尊和自信。

（3）行为方面：电脑狂暴症，就是一旦电脑出现死机或网络出现问题，便会沮丧、焦虑，转而向电脑或他人发泄怒火。部分青少年网络成瘾者因网络问题常与父母发生激烈争吵，叛逆反抗；严重者还会出现自残自杀等过激行为。

3. 健康管理

（1）正视问题：当青少年出现网络成瘾问题时，自己和家长要了解并正视网络成瘾问题。家长不要粗暴解决，更不要将孩子送到暴力网瘾戒除机构，错误的解决方法不仅不能解决问题，反而会加重问题发展，给孩子留下严重的心理伤害。

（2）认知行为疗法：可逐渐减少在网上花费的时间，如将上网时间由原来的 10 小时缩短为 9 小时，并逐天缩短。以青少年感兴趣的活动建立替代活动，逐渐减少上网时间。在网瘾戒断过程中，予以积极的鼓励。如果出现失败的情况，可以一起分析原因，找出失败的原因并在后来的过程中及时规避。

（3）家庭关怀：研究表明，家庭的亲密度越高，适应性越强，青少年网络成瘾的可能性就会越小。因此，重视家庭的作用对预防和治疗青少年的网络成瘾具有重要的作用。父母应发挥其在青少年成长过程中潜移默化的作用，如减少父母的"低头行为"、过度的手机依赖行为等。此外，父母要学会调适自己的心态，以平等的方式对待他们，建立良好的亲子关系，加强与他们的沟通，使家庭真正成为青少年的避风港。培养健全的人格和良好的社会适应能力，有利于预防和帮助青少年克服网络成瘾。

（4）团队力量：处在群体中的人，一方面可以从群体中获得归属感，另一方面也可以获得来自群体的支持，而不被孤立。可以指导为有共同问题的青少年创造一个交流平台，使他们在团体中得到共鸣和感情支持，邀请成功戒断网瘾的青少年分享经验，促进小组成员的共同发展。

九、青少年性健康问题

性健康在世界卫生组织联席会议中被列为全球生殖健康战略的五大核心内容之一。青春期是个体生理和心理发生急剧变化的特殊时期，随着青春发育时相的提前，以及性意识、性观念的改变，青少年的性健康问题也不断发生着变化，并随着产生了一系列青少年性健康问题。

1. 青少年常见性健康问题

（1）性早熟：青少年性早熟的表现有第二性征过早发育、生长发育速度过快，以及全身症状等表现，若出现性早熟以后需要及时给予相应治疗，以减轻不良影响。第二性征过早发育：女孩性早熟大多数会出现外生殖器改变，通常会过早出现阴毛、月经来潮、腋毛、小阴唇变大、乳房发育等。而男孩通常会表现出睾丸发育，出现睾丸体积增大，并且也会出现阴茎增粗及增长，声音变粗，喉结突出等现象；生长发育过快：性早熟大多数会表现出身高快速生长，并且也会出现体重生长过快，同时不排除有营养过剩肥胖的可能性；全身症状：若由于颅内肿瘤导致性早熟时，可能会伴有头晕、头痛、视力下降等症状。

（2）缺乏性安全知识：由于性发育成熟年龄不断提前，性观念越来越趋于开放，婚前性行为的发生率不断上升，但青少年缺乏生殖健康知识和风险意识，缺乏自我保护的技能，获得服务的机会有限，使得越来越多的青少年面临性传播感染、意外妊娠、人工流产以及遭受性暴力的风险。

2. 健康管理 针对青少年性健康管理,其目标不仅仅是从减少性风险及其他健康危险行为,更是旨在从更积极的性心理、性观念、性别关系与规范的层面上,使青少年正确对待他们的身体和突现的"性"的感受和认知。

(1)避免"催熟"孩子:调整饮食、均衡营养,远离高油、高糖、高热量食物,肥胖是性早熟的重要原因之一。避免过量进补,不要给孩子进补人参、燕窝、花粉制剂等营养品,过量摄入动物源性激素,会导致第二性征提前出现,保证充足睡眠,坚持体育运动,促进生长激素分泌。关注青少年身体发育,确定性早熟原因,及时就诊。

(2)重视青少年性教育:父母或者其他监护人需要主动学习性教育知识,树立正确的性价值观,建立高度的子女养育责任感,营造温馨健康的家庭氛围和融洽的亲子关系,引导孩子树立科学、文明、健康的性观念,帮助孩子在身心发育以及心理发展的不同年龄阶段获得相应的知识,进而建立积极的生活和学习态度。

(3)性教育走上讲台:学校应改变不重视学生性教育的现状,把性教育纳入学生教育体系,建立科学、合理的学校性教育体系。此外,根据青少年发育特点,可以将青少年性教育的工作目标阶段化。小学阶段可以根据该阶段学生的心理发展水平来制定教学内容,因材施教以满足学生的好奇心,让学生掌握一些基本性知识。初中阶段着重培养学生的性道德,创新教育方式,可通过一些影视作品、教师讲授和学生反思来引导学生培养良好的性道德,科学、理性看待性行为。高中阶段,学校除了开设专门的课程来宣讲性知识外,可建立学校网络平台让学生自主了解性知识,也可以成立专门的咨询室来解答学生关于性方面的问题。

十、神经性厌食症

神经性厌食是以患者有意严格限制进食,导致体重显著下降和身体功能受损,并伴有肥胖恐惧及体像障碍等身心疾病为主要特征的进食障碍,其高发人群为 13～18 岁的青少年,女性发病率是男性发病率的 11 倍。

1. 临床表现 神经性厌食症患者临床症状多以消瘦、体重下降为主要表现。多伴有闭经、多毛、神经炎、肌病、胃炎、生殖系统发育不良等症状特征。

(1)生理变化:体重下降正常体重 15％以上(体重与体表面积之比<17.5)。

(2)故意节食:伴随体重减轻,常见的方法有限制进食,为限制每日热量,通常吃得很少;还有进食后抠吐或呕吐,滥用泻药、减肥药等。

(3)对身体形象的知觉发生改变:对体重和外观存在错误的认知,否认饥饿,否认疲劳感;对自身的情绪状态如愤怒和压抑亦缺乏正确的认识。

(4)神经内分泌功能紊乱:刻意节食导致发育迟钝、维生素缺乏、情绪不稳、失眠等现象。

2. 健康管理

(1)支持治疗:以挽救生命以及维持生命体征稳定为主要目的,主要包括纠正水、电解质代谢紊乱和酸碱平衡失常,给予足够维持生命的能量。饮食摄入应从小量开始,随着生理功能的适应和恢复,有计划有步骤地增加。初始阶段给予易消化、无刺激性的食物,根据不同病情可选用流质、半流质或软食等。保证足够的能量、蛋白质、维生素等营养素的摄入,促进机体恢复,使体重逐渐恢复至正常水平。

(2)家庭治疗:家庭治疗的工作在于引发家庭的健康力量,将患者的进食障碍问题转化为家庭关系问题,改变失去功能的家庭模式,最终改善进食障碍症状。父母在促进健康饮食行为和体重恢复方面应发挥重要作用,帮助家庭"团结"起来对抗饮食障碍,而不是推卸责任。循序渐进地增加能量摄入,平衡膳食,随着生理功能的适应和恢复,有计划、有步骤地进行增加食物摄入量。

(3)综合治疗:可采用心理治疗和药物治疗联合应用的方式,常用的心理治疗包括健康教育、支持性心理治疗、认知疗法以及动机访谈等。目前临床上多采用抗抑郁药、抗焦虑药和少量抗精神病药物改善神经性厌食症患者焦虑情绪、强迫症以及体像障碍。

———————————— **案例分析与思考** ————————————

案例 · 孙某,16岁,某市重点高中高一学生。孙某品学兼优,中考以优异成绩考入该市重点高中后,父母奖励其一台电脑。孙某自从有了电脑后,从开始一周玩一两次电脑发展到天天都要玩电脑。在没有电脑前,完成作业后,会与朋友们一起做户外运动,后来逐渐演变成做完作业就去玩电脑,甚至放学一回到家就开始玩电脑。孙某成绩一落千丈,由原来的名列前茅变为多科成绩不及格。在班级中,平时沉默寡言从不参加班级活动,有明显暴力倾向,一言不合就会拳脚相向。在家中,孙某经常把自己关在房间里,吃饭也是在电脑前吃,与家人可能几天都不说一句话。愤怒的孙某父亲扯掉家里的网线,孙某情绪立即崩溃,将家里的电脑、电视、柜子等东西砸碎后,还以跳楼、离家出走等方式威胁父母不得干涉自己的爱好。孙某父母束手无策,了解到目前有戒网瘾机构,针对青少年网络成瘾采用电击、暴打、大剂量服药等治疗方法封闭式治疗,考虑将孙某送至戒网瘾机构接受治疗。

目前,可采用网络成瘾测验(IAT)和青少年病理性互联网使用量表(APIUS)对成瘾情况进行测评(表4-2和表4-3)。

表4-2 网络成瘾测验(IAT)

(指导语:该量表一共由20道题目组成,请选出与自己情况最相符的一项)

条 目	几乎没有	偶尔	有时	经常	总是
1. 我觉得上网的时间比预期的要长吗?					
2. 我会因为上网忽略自己要做的事情吗?					
3. 我更愿意上网而不是和亲密的朋友待在一起吗?					
4. 我经常在网上结交新朋友吗?					
5. 生活中朋友、家人会抱怨我上网时间太长吗?					
6. 我因为上网影响学习了吗?					
7. 我是否会不顾身边需要解决的问题而沉迷上网?					
8. 我因为上网影响到日常生活了吗?					
9. 我是否担心网上的隐私被人知道?					
10. 我会因为心情不好去上网吗?					
11. 我在一次上网后会渴望下一次上网吗?					

续 表

条 目	几乎没有	偶尔	有时	经常	总是
12. 如果无法上网我会觉得生活空虚无聊吗?					
13. 我会因为被别人打搅上网发脾气吗?					
14. 我会上网到深夜不睡觉吗?					
15. 我在离开网络后会想着网上的事情吗?					
16. 我在上网时会对自己说"就再玩一会"吗?					
17. 我会想方设法减少上网时间而最终失败吗?					
18. 我会对人隐瞒上网多长时间吗?					
19. 我宁愿上网而不愿意和朋友们出去玩吗?					
20. 我会因为不能上网变得烦躁不安,喜怒无常,而一旦能上网就不会这样吗?					

表 4-3 青少年病理性互联网使用量表(APIUS)

(指导语:该量表一共由 38 道题目组成,请选出与自己情况最相符的一项)

条 目	完全不符合	基本不符合	不确定	基本符合	完全符合
1. 一旦上网,我就不会再去想其他事情了					
2. 上网对我的身体健康造成了负面影响					
3. 上网时,我几乎是全身心地投入其中					
4. 不能上网时,我十分想知道网上正在发生什么事情					
5. 为了上网,我有时候会逃课					
6. 为了能够持续上网,我宁可强忍住大小便					
7. 因为上网,我的学习遇到了麻烦					
8. 从上学期以来,平均而言我每周上网的时间比以前增加了许多					
9. 因为上网的关系,我和朋友的交流减少了					
10. 比起以前,我必须花更多的时间上网才能感到满足					
11. 因为上网的关系,我和家人的交流减少了					
12. 在网上与他人交流时,我更有安全感					
13. 如果一段时间不能上网,我满脑子都是有关网络的内容					
14. 在网上与他人交流时,我感觉更自信					
15. 如果不能上网,我会很想念上网的时刻					
16. 在网上与他人交流时,我感觉更舒适					
17. 当我遇到烦心事时,上网可以使我的心情愉快一些					
18. 在网上我能得到更多的尊重					

续　表

条　目	完全不符合	基本不符合	不确定	基本符合	完全符合
19. 如果不能上网,我会感到很失落					
20. 当我情绪低落时,上网可以让我感觉好一点					
21. 如果不能上网,我的心情会十分不好					
22. 当我上网时,我几乎忘记了其他所有的事情					
23. 当我不开心时,上网可以让我开心起来					
24. 当我感到孤独时,上网可以减轻甚至消除我的孤独感					
25. 网上的朋友对我更好一些					
26. 网络可以让我从不愉快的情绪中摆脱出来					
27. 网络断线或接不上时,我觉得自己坐立不安					
28. 我不能控制自己上网的冲动					
29. 我发现自己上网的时间越来越长					
30. 我只要有一段时间没有上网,就会觉得心里不舒服					
31. 我曾因为上网而没有按时进食					
32. 我只要有一段时间没有上网,就会觉得自己好像错过了什么					
33. 我只要有一段时间没有上网就会情绪低落					
34. 我曾不止一次因为上网的关系而睡不到 4 小时					
35. 我曾向别人隐瞒过自己的上网时间					
36. 我感觉在网上与他人交流要更安全一些					
37. 没有网络,我的生活就毫无乐趣可言					

思考题·对青少年网络成瘾应如何进行健康管理?

（孟红燕　赵雪萍）

请扫描二维码
查看思考题答案

参考文献

[1] 中国儿童青少年身体活动指南制作工作组,张云婷,马生霞,等. 中国儿童青少年身体活动指南[J]. 中国循证儿科杂志,2017,12(6)：401-409.

[2] 国家卫生健康委员会. 近视防治指南[EB/OL]. (2018-06-05)[2024-05-01]. http. J/www. nhc. gov. cn/yzygj/s7652/201806/41974899de984947b8faef92a15e9172. shtml.

[3] 胡霄,姜红如,王柳森,等. 中国 7～17 岁儿童青少年膳食指南指数建立及应用[J]. 卫生研究,2022,51(2)：181-188.

[4] 中国医师协会外科医师分会肥胖和糖尿病外科医师委员会. 中国儿童和青少年肥胖症外科治疗指南(2019 版)[J]. 中华肥胖与代谢病电子杂志,2019,5(1)：3-9.

第五章
成人健康管理

导学目标

学习目标

> 识记：各类常见慢性病的概念、发病因素、临床表现以及健康管理要点。
> 理解：慢性病的社会危害，常见疾病的发病因素与处理原则。
> 运用：建立理性思维，运用所学知识对成人进行系统、全面的综合评估，对常见成人慢性病进行个体化、系统性健康管理。

思政目标

> 通过学习，增强对成人健康管理重要性的认识和健康管理意识。
> 关心、爱护患者，在成人健康管理过程中始终坚守慎独精神。

死亡和残疾原因可分为三大类：传染病（传染病，以及孕产妇、围产期和营养状况）、非传染性疾病（慢性病）和伤害。据 WHO 数据显示，2019 年全球十大死亡原因中有 7 个是非传染性疾病，这 7 个原因占所有死亡原因的 44％，所有非传染性疾病合计占全球死亡人数的 74％。阿尔茨海默病和其他痴呆症以及糖尿病在 2019 年进入前 10 名，而传染性疾病呈下降趋势，艾滋病和结核病均跌出前 10 名。缺血性心脏病是 2000 年和 2019 年的头号死因，现在导致的死亡人数比以往任何时候都多。

我国成人健康问题已成为困扰正常生活的一大问题，给家庭带来了极大的负担，同时也使得医疗保健方面的压力增加，影响社会经济的可持续性发展。发现、筛查和治疗非传染性疾病以及提供姑息治疗是应对非传染性疾病的关键内容，有助于提升居民幸福感，助力实现健康老龄化的目标。

第一节 概 述

在现代社会，影响人们健康的主要疾病，是所谓的慢性非传染性疾病（non-communicable diseases，NCD），即慢性病，是对一类起病隐匿、病程长且迁延不愈、缺乏确切的传染性生物病因证据、病因复杂且有些尚未被确认的疾病的概括性总称，主要以心脑血管疾病、糖尿病、癌症和慢性阻塞性肺疾病（COPD）为主，慢性病死亡占全球死亡超过60%，估计到2030年将上升为75%。每年有1700万人在70岁之前死于非传染性疾病；在非传染性疾病死亡人数中，心血管疾病占比最大，每年有1790万人死亡，其次是癌症（930万人）、慢性呼吸道疾病（410万人）和糖尿病（200万人，包括糖尿病引起的肾脏疾病死亡人数）。这四类疾病占所有非传染性疾病过早死亡的80%以上。这些疾病的主要危险因素，除病毒、细菌，或某种具体的化学物质外，更有可能源于现代社会中的不健康行为和生活方式，如吸烟、酗酒、缺乏身体活动、不合理的饮食、紧张的生活节奏等。这些行为和生活方式因素，不是简单的医学问题，而主要与社会、文化、心理因素有关，进而大大增加患病和死亡的风险。

全球疾病负担（GBD）2017年数据显示，心血管疾病（CVD）是全球首位死因，其中缺血性心脏病和脑卒中占所有CVD死亡的84.9%，缺血性心脏病造成的早死所致的寿命损失年（YLL）从2007年第10位上升到2017年的第1位，脑卒中导致的YLL由2007年第6位上升到2017年的第3位，随着居民生活方式、饮食结构、工作方式、社会交往等发生改变，引发慢性病的相关病因也在不断改变、相互作用，慢性病患病率逐年上升。人口老龄化、环境因素、遗传因素等多重因素影响导致目前我国CVD和慢性呼吸系统疾病的发病率、病死率和致残率呈不断增长趋势，给人民群众和国家造成了沉重的疾病负担。慢性病发病率高、病程长、预后差、并发症多、残疾率和病死率高等特点，会严重危及居民身心健康。并且慢性病大多为终身性疾病，不仅给患者带来身心痛苦，严重降低生活质量，缩短健康寿命，而且长期的就医需求和生活照护带来的额外压力，致使许多家庭不堪重负。另外，由于我国主要慢性病发病率的上升，患病人数增加，带来了居民卫生服务需求增长和卫生服务费用上升，给社会和国家带来较重的医疗压力。对自身的健康管理可以帮助人们发现、认识这些危险因素，并提出建议，制订措施，做到早发现、早诊断、早治疗。

第二节 成人常见慢性疾病与管理

一、慢性阻塞性肺疾病

慢性阻塞性肺疾病（chronic obstructive pulmonary disease，COPD）简称慢阻肺，是一种以气流受限为特征的疾病，气流受限不完全可逆，呈进行性发展，是呼吸系统最常见的疾病之一。COPD症状以慢性咳嗽、咳痰、喘息、胸闷为主要表现，随着病情发展，呼吸困难逐渐加重。COPD的确切病因尚不清楚，所有与慢性支气管炎和肺气肿发生有关的因素都可能参与COPD的发病。已经发现的危险因素大致可以分为外因（即环境因素）与内因（即个体易患因素）两类。

1. 流行病学 COPD是呼吸系统疾病中的常见病和多发病，患病率和病死率均居高不下。2018年发布的我国COPD流行病学调查结果显示，20岁及以上人群COPD患病率为8.6%，40岁以上人群的患病率高达13.7%。在我国，COPD是导致慢性呼吸衰竭和慢性肺源性心脏病最常见的病因，约占全部病例的80%。因肺功能进行性减退，严重影响患者的劳动力和生活质量，造成巨大的社会和经济负担。

2. 发病因素

（1）环境因素：包括大气污染、吸入有害气体或颗粒、职业性因素、接触有害刺激性粉尘等。

（2）个体因素：主要包括吸烟、患者易感性、年龄、性别、有无基础疾病、过敏因素、肺部发育情况等。

3.临床表现

（1）症状：起病缓慢，病程较长，早期可以没有自觉症状。主要包括以下症状。

1）慢性咳嗽：常晨间咳嗽明显，夜间阵咳或排痰，随病程发展可终身不愈。

2）咳痰：一般为白色黏液或浆液性泡沫痰，偶可带血丝，清晨排痰较多。急性发作期痰量增多，可有脓性痰。

3）气短或呼吸困难：是 COPD 的标志性症状，最初在较剧烈活动时出现，后逐渐加重，以致在日常活动甚至休息时也感到气短。

4）喘息和胸闷：急性加重期支气管分泌物增多，胸闷和气促加剧；部分患者特别是重度患者或急性加重时可出现喘息。

5）其他：晚期患者有体重下降、食欲减退和营养不良等。

（2）体征：早期可无异常体征，视诊有桶状胸，部分患者呼吸变浅、频率增快等。触诊双侧语颤减弱。叩诊呈过清音，心浊音界缩小，肺下界和肝浊音界下降。听诊两肺呼吸音减弱、呼气期延长，部分患者可闻及湿啰音和（或）干啰音。

4.健康管理

（1）一般保健：保持室内空气清新，定时开窗通风，外出时戴口罩。戒烟，避免刺激性气体及有害气体吸入。防寒保暖，预防上呼吸道感染。

（2）饮食指导：平衡膳食，均衡营养。进行清淡易消化、低盐、高维生素饮食，适当控制碳水化合物的摄入。以增强体质，提高机体免疫力。如心功能良好，应鼓励多饮水帮助稀释痰液。

（3）咳痰指导：学会正确有效的咳痰方法，嘱患者取舒适体位，先行 5～6 次深而慢的腹式呼吸，于深吸气末屏气 2～3 秒，随即连续咳嗽 2～3 次，再用力咳嗽将痰排出。

（4）药物指导：告知患者所用药物的名称、用法、用量及注意事项，了解药物的主要不良反应及应对措施，指导患者掌握正确的用药技术，遵医嘱使用 β_2 受体激动剂和（或）糖皮质激素吸入剂。

（5）运动指导：每日有计划地进行锻炼，如散步、慢跑、打太极拳、练气功等，以不感到疲劳为宜。避免过劳而引起呼吸困难。

（6）肺康复指导：教育患者坚持正确有效的缩唇呼气、腹式呼吸训练，缩唇呼吸可提高支气管内压，防止呼气时小气道过早陷闭，以利肺泡气排出，改善肺通气。腹式缩唇呼吸锻炼方法是：用鼻吸气，吸气时将腹部向外凸起；用口呼气，呼气时口唇缩成鱼嘴状，呼气时腹肌收缩、腹部下陷，呼尽气体。吸呼比例为 1：（2～3），放松、平静、缓慢均匀呼吸，约 10 次/分，每日 3～4 次，每次重复 8～10 次。

（7）长期家庭氧疗：COPD 伴有慢性呼吸衰竭的患者可使用长期家庭氧疗。一般用鼻塞给氧，氧流量 1～2 L/min，吸氧持续时间＞15 h/d。应告知患者及家属吸氧目的及注意事项，注意用氧安全，供氧装置周围严禁烟火，氧疗装置应定期更换、清洁、消毒。

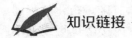
知识链接

COPD 与吸烟指数相关性研究现状

　　COPD 最重要的环境发病因素是吸烟。肺功能异常率,吸烟者高于非吸烟者,FEV1 下降率更快于非吸烟者。死于 COPD 的人数,多于非吸烟者。研究表明,烟雾中的尼古丁、焦油等有害成分可直接作用于呼吸道,损害气道、肺泡细胞的上皮细胞,导致上皮细胞鳞状上皮化生,减弱肺泡吞噬细胞的吞噬功能,引起支气管痉挛,进而增加气道阻力,导致 COPD 发生。研究认为 COPD 的发生与吸烟指数呈正相关,吸烟量越大,烟龄越长,肺组织损害越严重。

　　戒烟是目前已知的降低 COPD 的发生、阻止疾病进展的最有效方法。COPD 患者应该积极、尽早戒烟,有利于延缓疾病发展,提高生存质量、延长生存期。

二、肺癌

　　肺癌(lung cancer)是指源于支气管黏膜上皮或肺泡上皮的恶性肿瘤,也称支气管肺癌(bronchopulmonary carcinoma)。

　　1.流行病学　　肺癌是常见的肺部恶性肿瘤,发病率和病死率近年来迅速上升。根据 WHO 公布资料显示,2020 年新发肺癌病例 220 万,仅次于乳腺癌,居全球第二;死亡人数 180 万,仍居全球癌症首位。肺癌发病年龄大多在 40 岁以上,以男性多见,但女性的发病率逐年增加更明显。

　　2.发病因素　　肺癌的病因与发病机制尚不明确,但与吸烟、职业致癌因子、空气污染、电离辐射、饮食、遗传和基因改变、肺部疾病等有关。

　　(1)吸烟:吸烟是肺癌发生率和病死率进行性增加的首要原因,与所有病理类型肺癌的危险性相关。烟草烟雾中至少包含 69 种已知的致癌物质,约85%的肺癌患者有吸烟史。与不吸烟者相比,吸烟者发生肺癌的危险性平均高 10 倍,重度吸烟者可高 10～25 倍。开始吸烟年龄越小、吸烟时间越长、吸烟量越大,肺癌的发病率及病死率越高。戒烟后肺癌发生的危险性逐渐降低,研究表明,戒烟 2～15 年肺癌发生的危险性进行性减少,此后的发病率相当于终身不吸烟者。环境烟草烟雾(environmental tobacco smoke,ETS)或称二手烟或被动吸烟也是肺癌的病因之一,非吸烟者与吸烟者共同生活多年后其患肺癌的风险增加 20%～30%,且患肺癌的危险性随配偶吸烟量的增多而增加。

　　(2)职业致癌因子:已被确认的致癌物质包括石棉、砷、铬、镍、双氯甲基乙醚、芥子气、多环芳香烃类,及铀、镭等放射物质衰变时产生的氡和氡气,微波辐射和电离辐射等。这些因素可使肺癌发生的危险性增加 3～30 倍,吸烟可明显加重这些危险。肺癌的形成是一个长期的过程,潜伏期可达 20 年或更久,因此患者可能在停止接触致癌物质很长时间后才发生肺癌。

　　(3)空气污染:大气污染包括室外大环境污染和室内小环境污染。城市中的汽车尾气、工业废气等均含有如苯并芘、氧化亚砷、放射性物质、镍、铬化合物、NO、SO_2,及不燃的脂肪族碳氢化合物等致癌物质。研究表明,城市居民的肺癌发生率高于乡村,且随城市化的程度而升高。室内被动吸烟、燃料燃烧和烹饪过程中均能产生致癌物质。室内接触煤烟或其不完全燃烧物是肺癌的危险因素,特别对女性腺癌的影响较大。

(4)电离辐射:大剂量电离辐射可引起肺癌,不同射线产生的效应不同。电离辐射包括来自体外或因吸入放射性气体和粉尘引起的体内照射。

(5)饮食:有研究表明,成年期蔬菜、水果的摄入量低及血清中 β 胡萝卜素水平低的人群,肺癌发生的风险增加。

(6)遗传和基因改变:遗传因素与肺癌的相关性受到重视,肺癌的许多特征提示其发生可能存在家族相关性。肺癌可能是外因通过内因而发病的,外因可诱发细胞的恶性转化和不可逆基因改变,包括原癌基因的恶化、抑癌基因的失活、自反馈分泌环的活化及细胞凋亡的抑制。肺癌的发生涉及一系列的基因改变,多种基因变化的累积才会导致细胞生长和分化的失控而发生癌症。

(7)其他结核病:被美国癌症协会列为肺癌的发病因素之一,结核病患者患肺癌的危险性是正常人群的 10 倍。此外,一些慢性肺部疾病如慢性阻塞性肺疾病、特发性肺纤维化、尘肺、病毒和真菌(黄曲霉毒素)感染等,与肺癌的发生可能也有一定关系。

3. 临床表现　常见症状可分为由原发肿瘤引起的症状,包括:①咳嗽。②血痰或咯血。③气短或喘鸣。④发热。⑤消瘦。另外还可能有肿瘤局部扩展引起的症状和体征,包括:①胸痛。②声音嘶哑。③吞咽困难。④胸腔积液。⑤上腔静脉阻塞综合征。⑥心包积液。⑦Horner 综合征,表现为上睑下垂、瞳孔缩小、眼球内陷、同侧额部与胸壁少汗或无汗。⑧同时肿瘤可以转移至中枢神经系统、骨骼、腹部等部位引起相应临床表现。⑨在肺癌发现的前、后也会出现肺癌非转移性胸外表现,出现内分泌综合征、骨骼-结缔组织综合征。

4. 健康管理

(1)做好预防工作

1)避免接触与肺癌发病有关的因素,加强职业接触中的劳动保护,减少大气污染,不吸烟和尽早戒烟,及时补充维生素 E 和 β 胡萝卜素。

2)定期复查和治疗相关疾病。尤其对高风险人群必须进行定期普查,以做到早期发现、早期诊断、早期治疗。及时治疗肿瘤相关疾病,如慢性支气管炎、反复发作性肺炎、肺结核等。

3)保持乐观豁达、积极向上的情绪。一旦发现问题,予以重视,但应避免过于焦虑、忧郁。

(2)明确诊断患者的健康管理

1)心理护理:根据患者的需要程度和接受能力提供信息,尽可能采用非专业性语言,帮助患者分析治疗中的有利条件和进步,使患者看到希望,增强其对治疗的信心。

2)休息与活动:给患者提供一个安静的环境,给予舒适的体位,保证患者得到足够的休息,根据体力情况适当活动,并以不感到疲倦为宜。

3)营养支持:肿瘤对机体往往造成很大的消耗,为了保证患者体力和营养的需要,应给予足量的蛋白质、碳水化合物、维生素和热量的摄入。做到少食多餐,不吃过冷、过热、过硬的食物,忌暴饮暴食。鼓励患者多吃新鲜蔬菜、水果等。对于不能进食或禁食的患者应从静脉补给足够能量、氨基酸、电解质和维生素,必要时可实施全胃肠外营养。对化疗的患者应适当减少脂肪、蛋白质含量高的食物，多食绿色蔬菜和水果，以利于消化和吸收。

4）观察病情：观察患者的一般情况，如休息、睡眠、饮食、服药、心理情况，注意有无并发症的发生。观察放疗、化疗的副作用。观察患者疼痛的部位、性质及持续时间。帮助其分散注意力，如听音乐、看书报等。对于晚期患者应遵医嘱给予止痛剂，如哌替啶等。剧烈疼痛时应及时报告医生，给予相应处理。

5）配合治疗的相关护理：对手术患者应做好相应的围手术期护理工作。针对放、化疗的患者，治疗前后应做好相关检查，如血常规、肝肾功能、心电图等，监测有无感染征象。加强口腔及皮肤护理，严格无菌技术操作，协助患者做好生活护理。注意观察胃肠道反应，给予预防胃肠道反应的药物应用。做好化疗药物渗漏性损伤的防护。

（3）手术后患者的健康管理：早期下床活动，预防肺不张，改善呼吸循环功能，增进食欲，振奋精神。麻醉清醒后，患者可在床上活动，如四肢主动活动、抬臀及间歇翻身等。如生命体征平稳，鼓励及协助患者床上坐起，坐在床边双腿下垂或床旁站立移步；如患者无不适，可扶持患者围绕病床在室内行走 3～5 分钟，以后根据患者情况逐渐增加活动量。活动期间应妥善安置引流管，严密观察患者病情变化，出现头晕、气促、心动过速、心悸和出汗等症状时，立即停止活动；手臂和肩关节的运动可预防术侧胸壁肌肉粘连、肩关节僵直及失用性萎缩。患者清醒后，可协助其进行术侧肩关节及手臂的抬举运动，并指导其逐步开始做肩、臂的主动运动，如术侧手臂上举、爬墙及肩关节旋前旋后运动，使肩关节活动范围逐渐恢复至术前水平，防止肩下垂。全肺切除术后者，鼓励取直立的功能位，以恢复正常姿势，防止脊椎侧弯畸形；患者出院后半年不宜从事重体力活动。但出院回家后数周内，应坚持进行腹式深呼吸和有效咳嗽，以促进肺膨胀；进行抬肩、抬臂、手搭对侧肩部、举手过头或拉床带活动，以预防术侧肩关节僵直。保持良好的口腔卫生，如有口腔疾病应及时治疗。注意环境空气新鲜，避免出入公共场所或与上呼吸道感染者接触。避免居住或工作于布满灰尘、烟雾及化学刺激物品的环境。

三、冠心病

冠状动脉粥样硬化性心脏病是冠状动脉血管发生动脉粥样硬化病变而引起血管腔狭窄或阻塞和（或）因冠状动脉功能性改变（痉挛）造成心肌缺血、缺氧或坏死而导致的心脏病，简称为冠心病，亦称为缺血性心脏病。

1.流行病学　结合《中国卫生和计划生育统计年鉴》和《中国心血管病报告》，我国冠心病病死率呈上升态势，农村比城市上升更明显，城乡病死率随年龄增长而升高，但年龄标化病死率仍呈明显上升；其中心肌梗死病死率呈明显上升态势，病死率直接与发病率和救治条件有关，由于近年来农村生活方式改变，但疾病预防观念不足，加之农村救治水平低，因此农村冠心病病死率上升尤为明显，已超过城市。

2.病因　冠心病的病因虽然尚未完全确定，但目前认为该病是多个因素作用所致，即多种危险作用于不同环节所致，主要包括以下几个方面。①血脂异常：脂质代谢异常是动脉粥样硬化最重要的危险因素，亦是白色斑块形成的物质基础。②高血压：收缩压与舒张压增高均与冠心病的发生密切相关。③吸烟：会增加患者心血管疾病病死率，且与每日吸烟的支数成正比。女性吸烟患者更易患本病。戒烟能降低心血管事件的风险。④糖尿病和糖耐量异常。⑤年龄与性别：本病男性多于女性，多数在 40 岁以上发病，女性在更年期以后发病率有所增加。⑥次要的危险因子：包括肥胖、缺少体力活动、西方饮食习惯、遗传因素、A 型性格人群，以及近年提出的代谢综合征都是本病重要的危险因素。

3.临床分型 根据发病特点和治疗原则不同分为两大类：慢性冠脉病（chronic coronary artery disease，CAD，也称慢性心肌缺血综合征）与急性冠状动脉综合征（acute coronary syndrome，ACS）。前者包括稳定型心绞痛、缺血性心肌病和隐匿性心肌病等；后者包括不稳定型心绞痛、非 ST 段抬高型心肌梗死和 ST 段抬高型心肌梗死，也有将冠心病猝死包括在内。下面着重介绍心绞痛、心肌梗死这两种类型。

（1）心绞痛：分为稳定型心绞痛与不稳定型心绞痛。

1）稳定型心绞痛：以发作性胸痛为主要临床表现。①部位：主要在胸骨体上段或中段之后，可波及心前区，有手掌大小范围，甚至横贯前胸，界限不清，常放射至左肩、左臂内侧达无名指和小指，或至颈、咽或下颌部。②性质：胸痛常为压迫、发闷或紧缩性，也可有烧灼感，但不尖锐，不像针刺或刀扎样痛，偶伴濒死的恐惧感，发作时，患者往往不自觉地停止原来的活动，直至症状缓解。③诱因：发作常由体力劳动或情绪激动（如愤怒、焦急、过度兴奋等）所激发，饱食、寒冷、吸烟、心动过速、休克等也可诱发，疼痛发生于劳力或激动的当时，而不是在一天劳累之后。④持续时间：疼痛出现后常逐步加重，然后在 3～5 分钟内逐渐消失，一般在停止原来诱发症状的活动后即可缓解，舌下含服硝酸甘油也能在几分钟内使之缓解，可数天或数星期发作一次，也可一日内发作多次。

2）不稳定型心绞痛：目前临床上将除去上述典型的稳定型劳力性心绞痛以外的缺血性胸痛统称为不稳定型心绞痛。不稳定型心绞痛的胸痛部位、性质与稳定型心绞痛相类似，但疼痛更为剧烈，持续时间往往达 30 分钟以上，偶尔在睡眠中发作。卧床休息和含服硝酸酯类药物仅出现短暂或不完全性胸痛缓解。

（2）急性心肌梗死：约半数以上的急性心肌梗死患者，在起病前数日有前驱症状，如乏力、胸部不适、活动时心悸、气急、烦躁，最常见的是原有的心绞痛加重，发作时间延长，或对硝酸甘油效果变差；或继往无心绞痛者，突然出现长时间心绞痛。

典型的心肌梗死症状包括以下几个方面。①疼痛：是最早最突出的症状。疼痛性质、部位都类似于心绞痛，但程度更加强烈，多伴有濒死感；与心绞痛相比，常诱因不明显、持续时间长、休息和含服硝酸甘油多不能缓解。②全身症状：难以形容的不适、发热和心动过速，可能与坏死物质吸收有关。③胃肠道症状：表现恶心、呕吐、腹胀等，与迷走神经受坏死心肌刺激和心排血量降低、组织灌注不足有关。④心律失常：见于大多数患者，发生在起病的 1～2 日内，以 24 小时内多见，室颤是急性心肌梗死早期，特别是入院前的主要死因。⑤低血压和休克：大面积心肌梗死时，心排血量急剧减少，可引起心源性休克，收缩压 <80 mmHg，面色苍白，皮肤湿冷，烦躁不安或神志淡漠，心率增快，尿量减少。⑥心力衰竭：急性左心衰竭可在起病的最初几小时内发生，也可在发病数日后发生，表现为呼吸困难、咳嗽、发绀、烦躁等症状。

4.健康管理 不同类型冠心病患者的治疗以及预后有所不同，但在健康指导上有很多共性，具体有以下几个方面。

（1）调整饮食与生活方式：依据冠心病的危险因素调整饮食，如少盐饮食、降低胆固醇、戒烟限酒，以及多食鱼和新鲜蔬菜、水果等。

（2）规范治疗相关疾病：高血压、糖尿病以及高脂血症等都与冠心病的发生息息相关，要遵医嘱配合治疗,降低冠心病发生的概率。遵医嘱按时正确服药,了解药物的常见不良反应。注意定期返院复查。

(3)心理指导:冠心病以及相关疾病往往需要终身治疗,且病情急性发作时患者有濒死恐惧感,应指导患者了解疾病加重的常见症状,及时自救和呼救。教会冠心病患者自我急救和防护措施,如发生心肌梗死时,含服硝酸甘油和口服阿司匹林等。给冠心病患者随身携带硝酸甘油药片及小卡片(注明紧急联络人姓名、电话,患者的疾病),胸闷、胸痛时立即舌下含服药片,当服药无效或发病时勿惊慌,应安静休息,争取时间送医院救治。

(4)适当运动:合理的运动可让患者身心舒畅,预防冠心病的发生;发病后的康复运动可以帮助患者提高心理健康水平和生活质量、延长存活时间。运动时建议强度适中,循序渐进,持之以恒,注意运动安全,糖尿病患者运动时提防低血糖。

四、肝硬化

肝硬化(liver cirrhosis)是一种由不同病因引起的慢性进行性弥漫性肝病。病理特点为广泛的肝细胞变性坏死,再生结节形成、纤维组织增生,正常肝小叶结构破坏和假小叶形成。临床代偿期症状不明显,失代偿期主要表现为肝功能损害和门静脉高压,可有多系统受累,晚期常出现消化道出血、感染、肝性脑病等严重并发症。

1. 流行病学 1990—2016 年,我国肝硬化和慢性肝病患病人数从近七百万人(6 833 300)升高到近一千二百万(11 869 600),全年龄组患病率升高了 44%(由 601.5/10 万升高到868.3/10 万),而年龄标准化患病率下降了 5.8%(由 744.6/10 万下降到 701.7/10 万);全年龄组病死率下降了 17.6%(由 14.2/10 万下降到 11.7/10 万),而年龄标准化病死率下降了 51.2%(由 20.7/10 万下降到 10.1/10 万);男性的患病率、病死率及标准化患病率、病死率均高于女性。

2. 发病因素

(1)病毒性肝炎:在我国最常见,占 60%～80%,主要为乙型肝炎病毒感染,经过慢性肝炎阶段发展为肝硬化,或是急性或亚急性肝炎有大量肝细胞坏死和肝纤维化时直接演变为肝硬化,故从病毒性肝炎发展到肝硬化短至数月,长达数十年,乙型和丙型或丁型肝炎病毒的重叠感染可加速病情进展;甲型和戊型病毒性肝炎不发展为肝硬化。

(2)酒精:慢性酒精中毒引起的肝硬化在我国占 15%,女性较男性更易发生酒精性肝病。长期大量饮酒,乙醇及其中间代谢产物(乙醛)直接引起中毒性肝损伤,初期肝细胞脂肪变性,进而可发展为酒精性肝炎、肝纤维化,最终导致酒精性肝硬化。酗酒所致的长期营养失调又对肝脏有一定损害作用。

(3)营养障碍:长期食物中营养摄入不足或不均衡、慢性疾病导致消化吸收不良、肥胖或糖尿病等致非酒精性脂肪性肝炎,都可发展为肝硬化。

(4)药物或化学毒物:长期服用双醋酚丁、甲基多巴、异烟肼等药物,或长期接触四氯化碳、磷、砷等化学毒物,可引起中毒性肝炎,最终演变为肝硬化。

(5)胆汁淤积:持续存在肝外胆管阻塞或肝内胆汁淤积时,高浓度的胆酸和胆红素的毒性作用可损伤肝细胞,导致胆汁性肝硬化。

(6)遗传和代谢性疾病:由于遗传性或代谢性疾病,导致某些物质或其代谢产物沉积于肝,造成肝损害,并逐渐发展为肝硬化,如肝豆状核变性、血色病、半乳糖血症和 α_1 抗胰蛋白酶缺乏症等。

(7)循环障碍：慢性充血性心力衰竭、缩窄性心包炎、肝静脉阻塞综合征或肝小静脉闭塞病等致肝脏长期淤血，肝细胞缺氧，坏死和纤维组织增生，最后发展为肝硬化。

(8)免疫疾病：自身免疫性慢性肝炎和累及肝脏的免疫性疾病可进展为肝硬化。

(9)寄生虫感染：反复或长期感染血吸虫病者，虫卵及其毒性产物在肝脏汇管区沉积，刺激纤维组织增生，导致肝纤维化和门静脉高压，称为血吸虫病性肝纤维化。华支睾吸虫寄生于肝内外胆管内，引起胆道梗阻及炎症(肝吸虫病)，可进展为肝硬化。

(10)隐源性肝硬化：发病原因暂时不能确定的肝硬化(占5%～10%)。

3.临床表现 肝硬化的病程发展通常比较缓慢，可隐伏3～5年或更长时间。临床上根据是否出现腹水(ascites)、上消化道出血或肝性脑病等并发症分为代偿期肝硬化和失代偿期肝硬化。

(1)代偿期肝硬化：早期无症状或症状轻，以乏力、食欲缺乏、低热为主要表现，可伴有腹胀恶心、厌油腻、上腹隐痛及腹泻等。症状多呈间歇性，常因劳累或伴发其他病而出现，经休息或治疗可缓解。患者营养状态一般或消瘦，肝轻度大，质地偏硬，可有轻度压痛，脾轻至中度大。肝功能多在正常范围或轻度异常。

(2)失代偿期肝硬化：主要为肝功能减退和门静脉高压(portal hypertension)所致的全身多系统症状和体征。

1)肝功能减退的临床表现，主要包括以下几个方面。①全身症状和体征：一般状况较差，疲倦、乏力、精神不振；营养状态较差，消瘦、面色灰暗黝黑(肝病面容)、皮肤巩膜黄染、皮肤干枯粗糙、水肿、舌炎、口角炎等。部分患者有不规则发热，常与肝脏对致热因子等灭活降低或继发感染有关。②消化系统症状：食欲减退为最常见症状，进食后上腹饱胀，有时伴恶心、呕吐，稍进油腻食物易引起腹泻。上述症状的出现与胃肠道淤血水肿、消化吸收功能紊乱和肠道菌群失调等因素有关。常见腹胀不适，可能与低钾血症、胃肠积气、肝脾肿大和腹水有关。可有腹痛、肝区隐痛，常与肝大累及包膜有关，脾大、脾周围炎可引起左上腹疼痛。肝细胞有进行性或广泛性坏死时可出现黄疸，是肝功能严重减退的表现。③出血和贫血：由于肝合成凝血因子减少、脾功能亢进(hypersplenism)和毛细血管脆性增加，导致凝血功能障碍，常出现鼻出血、牙龈出血、皮肤紫癜和胃肠出血等，女性常有月经过多。由于营养不良(缺乏铁、叶酸和维生素B_{12}等)、肠道吸收障碍、脂肪代谢紊乱、胃肠道失血和脾功能亢进等因素，患者可有不同程度的贫血。④内分泌失调：雌激素增多及雄激素减少，男性患者常有性功能减退、不育、男性乳房发育(gynaecomastia)、毛发脱落等，女性患者可有月经失调、闭经、不孕等。部分患者出现蜘蛛痣(spider nevi)，主要分布在面颈部、上胸、肩背和上肢等上腔静脉引流区域；手掌大小鱼际和指腹部位皮肤发红称为肝掌(palmar erythema)。肾上腺皮质功能减退，表现为面部和其他暴露部位皮肤色素沉着。同时抗利尿激素分泌增多，促进患者腹水和下肢水肿。

2)门静脉高压的临床表现：肝硬化时，门静脉血流量增多且门静脉阻力升高，导致门静脉压力增高。门静脉正常压力为13～24 cmH$_2$O，门静脉高压症时，压力大都增至30～50 cmH$_2$O。门静脉高压症的三大临床表现是脾大、侧支循环的建立和开放、腹水。

3)肝脏情况：早期肝脏增大，表面尚平滑，质中等硬；晚期肝脏缩小，表面可呈结节状，质地坚硬；一般无压痛，但在肝细胞进行性坏死或并发肝炎和肝周围炎时可有压痛与叩击痛。

（3）并发症

1）上消化道出血：由于食管下段或胃底静脉曲张破裂出血所致，为本病最常见的并发症。常在恶心、呕吐、咳嗽、负重等使腹内压突然升高，或因粗糙食物机械损伤、胃酸反流腐蚀损伤时引起突然大量的呕血和黑便，可导致出血性休克或诱发肝性脑病，急性出血病死率平均为32%。应注意的是，部分肝硬化患者上消化道出血的原因系并发急性糜烂出血性胃炎、消化性溃疡或门静脉高压性胃病。

2）感染：由于患者抵抗力低下、门腔静脉侧支循环开放等因素，增加了病原体的入侵繁殖机会，易并发感染，如自发性细菌性腹膜炎、肺炎、胆道感染、尿路感染、革兰阴性杆菌败血症等。自发性细菌性腹膜炎是腹腔内无脏器穿孔的腹膜急性细菌性感染。其主要原因是肝硬化时单核-吞噬细胞的噬菌作用减弱，肠道内细菌异常繁殖并经由肠壁进入腹膜腔，带菌的淋巴液深入腹腔以及腹水抗菌能力下降引起感染，致病菌多为革兰阴性杆菌。患者可出现发热、腹痛、腹胀、腹膜刺激征、腹水迅速增长或持续不减，少数病例发生低血压或中毒性休克、难治性腹水或进行性肝衰竭。

3）肝性脑病：是晚期肝硬化的最严重并发症，也是肝硬化患者最常见死亡原因。

4）原发性肝癌：肝硬化患者短期内出现病情迅速恶化、肝脏进行性增大、原因不明的持续性肝区疼痛或发热、腹水增多且为血性等，应考虑并发原发性肝癌。

5）肝肾综合征（hepatorenal syndrome，HRS）：患者肾脏无明显器质性损害，又称功能性肾衰竭。是肝硬化终末期最常见的严重并发症之一。主要由于有效循环血容量减少、肾血管收缩和肾内血液重新分布，导致肾皮质缺血和肾小球滤过率下降，髓质血流量增加、髓袢重吸收增加引起。常在难治性腹水、进食减少、呕吐、腹泻、利尿药应用不当、自发性细菌性腹膜炎及肝衰竭时诱发，表现为少尿或无尿、氮质血症、稀释性低钠血症和低尿钠。

6）电解质和酸碱平衡紊乱：患者出现腹水和其他并发症后电解质紊乱趋于明显，常见的如：①低钠血症：长期低钠饮食致原发性低钠，长期利尿和大量放腹水等致钠丢失，抗利尿激素增多使水潴留超过钠潴留而致稀释性低钠。②低钾低氯血症与代谢性碱中毒：进食少、呕吐、腹泻、长期应用利尿药或高渗葡萄糖液、继发性醛固酮增多等可引起低钾低氯，而低钾低氯血症可致代谢性碱中毒，诱发肝性脑病。

7）肝肺综合征（hepatopulmonary syndrome，HPS）：其定义为严重肝病伴肺血管扩张和低氧血症，晚期肝病患者中发生率为13%～47%。肝硬化时内源性扩血管物质如一氧化氮、胰高血糖素增加，使肺内毛细血管扩张、肺间质水肿、肺动静脉分流，以及胸腹水压迫引起通气障碍，造成通气/血流比例失调和气体弥散功能下降。临床表现为顽固性低氧血症和呼吸困难。吸氧只能暂时缓解症状，但不能逆转病程。

8）门静脉血栓形成：与门静脉梗阻时门静脉内血流缓慢等因素有关，如血栓局限可无临床症状，如发生门静脉血栓急性完全性梗阻，表现为腹胀、剧烈腹痛、呕血、便血、休克，脾脏迅速增大、腹水加速形成，且常诱发肝性脑病。

4. 健康管理

（1）疾病知识指导：肝硬化为慢性过程，患者和家属应掌握本病的有关知识和自我护理方法，并发症的预防及早期发现，分析和消除不利于个人和家庭应对的各种因素，把治疗计划落实到日常生活中。①心理调适：患者应注意情绪的调节和稳定，在安排好治疗、身体调理的同时,勿过多忧虑病情,树立治病信心,保持愉快心情。②饮食调理:切实遵循饮食治疗原则和计划;禁酒。③预防感染:注意保暖和个人卫生。

(2)活动与休息指导:肝硬化代偿期患者如无明显的精神体力减退,可适当参加工作,避免过度疲劳;失代偿期患者以卧床休息为主,但过多的躺卧易引起消化不良、情绪不佳,故应视病情适量活动,活动量以不加重疲劳感和其他症状为度。患者的精神、体力状况随病情进展而减退,疲倦乏力,精神不振逐渐加重,严重时衰弱而卧床不起。患者睡眠应充足,生活起居有规律。

(3)皮肤护理指导:患者因皮肤干燥、水肿、黄疸时出现皮肤瘙痒,以及长期卧床等因素,易发生皮肤破损和继发感染。沐浴时应注意避免水温过高或使用有刺激性的皂类和沐浴液,沐浴后可使用性质柔和的润肤品;皮肤瘙痒者给予止痒处理,勿用手抓搔,以免皮肤破损。

(4)用药指导与病情监测:按医生处方用药,加用药物需征得医生同意,以免服药不当而加重肝脏负担和肝功能损害。学会观察药物疗效和不良反应。例如服用利尿药者,应记录尿量,如出现软弱无力、心悸等症状时,提示低钠、低钾血症,应及时就医。定期门诊随访。

(5)照顾者指导:家属理解和关心患者,给予精神支持和生活照顾。细心观察、及早识别病情变化,例如当患者出现性格行为改变等可能为肝性脑病的前驱症状时,或消化道出血等其他并发症时,应及时就诊。

五、慢性肾功能衰竭

慢性肾功能衰竭(chronic renal failure,CRF)是各种慢性肾脏疾病持续发展的共同转归,是以代谢产物潴留,水、电解质紊乱和酸碱平衡失调以及出现全身各系统受累症状为主要特征的临床综合征。具有进行性和不可逆性的特点。

1. 流行病学 2017年全球慢性肾脏疾病患者人数达6.975亿,其中中国患病人数达1.323亿,印度达1.151亿。慢性肾脏疾病患者数预计占世界人口的9.1%;以慢性肾脏疾病的分期来看,1~2期占世界人口的5.0%,3期占3.9%,4期占0.16%,5期占0.07%,透析患者占0.042%,肾移植患者占0.011%。女性患病率约是男性的1.29倍(9.5% vs. 7.3%),而男性的透析和肾移植的发生率是女性的1.47倍。研究预计,到2040年,因慢性肾脏病而死亡的人数可能增至220万。

2. 病因 慢性肾衰竭常见病因有原发性和继发性肾小球肾炎、糖尿病肾病、高血压肾小动脉硬化、肾小管间质性疾病、肾血管疾病、遗传性肾病等。西方发达国家糖尿病肾病、高血压肾小动脉硬化为慢性肾衰竭的两大主要病因。我国常见的病因依次为原发性肾小球肾炎、糖尿病肾病、高血压肾小动脉硬化、狼疮性肾炎、梗阻性肾病、多囊肾等。慢性肾衰竭进展缓慢,但在一些诱因下短期内可急剧加重。引起慢性肾衰竭持续进展、恶化的危险因素主要有高血糖、高血压、蛋白尿、低白蛋白血症、吸烟等。

3. 肾功能分期 根据肾功能损害程度,本病通常分为4期。

(1)肾功能不全代偿期:又称为肾贮备功能减退期,肾小球滤过率50~80 mL/min,血肌酐133~177 μmol/L,临床无肾功能不全症状。

(2)肾功能不全失代偿期:又称为氮质血症期,肾小球滤过率20~50 mL/min,血肌酐186~442 μmol/L,临床出现轻度消化道症状和贫血等。

(3)肾功能衰竭期:又称为尿毒症期,肾小球滤过率10~20 mL/min,血肌酐451~

707 μmol/L，临床出现水、电解质紊乱和酸碱平衡失调以及明显的多系统受累症状。

（4）肾功能衰竭终末期：又称为尿毒症晚期，肾小球滤过率＜10 mL/min，血肌酐＞707 μmol/L，临床出现明显的贫血、恶心、呕吐等尿毒症症状和多系统受累症状以及严重的水、电解质代谢紊乱与酸碱平衡失调。终末期只有通过透析治疗才能维持生命，或通过肾移植获得新生。

4.临床表现　　在肾功能不全的早期，临床上仅有原发疾病的症状，后可累及全身各个脏器和组织，并出现相应症状。

（1）胃肠道表现：是尿毒症中最早和最常出现的症状。初期以厌食、腹部不适为主诉，以后出现恶心、呕吐、腹泻、舌炎、口有尿臭味和口腔黏膜溃烂，甚至有消化道大出血等。

（2）精神、神经系统表现：精神萎靡、疲乏、头晕、头痛、记忆力减退、失眠，可有四肢发麻、手足灼痛和皮肤瘙痒，甚至下肢痒痛难忍，须经常移动、不能休止等，晚期可出现嗜睡、烦躁、肌肉颤动甚至抽搐、惊厥、昏迷。

（3）心血管系统表现：常有血压升高，长期的高血压会使左心室肥厚扩大、心肌损害、心力衰竭，潴留的毒性物质会引起心肌损害，发生尿毒症性心包炎。

（4）血液系统表现：贫血是尿毒症患者必有的症状。除贫血外还容易出血，如皮下瘀斑、鼻衄、牙龈出血、黑便等。

（5）呼吸系统表现：酸中毒时呼吸深而长。代谢产物的潴留可引起尿毒症性支气管炎、肺炎、胸膜炎，并有相应的临床症状和体征。

（6）皮肤表现：皮肤失去光泽，瘙痒，干燥、脱屑。

（7）酸碱、水、电解质紊乱：代谢性酸中毒；脱水或水肿；低钠血症和钠潴留、低钙血症和高磷血症等。

（8）代谢紊乱：患者多有明显的低蛋白血症和消瘦，此外尿毒症患者常有高脂血症。

5.健康管理

（1）积极治疗原发病，防止发展为尿毒症。

（2）饮食采取"五低一高"，低盐、低钾、低磷、低脂肪、低蛋白质、高维生素。

（3）养成良好的生活习惯、保证充足的睡眠，提高机体免疫力。

（4）避免各种诱因，防止感染、劳累受凉、饮食无节制及各种肾损伤药物等。

（5）保持良好的心态，避免悲观抑郁焦虑等不良情绪，积极配合，坚持长期治疗。

（6）学会自我监测，定时监测肾功能的进展，及时了解病情的变化。

（7）适当运动，结合自身具体情况，取得医生认可，循序渐进。

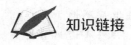 **知识链接**

肾功能不全代偿期的饮食管理

（1）低盐：适合于轻微浮肿、高血压，以及浮肿、高血压消退后的患者，每日盐摄入量在3～5 g，含盐高的食品有：味精、苏打饼干、咸菜、咸鸡蛋、咸鸭蛋、挂面、酱油、油条等。

（2）低钾：勿食含钾高的食品，如：所有食用菌菇类、土豆、山药、小白菜、红枣、香蕉、橘子、银耳、桃、杏等。

(3)低磷:少食含磷高的食品,如:海产品及海生植物,如:海带、紫菜,还有动物内脏、芝麻、茶叶、蜂蜜、蛋黄等。

(4)低蛋白质:每日蛋白质的总量应根据病情摄入0.6 g/kg或0.8 g/kg,其中优质蛋白质应占50%以上。

(5)低脂肪:炒菜时不要用动物油,用植物油,以玉米油为最佳。

(6)高维生素:可食用新鲜蔬菜及水果,如:梨、苹果、黄瓜、西红柿等。

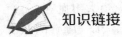 **知识链接**

麦淀粉饮食

大米、面粉等含植物蛋白质6.8%和9.9%,而麦淀粉含植物蛋白质0.3%～0.6%。在每日蛋白质限量范围内,用含植物蛋白质极低的麦淀粉或其他淀粉全部或部分代替大米、面粉等主食,以满足能量的需要,将节约下来的蛋白质用高生物价的蛋白质食物,如鸡蛋、牛乳、瘦肉等补充。食用麦淀粉饮食可使患者在保证限制蛋白总量的基础上摄入更多高生物价的动物蛋白质,减少低生物价的植物蛋白质,以提高膳食中必需氨基酸的供给量,降低非必需氨基酸的摄入量。其他淀粉可来源于玉米、土豆、红薯、山药、芋头、藕粉、荸荠粉等。

6.透析患者的健康管理　透析治疗是慢性肾功能衰竭患者可以长期依赖、维持生命的一种疗法,透析方式分为血液透析和腹膜透析。透析治疗可以清除患者体内的氮质及其他有害代谢产物,同时也有某些有益成分随之丢失。因此对透析患者的营养治疗要适当进行调整:保证能量的摄入充足,增加蛋白质的摄入量,根据尿液、血液、水肿和实验室检查结果调整矿物质、水的摄入量,注意补充维生素特别是水溶性维生素,可以口服维生素制剂和叶酸。其余可参照慢性肾功能衰竭的健康管理。下面重点介绍血液透析、腹膜透析的专科护理。

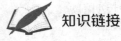 **知识链接**

透析患者蛋白质的需求

每周血透2～3次者,蛋白质摄入量以(1.0～1.5)g/(kg·d)为宜,最低应不低于1.0 g/(kg·d)。每周血透1次者,蛋白质摄入量不宜过多,可按0.6 g/(kg·d)供给;腹透患者蛋白质摄入量以(1.2～1.5)g/(kg·d)为宜。

优质蛋白质应占总蛋白质量的50%以上。食物宜选用蛋、奶、肉类等必需氨基酸含量高的动物性食物,不宜选用大豆外的其他豆类及其制品、坚果类等非必需氨基酸含量高的食物。为改善尿毒症晚期患者的营养不良,防止摄入不足,应根据患者的喜好选择食物,并鼓励多进食。

（1）血透患者动静脉内瘘的健康管理：动静脉内瘘是血透患者的生命线。瘘的狭窄、闭塞、感染都直接影响透析效果。要延长内瘘的使用功能，应遵守以下几点。

1）造瘘术后至拆线前不能沾水，不能压迫手术部位，不能穿袖口紧的内衣。拆线后造瘘处不要佩戴手表或首饰等物品，不要用有瘘的手臂测血压，进行抽血等操作。

2）为防止感染，保持动静脉瘘处的皮肤清洁，透析当天也不要洗澡。坚持每日湿热敷，避免烫伤，用具有消除瘢痕、促进愈合、软化血管的软膏涂抹。

3）为使内瘘血管充盈，应适当活动造瘘手臂，如前臂下垂，用手练习握力器或健身橡皮圈等。

4）血压过低及脱水过度都会引起血管闭塞，请特别注意。

5）每次透析完毕，为防止流血，用纱卷压迫穿刺部位，15～20分钟后拿掉，并注意局部有无渗血。

6）要养成早晚检查动静脉内瘘是否通畅的习惯。具体方法：将2～3根手指放在动静脉内瘘上面，感觉血管是否有颤动。如果变弱或消失，应立即通知医生。

（2）腹膜透析患者的健康管理

1）保持良好的个人卫生习惯，可每日进行一次淋浴，洗浴前做好导管出口处的保护，保持透析袋、透析管干燥。洗浴完毕，检查出口处，碘伏局部消毒1次，保持出口处清洁和干净。

2）保持腹透液温度在37℃左右，忌腹透液过冷或过热。家庭腹膜透析时可采用微波炉、恒温箱加热。采用微波炉加热时，可适当晃动透析液，使袋中透析液的温度保持均匀，忌透析液局部温度过高。

3）腹痛时可适当调整透析管的位置、透析液的温度、流速。腹胀者可能由于肠蠕动减少所致，可热敷或轻轻按摩腹部。

4）透析的房间保持通风洁净，操作时要加强无菌观念，做好保护性隔离，以防交叉感染。

5）做好监测，每日应测体重、脉搏，准确记录24小时出入量，观察透出液的超滤量、颜色和澄清度。关注排便情况，便秘、腹泻是诱发腹透感染的原因。

6）根据天气变化增减衣物，防止感冒，少去人多的公共场所活动，防止感染传染病。

7）患者在家腹膜透析时一定要和科室互留电话，以便经常保持联系，患者一旦发生紧急情况，能够及时得到治疗，不致延误病情。

六、肾移植术后

肾移植术通常包括自体移植和同种移植两种。自体肾移植是将肾脏切下后再植入同一体内，供者与受者为同一人。例如肾动脉起始部狭窄时，可将该肾自体移到髂窝。同种肾移植是同一种属的不同个体间的移植术。后者存在不同程度的免疫对抗，导致移植肾的排异反应。

1.适应证

（1）自体肾移植：适用于肾动脉起始部具有不可修复的病变者。在复杂肾内结石或畸形采用一般方法难以解决的时候，亦可行离体肾脏修复后，再移植至髂窝。

（2）同种肾移植：适用于每个患有不可恢复的肾脏疾病并有慢性肾衰竭的患者。常见的有肾小球肾炎、间质性肾炎、肾盂肾炎、肾血管硬化症和多囊肾。此外还有外伤所致双肾或孤立肾丧失者。

2. 禁忌证　与肾功能衰竭有关的疾病应列为肾移植术的禁忌证。当肾脏疾病是由全身疾患所引起的局部表现时，不能考虑肾移植，因为这一疾病将蔓延到移植的肾脏。如系统性淀粉样变性、结节性动脉周围炎和弥散性血管炎等。全身严重感染、肺结核、消化性溃疡和恶性肿瘤患者，也不能考虑肾移植，因为移植后应用免疫抑制剂和类固醇时，疾病将迅速恶化。

3. 术前准备

(1)支持性透析治疗，显著改善患者的全身情况，肾功能、水电解质平衡和酸碱平衡达到或接近正常水平，心脏情况良好。

(2)有较顽固的高血压或肾脏残留感染者，应在术前切除受者的双侧肾脏，以利术后控制血压或预防感染。等待1周左右，血压下降后才进行移植，以利移植肾的功能。

(3)清除与控制体内的各种感染病灶，如足癣、扁桃体炎和局部皮肤病等。

(4)一般手术前的各项血液生化和特殊检查。

4. 常见并发症

(1)排异反应：根据排异发生的时间、发病机制、病理及临床进展的不同，大致可分为4类：超急性排异反应(数分钟至48小时内)、加速性排异反应(术后3~5日)、急性排异反应(术后3~6个月内)及慢性排异反应(术后6个月以后)。

(2)感染：术后由于免疫抑制剂的应用，患者长期处于免疫抑制状态，使机体对外源性感染因素的抵抗力降低，机会性感染概率明显增加。肾移植术后的感染常见于呼吸系统、泌尿系统、口腔等，其中肺部感染占首位。

(3)心血管并发症：包括高血压、心力衰竭、高脂血症等，是导致死亡的主要原因之一。

(4)消化系统并发症：包括肝功能异常、上消化道出血及急性胰腺炎。

(5)内分泌和代谢异常：包括高钙血症、低磷血症、肾小管功能异常、糖尿病、高尿酸血症、骨病、性功能异常。

(6)血液系统并发症：红细胞增多症、血液流变学的变化(术后有不同程度全血黏度增高和血浆黏度增高)、骨髓抑制。

(7)肿瘤：发生率为2‰~25‰，肿瘤的来源有三种情况，来自供体、受者术前已存在的肿瘤复发、新发生的肿瘤。

(8)肾病的复发：有三种来源：①供肾早已存在的疾病，多为IgA肾病，此种情况较罕见。②与原发病不同的新发生的肾病，如感染后肾小球疾病、膜性肾病、局灶性节段性肾病等。③原发疾病复发，较常见。

5. 健康管理

(1)用药管理：终身服用免疫抑制药物，掌握服用药物的方法和剂量、注意事项及不良反应的观察。切勿擅自停药、改药。不可使用具有肾毒性的药物，如木通、雷公藤等。免疫增强剂不宜服用，补肾保健药不宜使用。

(2)保护移植肾：为免受外界的伤害，移植肾一般置于髂窝内，距体表较近，且无脂肪保护，故缺乏缓冲能力，在受外力挤压时极易挫伤。

(3)自我监测：注意尿量、尿色的观察。

(4)饮食管理：肾移植术后饮食原则应以优质蛋白质、高维生素、低糖、低脂肪为主，注意荤素搭配,多食新鲜蔬菜水果,注意卫生,少食冰箱内食物,防止胃肠道感染。忌用提高免疫功能的保健品及食物,如禁食人参、灵芝、蜂王浆、蜂蜜等;慎食白木耳、黑木耳、菌菇类、红枣等。葡萄汁和西柚汁可能会提高他克莫司的药物浓度,应避免食用。苹果汁可影响西罗莫司的药物浓度,如服用西罗莫司,苹果的食用也应谨慎。

（5）运动的管理

1）肾移植术后适合的运动类型:有伸展运动（体操、瑜伽等）、有氧运动（散步、慢跑、游泳、划船、跳舞）、力量锻炼（哑铃、臂力器及力量训练辅助器械）等。准备开始运动前应进行身体检查,可与医生共同探讨个性化运动方案。

2）肾移植术后的运动强度:每日运动时间控制在1小时左右,尤其是50岁以上的人群,运动强度不宜太大,过度运动对身体并没有什么好处。原则上要循序渐进,以运动后少量流汗、不感到疲劳为佳。

（6）加强预防感染:移植后患者免疫功能低下,有感染的危险。

1）预防感冒:注意保暖,冷暖交替时及时增减衣物,避免与感染者接触,外出时戴口罩,尽量不去人多的场所。

2）预防外伤:小伤口也需重视,及时处理,以免感染扩散。

3）养成良好的卫生习惯:不与他人合用生活用品,如牙刷、剃须刀等。

4）居住环境干净:不饲养家禽及宠物;房间早晚紫外线消毒,物品经常用消毒液擦拭;尽量少使用空调,若使用空调,过滤罩要每周清洗一次。

5）养成良好的生活习惯:禁烟禁酒,早睡早起,保证充足的睡眠。多卧床休息,增加肾血流量。睡觉时,注意衣裤要宽松。

（7）定期复诊随访

1）复诊时间:一般出院后2～4周,每周检查1～2次;术后2～3个月,每周检查1次;术后4～6个月,每隔2～3周检查1次;术后7～12个月,每月检查1次;术后2年以上,每季度检查1次;术后5年以上,每年检查1～2次,若病情有变化,随时就诊。

2）随访内容:一般检查项目包括血常规、尿常规、生化全套、血药浓度等。特殊检查项目包括移植肾B超和彩超、血管造影CT、磁共振、肾活检等,可根据病情需要进行选择。

（8）自我情绪管理:精神、心理因素影响治疗和康复效果,积极向上和乐观开朗的态度能使患者应激能力提高。紧张、焦虑会使交感神经兴奋,导致血压升高。在紧张、忧虑、愤怒等不良情绪的刺激下会引起类固醇激素升高,降低免疫因子吞噬异物的作用,使免疫力进一步下降,导致病菌和病毒扩散加速。

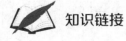 知识链接

肾移植术步骤

（1）供肾的摘出、修整。

（2）肾脏移植术:一般都采用将供肾移植于右髂窝的方法。这种方法的手术操作简单而直接,术后便于观察。

（3）受体肾窝和血管的准备:切开后显露髂血管。

（4）移植肾血液供应的重建：吻合动静脉，接通血流供应。

（5）恢复尿路的连续性：可分为输尿管植入膀胱或输尿管膀胱吻合术、输尿管端端吻合术。

七、糖尿病

糖尿病（diabetes mellitus，DM）是由遗传和环境因素相互作用而引起的一组代谢异常综合征。因胰岛素绝对或相对分泌不足以及靶组织细胞对胰岛素敏感性降低引起蛋白质、脂肪、水和电解质等代谢紊乱，临床以慢性高血糖为共同特征，随着病程进展可出现多系统损害，导致眼、肾、神经、心脏、血管等组织的慢性进行性病变，引起功能缺陷和衰竭。重症或应激时可发生酮症酸中毒、高渗性昏迷等急性代谢紊乱。

1. 流行病学　国际糖尿病联盟（IDF）数据显示，全球糖尿病患病人数在 2019 年已达 4.63 亿，预计到 2045 年将达 4.63 亿。近 30 年随着我国人口老龄化及生活方式的变化，肥胖率增加，我国糖尿病患病率也显著上升。2019 年我国糖尿病患者数量达 1.16 亿，居世界首位。

2. 分型　WHO 于 1999 年依据发病的原因，把糖尿病分为 4 类：

（1）1 型糖尿病：胰岛 B 细胞破坏导致胰岛素绝对缺乏，分为免疫介导性和特发性。

（2）2 型糖尿病：从以胰岛素抵抗为主伴胰岛素进行性分泌不足，到以胰岛素进行性分泌不足为主体胰岛素抵抗，占所有糖尿病患者的 90%～95%。2 型糖尿病比起自体免疫引起的 1 型糖尿病有更强的遗传倾向，常常可以见到家族聚集的情形。此外，这类患者大部分都有肥胖的问题，特别是堆积在腹部的脂肪。虽然这些患者可能需要胰岛素来控制血糖，但是大部分并不需要胰岛素来避免酮症酸中毒及维持生命。

（3）妊娠型糖尿病：是指在怀孕过程中发生的糖尿病，而非糖尿病妊娠。

（4）其他特殊类型糖尿病：是指病因已明确的糖尿病。占所有糖尿病患者的 1%～2%。

3. 发病因素

（1）1 型糖尿病：大多数 1 型糖尿病为自身免疫性疾病，遗传和环境因素共同参与发病过程。一些外界因素可作用于具有遗传易感性的个体，诱发糖尿病。常见的触发因素包括：

1）病毒感染：已知与 1 型糖尿病发病有关的病毒包括腮腺炎病毒、柯萨奇病毒、风疹病毒、心肌炎病毒和巨细胞病毒等。

2）化学和饮食因素：如链脲佐菌素、四氧嘧啶和灭鼠药比甲硝苯脲等。

（2）2 型糖尿病：也由遗传和环境因素共同作用而引发，常见环境因素包括不良生活方式、年龄增长、营养过剩、体力活动不足和化学毒物等。

4. 诊断要点　根据患者的临床症状，再结合相关辅助检查，即可确诊。

（1）临床症状：部分患者在发病时会出现三多（多吃、多喝、多尿）、一少（体重减轻）的典型症状。但是另外一部分的患者在发病时没有典型症状，有些患者偶尔会因为皮肤剧痒（腹股沟、妇女外阴瘙痒）、手脚麻木、阳痿、伤口愈合不良等原因，经由验血求证，而获诊断。还有一些人是在做其他例行检查时意外发现的。

（2）辅助检查：包括尿糖测定和血糖测定。目前诊断糖尿病，主要依据血糖值的高低来判断。根据 1997 年美国糖尿病协会制订的标准,如果符合以下任何一个条件,即可诊断为糖尿病:①出现糖尿病症状(三多一少),加上随机血糖值(无论空腹与否)≥11.1 mmol/L。②空腹 8 小时静脉血糖值≥7.0 mmol/L。③75 g 口服葡萄糖耐量试验,服用糖水后 2 小时的血糖值≥11.1 mmol/L。

注:空腹的定义是至少 8 小时没有热量的摄入,症状不明显者,诊断糖尿病需另一天再次证实。

5. **健康管理** 糖尿病是终身性慢性疾病,倘若不注意控制饮食,不合理使用药物,势必会使病情加重,甚至发生各种并发症,危及生命,因此患了糖尿病后应注意以下几点。

(1)控制饮食:糖尿病患者要学会一日三餐热量分配定时定量、有规律,合理分配三大营养素(其中碳水化合物 50%～60%,蛋白质 15%～20%,脂肪 25%～30%);保持营养均衡,增加纤维素饮食(如蔬菜等);不宜吃使血糖迅速升高的食品,如冰激凌、糖果、果酱、蜂蜜、糕点等;不宜吃高脂肪、高胆固醇食物,如动物内脏、蛋黄等;不宜喝酒、抽烟。

(2)劳逸结合:糖尿病患者不宜过度劳累,但适量的运动是有益的。可根据自己的年龄、身体状况、病情程度,在医师的指导下选择散步、慢跑、游泳、骑自行车、健身操、上下楼梯、跳舞等运动。

(3)坚持监测和治疗:糖尿病患者应学会自我监测血糖和尿糖,从而摸索出影响病情的有利和不利因素,掌握自己的病情特点。还应定期找糖尿病专科医师就诊,在医师指导下坚持用药。

(4)预防并发症:由于糖尿病会造成全身组织、血管、神经系统的病变和损伤,所以要定期检查眼、肾、心血管和神经系统,对并发症早预防、早诊断、早治疗。另外,年纪较大的糖尿病患者还要预防糖尿病足,即脚部溃疡和坏疽。因此,平时应注意足部的卫生,鞋袜应干净、透气性好、松软舒适,对鸡眼、胼胝、脚部真菌感染应及时治疗。防止因洗脚水、热水袋、电热毯、理疗等原因烫伤脚部,修剪趾甲要谨慎,勿误伤皮肤以免感染。注意适当运动,改善足部血液循环。

八、卒中

卒中,俗称脑中风,又叫脑血管意外,是指原来患有脑血管疾病的人,因各种诱发因素引起脑内动脉狭窄、闭塞或破裂,而造成突然起病的脑血液循环障碍性疾病。通常临床上表现为一时性或永久性脑功能障碍的症状和体征,如局部神经功能丧失,甚至伴有意识不清,发病比较突然,出现昏倒、不省人事,伴发口眼歪斜、言语障碍、半身不遂或无昏倒而突然出现半身不遂等。

脑卒中分为缺血性脑卒中(脑梗死)和出血性脑卒中(脑出血和蛛网膜下腔出血)。脑卒中以其高发病率、高病死率、高致残率、高复发率和多并发症成为世界性健康问题之一,也成为医学界研究和关注的热点之一。

1. **流行病学** 据《2020 年中国脑卒中防治报告》显示,我国的脑卒中患病率为 1 471/10 万,年发病率为 201/10 万,农村居民脑卒中死亡率为 160/10 万,城市居民卒中病死率为 129/10 万,我国已成为全球脑卒中终身风险最高、疾病负担最重的国家之一。

2. **病因** 动脉粥样硬化、高血压动脉改变、风湿性心脏病、心源性栓塞、动脉炎、血液病、代谢病、药物反应、肿瘤、结缔组织病等,可导致脑部血管狭窄、闭塞,脑局部缺血或因血管的破裂出血引发脑卒中。

3.危险因素　一些与卒中的发生密切相关的因素,如能加强预防,脑血管病的发病率和病死率就能显著降低。具体有以下几点。

(1)高血压:无论是出血性卒中还是缺血性卒中,高血压都是最主要的独立危险因素。在所有卒中的患者中,至少有50%的人是由高血压引起的,尤其是出血性脑卒中,而血压降低可有效地减少初次卒中的发病率。

(2)糖尿病:可影响糖、脂肪、蛋白质代谢,使血液内胆固醇及其分解产物增加并在动脉壁上沉积,同时糖尿病常常和肥胖、高脂血症、高尿酸血症及高血压等多种同属代谢综合征的疾病共同存在,大大增加了糖尿病患者脑卒中的危险。

(3)心脏疾病:包括可能并发的各种心脏损害,如心房纤维颤动、房室传导阻滞、心功能不全、左心肥大、细菌性心内膜炎、先天性心脏病等,均可增加脑卒中特别是缺血性卒中的危险。

(4)血脂代谢紊乱:极低密度脂蛋白、低密度脂蛋白是引起动脉粥样硬化最主要的因素,血脂代谢异常导致全身动脉粥样硬化加速,是缺血性卒中的病因之一。

(5)短暂性脑缺血发作:是缺血性卒中的先兆或前驱症状,应及时治疗。曾发生过短暂性脑缺血的患者,出现完全性卒中的危险可能比正常人高6倍以上。

(6)吸烟与酗酒:我国临床医学研究结果表明,吸烟者发生脑卒中的危险是不吸烟者的3.5倍。如果吸烟与高血压同时存在,那么脑卒中的危险就会升高近20倍。烟雾中的尼古丁、一氧化碳可引起脑动脉硬化、血管腔狭窄、脑动脉硬化及血压异常升高,容易发生动脉破裂,引起脑出血,而动脉硬化加上血栓则会发生脑梗死。长期饮酒不仅会升高血压,还可以改变血液中某些成分(如血小板、红细胞和纤维蛋白原),促使卒中的发生。中等量或大量饮酒者发生出血性卒中特别是蛛网膜下腔出血的危险性,是不饮酒者的2～3倍。

(7)肥胖:至今在世界范围内还没有确切证据表明肥胖(超重)可直接增加卒中的危险性,但肥胖者都不同程度存在内分泌紊乱、高血压、高脂血症、高胆固醇血症,必然促使动脉粥样硬化,所以肥胖也可以间接增加卒中的危险性。

(8)年龄:动脉粥样硬化程度随年龄增高而增加,而动脉粥样硬化会导致脑卒中已是医学界公认的结论,50岁以上随着年龄增加,卒中发病率亦有增加。所以,从这个角度讲,脑卒中是一种老年病。但近年来发现中青年卒中发病者亦有增加,不可忽视。

4.临床表现

(1)头痛:无论是脑出血或脑梗死,头痛非常常见,亦是一个重要的中风症状和信号。

(2)呕吐:一般随头痛同时出现,多呈喷射状呕吐。如呕吐咖啡色(酱油样棕黑色)液体,病情非常严重。

(3)眩晕:多伴有呕吐或耳鸣。

(4)一侧肢体和面部的感觉和(或)运动异常。

(5)口角流涎(流口水)。

(6)突发视觉障碍:看不见左或右的物体或视觉缺损,也可以表现为一过性的眼前发黑、重影或飞蚊症。

(7)突发的言语不清和吞咽呛咳症状。

(8)意识障碍:表现为神志模糊不清、呼喊不应、打呼噜,严重的可出现深度昏迷。

5. 健康管理　主要按照三级预防来进行。

(1)一级预防：包括维持健康生活方式和积极控制各种危险因素。

1)控制高血压：使血压保持在正常范围内。高血压患者应认真规范地服降压药，不能只凭自己的感觉来服药，并要定期测量血压，使血压控制在正常范围。

2)保持正常体重：预防超重和肥胖，保持血脂的正常。成年人的体重指数 18～24 为正常，≥24 为超重，>28 为肥胖。当前超重和肥胖发生的主要原因是热量摄入过多和运动量不足。对超重和肥胖的人来说，应当使摄入的总热能略低于消耗的热能，同时增加运动量。动脉粥样硬化的三大危险因素为血脂异常、高血压和吸烟。预防和治疗血脂异常的常用方法是控制饮食，同时避免进食含胆固醇高的动物内脏、鱼子、蟹黄、蛋黄等食物。

3)坚持合理膳食：膳食纤维是食物中一类不能被人体消化吸收的物质，有降血脂、降血糖的作用，对心脑血管疾病有预防的作用。膳食纤维的来源是蔬菜、水果、麦麸、米糠等，因此，应增加蔬菜和粗粮的摄入，增加维生素的摄入，减少食盐与脂肪的摄入。抗氧化的营养素有 β 胡萝卜素、维生素 E、维生素 C 和微量元素硒，它们有清除氧自由基、防止或减轻动脉粥样硬化的作用。

4)戒烟和控制饮酒：吸烟是动脉粥样硬化的危险因素之一，也是脑卒中和冠心病的重要危险因素，预防卒中，吸烟者必须戒烟。饮酒要有控制。每日饮用一份乙醇饮料（相当于 150 mL 葡萄酒，或 350 mL 啤酒，或 30 mL 白酒）可能有助于降低卒中的危险。少量的红葡萄酒因其中含有黄酮苷，有益于预防心脑血管疾病，但过量的饮酒，特别是烈性酒，摄入乙醇过量，可增加脂质过氧化物，反而易造成动脉粥样硬化，不利于预防卒中。

5)经常进行体育锻炼：经常的体育锻炼，能提高人体的抗氧化能力和免疫功能，有利于预防动脉粥样硬化。经常锻炼还能降低血脂，扩张血管，降低血压，促进血液循环，改善脑供血，有利于预防卒中。

6)重视精神心理卫生：精神紧张、心理负担过重会造成人体血管收缩，血压升高，易得高血压，精神的强烈刺激常常是卒中的重要诱因。因此，要劳逸结合，性格开朗。

7)勿乱投医用药：中老年人患病概率增高，不少人甚至集数病于一身，有病就要用药，但不少药物可能改变正常的血管紧张度和血液的流动与黏稠度，导致卒中发作，如大剂量服用某些降压药、镇静药、止痛药、利尿药等，可造成药物性卒中。要去有条件的医院，按照医嘱用药，才会取得满意的防治效果。

8)识别脑卒中的症状、体征：头痛、眩晕、口眼歪斜、软弱无力、平衡失调、视力模糊、语言不利等，都可能是卒中的前兆。一旦出现可疑的卒中发作，应立即就诊，争取在发病最初的 3 小时以内获得治疗，效果最好。

9)起床时养神 3 分钟：据临床报告，卒中多发生在夜间或清晨从睡眠中醒来的一刹那，特别是从卧位变为坐位或突然下床活动的时候最危险。症结在于血管来不及应变，致大脑缺血所致，故醒来时养神 3 分钟再开始活动，可化险为夷。3 分钟的分配方法是：1 分钟醒来睁开眼睛，1 分钟坐起身来，再 1 分钟下地穿鞋。

(2)二级预防：对于已经具有危险因素的人群，要密切注意。出现下列症状，及早送往医院：①突然头晕、眩晕，或头痛程度突然加重，肢麻、面麻、舌麻、唇麻、口角歪斜。②暂时性吐字不清或讲话不灵。③一侧肢体无力或活动不灵，有的出现肢体抽筋或跳动。④不明原因突然跌倒或晕倒。⑤短暂意识丧失或个性和智力的突然变化。⑥全身明显乏力伴出汗,肢体软弱无力。⑦恶心、呕吐或血压波动。⑧整天昏昏欲睡,处于嗜睡状态。⑨一过性视物不清。

（3）三级预防：卒中后长期缓慢的康复过程其实就是一个各种功能再学习的过程。具体康复治疗方法包括物理疗法、运动疗法、作业疗法、言语疗法、心理疗法等,有针对性地帮助患者恢复肢体活动功能、语言能力等,缓解其心理压力和不良情绪。

-------------------- **案例分析与思考** --------------------

案例 1· 患者,男性,75 岁,轮椅入院。反复咳嗽、咳痰喘息 10 余年,加重 5 日。本次入院前 5 日无明显诱因下再次出现咳嗽增多,多为黄脓痰,可咳出,量中,有活动后胸闷气急。入院查体：体温 36.5℃,脉搏 110 次/分,呼吸 26 次/分,血压 150/90 mmHg,血气分析：酸碱度（pH）7.24,氧分压（PaO_2）54.0 mmHg,二氧化碳分压（PCO_2）75.0 mmHg,氧饱和度（SPO_2）82.0%。神志清,精神疲乏,强迫体位,气促貌,球结膜水肿,气管居中,颈静脉充盈明显,肝颈反流征（＋）,桶状胸,肋间隙明显增宽,双肺可闻及湿啰音。无盗汗畏寒,无头痛头晕,无胸痛咯血,无恶心腹胀,无尿少。下肢无浮肿,病理征（一）。患者食纳欠佳,二便如常,睡眠可,近期体重下降 1 kg。既往史：患者既往有"胆石症""高血压"病史 10 年,"慢性支气管炎"病史 10 年。吸烟 40 余年,10 支/日,目前仍吸烟。否认糖尿病等慢性病史。否认肝炎、结核等传染病史。无重大外伤、输血史。否认食物、药物过敏史。

思考题· ①导致肺部疾病的诱因有哪些？ ②如何对肺部疾病患者进行健康管理？

案例 2· 3 年前,患者因劳累后出现心前区压榨样痛,并放射至左肩部,持续约几分钟,经休息后缓解,后在家人的劝说下到当地医院就诊,心电图（ECG）提示"冠状动脉供血不足"。予以扩张冠状动脉治疗。以后又多次于劳累过度或情绪激动后出现心前区压榨样疼痛,均经扩张冠状动脉治疗而缓解。患者于 2 小时前无明显诱因下出现乏力、胸闷、胸痛、气急、冷汗、颈部发紧,伴有恶心、呕吐数次,含服硝酸甘油无效,急赴当地医院就诊,急诊以"急性心肌梗死"收入住院。既往患糖尿病 5 年,高血压 3 年,高脂血症 2 年,均规律服用药物控制于正常范围内。无冠心病家族史。

查体：体温 36.8℃,脉搏 92 次/分,呼吸 24 次/分,血压 80/50 mmHg。神志清,查体合作,扶入病房,体形稍胖,头颅五官无畸形,双侧瞳孔等圆等大,对光反射灵敏,颈软,无颈静脉怒张,双肺呼吸音清,未闻及干湿性啰音。心界不大,心率 92 次/分,心音低钝,律齐,各瓣膜听诊区未闻及杂音。腹平软,肝脾未扪及肿大,双下肢无水肿。

心电图显示：Ⅱ、Ⅲ、aVF 导联 ST 段抬高,宽而深的 Q 波,T 波倒置。

实验室检查结果显示：白细胞计数 $6.2×10^9$/L,中性粒细胞 70%;红细胞沉降率增快;肌酸激酶同工酶（CKMB）升高,谷草转氨酶（AST）起病后 10 小时升高,5 日后下降至正常。

思考题· ①该患者存在哪些健康问题？ ②如何对该患者进行健康管理？

案例 3· 曾某,男,33 岁,中专学历,工人。有乙型肝炎病史十多年。因乏力、食欲缺乏近 1 年,症状加重伴腹胀、少尿及双下肢水肿 2 个月前来医院就诊。无呕血、黑便,睡眠尚可。已婚,育有 1 子,配偶及儿子均体健,家庭关系融洽,经济状况一般。患者及家属对所患疾病的有关知识了解较少。

思考题·①患者入院 2 天后解柏油样大便 3 次,应警惕哪些问题? ②如何对该患者进行健康教育?

案例 4·患者,男,50 岁,因夜尿增多,高血压 3 年,头晕,恶心,呕吐 1 周入院,患者十年来曾多次出现晨起眼睑水肿,未予重视,3 年来发现夜尿增多,血压升高,一周前无明显诱因出现头晕、恶心、呕吐,未予治疗。入院查体:血压 160/110 mmHg,贫血貌,双下肢可凹性水肿,双肺呼吸音清,无啰音,心率 90 次/分,心律规整,未闻及杂音,实验室检查,血常规:血红蛋白 60/L,血清肌酐 488.1 μmol/L,尿素氮 19.8 mmol/L,尿蛋白(+++),蜡样管型 1 个/HP,尿红细胞 3 个/HP,超声波显示双肾对称性缩小。

思考题·①该患者存在哪些健康问题? ②如何对该患者进行健康管理?

(田利　夏王洁　赖凤霞)

请扫描二维码
查看思考题答案

参考文献

[1] 雷党党,杨华,井明霞.基于全球疾病负担视角下慢性非传染性疾病范围界定[J].中国卫生经济, 2014,33(7):21-23.
[2] 秦江梅.中国慢性病及相关危险因素流行趋势、面临问题及对策[J].中国公共卫生,2014,30(1): 1-4.
[3] GBD 2017 Causes of Death Collaborators. Global, regional, and national age-sex-specific mortality for 282 causes of death in 195 countries and territories, 1980-2017: a systematic analysis for the Global Burden of Disease Study 2017[J]. Lancet (London, England)2018,392:1736-1788.
[4] 李乐之,路潜.外科护理学[M].7 版.北京:人民卫生出版社,2022.

第六章
老年人健康管理

导学
目标

学习目标

> 识记：我国健康老年人标准，老年综合评估和老年综合征的概念，老年人的营养要求、心理特点、心理变化的影响因素及心理发展的主要矛盾，老年人药动学和药效学特点及其影响因素。

> 理解：老年综合评估的主要内容和方法，常见老年综合征、精神障碍和躯体疾病的健康管理要点，老年人的用药原则，老年人营养管理要点。

> 运用：对老年人进行系统、全面的综合评估，对常见老年综合征、精神障碍和躯体疾病进行个体化、系统性健康管理。

思政目标

> 通过学习，增强对老年人健康管理重要性的认识和健康管理意识。

> 关心、爱护老年人，对待老年人细心、耐心，在老年人健康管理过程中始终坚守慎独精神。

我国人口老龄化问题已不容忽视，给家庭带来了极大的负担，也将造成社会养老保障、医疗保健、养老服务等方面的压力。对老年人群进行有效的健康管理可提高该人群的健康水平和生活质量，是积极应对人口老龄化的重要措施。

第一节 概　　述

一、我国老年人口现状

世界卫生组织对老年人年龄的划分有两个标准，在发达国家将 65 岁及以上的人群定义为老年人，在我国等发展中国家将 60 岁及以上的人群定义为老年人。《中国人口老龄化发展趋势预测研究报告》提出 21 世纪中国的人口老龄化可以划分为三个阶段，从 2001—2020 年是快速老龄化阶段，老年人口已达 2.64 亿；2021—2050 年是加速老龄化阶段，老年人口最终将超过 4 亿;从 2051—2100 年是稳定的重度老龄化阶段,老年人口规模将稳定在 3 亿~4 亿。我国将面临人口老龄化和人口总量过多的双重压力。与其他国家相比,我国的人口老龄化社会进程有以下特点:

(1)老年人口规模宏大:第七次人口普查数据显示,我国 60 岁及以上人口为 2.64 亿,占总人口的 18.70%,其中 65 岁及以上人口为 1.91 亿,占总人口 13.50%。

(2)老龄化速度极快:65 岁以上老年人占总人口的比例从 7% 提升到 14%,发达国家用了 27 年(日本)~115 年(法国)的时间。《中国发展报告 2020:中国人口老龄化的发展趋势和政策》指出,中国约用 23 年(1999—2022 年)完成这个历程,以全球最快的速度实现从老龄化社会向老龄社会的转变。

(3)高龄化、空巢化、少子化等问题并发:高龄老年人(80 岁及以上老年人)正以 2 倍于老年人口的速度增加。民政部数据显示,目前中国城乡空巢家庭达 50%~70%,空巢老人数量超过 1.2 亿人。

(4)老龄化地区发展不平衡:表现为"农村比城市先老"和"东部比西部先老"等问题。

(5)人口老龄化超前于现代化:我国人口老龄化与社会经济发展水平不相适应,呈现出"未富先老"和"未备先老"的状态。

二、我国健康老年人标准

国家卫生健康委员会于 2022 年发布了《中国健康老年人标准》(以下简称《标准》)。《标准》指出,健康老年人是指 60 周岁及以上生活可自理或基本自理的老年人,在躯体、心理、社会三方面都趋于相互协调与和谐的状态。《标准》以更适老的方式去理解健康的含义,希望传递更积极的生活理念——老年人带病生活是常态,只要能有效控制,就是一个健康或基本健康的老年人。《标准》规定中国健康老年人应满足 9 项要求:①生活自理或基本自理。②重要脏器的增龄性改变未导致明显的功能异常。③影响健康的危险因素控制在与其年龄相适应的范围内。④营养状况良好。⑤认知功能基本正常。⑥乐观积极,自我满意。⑦具有一定的健康素养,保持良好生活方式。⑧积极参与家庭和社会活动。⑨社会适应能力良好。

三、老年人健康管理的重要性

我国人口老龄化的程度持续加深,老年人平均寿命延长,但总体健康状况欠佳,医疗保健需求与医疗资源配置不协调,对家庭、社会造成了极大的负担。老龄化不可逆,需要通过对老年人群进行有效的健康管理来提高该人群的健康水平和生活质量,这是一种低成本应对人口老龄化,减轻社会负担,保持国家经济发展活力的策略。

第二节 老年综合评估

一、基本概念

老年综合评估(comprehensive geriatric assessment,CGA)是指以一系列评估工具,从

疾病、认知、情感、生活能力、生活环境、社会支持系统和信仰等多维度对老年人进行全面评估。老年综合评估的内容包括姓名、性别、年龄、婚姻状况、身高、体重、吸烟、饮酒、文化程度、职业状况、业余爱好等一般情况评估;病史、家族史、健康习惯、慢性病患病情况、用药情况等躯体健康评估;日常生活能力、躯体功能、感官功能、认知功能、心理状态等功能状态评估;以及社会支持、居家环境等社会评估。老年综合评估通过大量评估工具能够识别和发现老年人的健康问题,但并不能替代病史询问、全面的体格检查和必要的辅助检查。老年综合评估本身就包含了利用传统医学评估方法对急慢性疾病进行诊断评估,在此基础上进一步关注老年人的整体健康状况,确定目前主要的健康问题,制订恰当的健康管理策略。

二、躯体健康评估

1. 老年人体格检查特点

(1)体温:老年人的基础体温较成年人低。70 岁以上的老年人感染常无发热的表现。如果午后体温比清晨高 1℃ 以上,应视为发热。

(2)血压:血压异常在老年人群中集中表现为单纯收缩期高血压多见、脉压增大、血压波动大、易发生直立性低血压、餐后低血压多见、高血压晨峰现象明显、白大衣高血压多见、假性高血压多见、难治性高血压多见等特征。按照《中国高血压防治指南 2018 年修订版》,老年高血压的诊断标准为:年龄≥65 岁,在未使用降压药物的情况下,非同日 3 次测量诊室血压,收缩压(SBP)≥140 mmHg 和(或)舒张压(DBP)≥90 mmHg。SBP≥140 mmHg 和 DBP<90 mmHg 为单纯收缩期高血压。既往有高血压史,目前正在使用降压药物,血压虽然低于 140/90 mmHg,仍应诊断为高血压。老年人血压测量需注意以下问题:①取坐位测量,环境保持安静。②测量前需静坐至少 5 分钟。③首次测量建议测双侧上肢血压,评估时取数值较高一侧。④由于直立性低血压常见,因此初次测量血压和调整用药后,应注意站立时血压的测量。⑤老年人假性高血压常见,可采用 Osler 手法辅助测量(当袖带测压超过被测者收缩压时,如能清楚扪到桡动脉或肱动脉,则为 Osler 手法阳性,为假性高血压,反之为阴性)。⑥由于老年人血压波动较大,有时需要多次测量不同时间段的血压方可诊断。

2. 老年人辅助检查特点

(1)血常规:老年男女的血红蛋白下降与年龄明显相关。然而国内外对 65 岁以上老年人血红蛋白浓度、红细胞数量和血细胞比容的正常参考值尚无统一标准。目前,国内仍沿用世界卫生组织诊断贫血的标准,65 岁以上老年人群同我国成年人贫血的诊断标准(血红蛋白浓度),即男性<120 g/L,女性<110 g/L。

(2)红细胞沉降率:红细胞沉降率随增龄而加快,年龄每增加 5 岁,红细胞沉降率增加 0.85 mm/h。其原因尚不清楚,但它可能反映了纤维蛋白原水平的增加或老年人中较高的隐匿性疾病可能。关于老年人红细胞沉降率的上限,目前尚无共识,有研究发现健康老人红细胞沉降率可以高达 35~40 mm/h。因此,对于老年人红细胞沉降率轻度增快,不需立即开展深入检查,应动态对比红细胞沉降率变化,结合其他炎性指标,需要矫正贫血等因素,综合考虑其临床意义。当红细胞沉降率明显增高时往往与潜在的严重疾病有关,当红细胞沉降率高达 80 mm/h 或更高,提示有感染、骨髓瘤、风湿性多肌痛等情况。

(3)血糖:老年人的胰岛素受体数目和活性均降低,组织胰岛素敏感性下降,机体细胞总量减少,葡萄糖的氧化能力下降,糖耐量减低,表现为空腹血糖可能在正常范围内,但餐后血糖明显升高。

(4)尿素氮、肌酐：从 40 岁开始,肾脏的结构和功能逐渐发生退行性改变,随年龄增加,肾小球滤过率每年约下降 1%。血肌酐水平在老年人并不是一个理想的评价肾功能的指标,老年人由于肌肉含量减少,肉食摄入少,血肌酐在正常值范围内也可能已经存在肾功能损害。因此,应注意动态监测血肌酐变化,测量肌酐清除率或通过相关计算公式使用血肌酐估测肾小球滤过率,反映肾功能。在老年人急性肾功能不全病因鉴别时,尿素氮/肌酐比值可用于帮助鉴别肾性因素或肾前性因素。肾前性因素或脱水会使尿素氮相应地比肌酐增加幅度大得多,因此尿素氮(mg/dL)/肌酐(μmol/L)>10:1。而在肾性因素里,尿素氮和肌酐升高比例相似,因此尿素氮/肌酐≤10:1。在蛋白质分解或摄入过多的情况下,如上消化道出血、高蛋白饮食、严重创伤、甲状腺功能亢进等,尿素氮可以升高而肌酐值升高不明显。

(5)肿瘤标志物：常用于老年人的肿瘤标志物包括甲胎蛋白(AFP)、癌胚抗原(CEA)、神经元特异性烯醇化酶(NSE)、鳞状细胞癌抗原(SCC);糖类抗原 199(CA199)、糖类抗原 242(CA242)、糖类抗原 153(CA153)、糖类抗原 125(CA125);前列腺特异抗原(PSA)。CA125 是目前卵巢癌的预测和疗效监测中应用最广泛的肿瘤标志物。

3.老年人健康查体

(1)查体原则：根据老年人的功能状态分为三个亚群,查体原则如下：①对于功能状态较好的老年人,筛查内容应侧重于疾病的预防和早发现。②对健康情况一般,有较多老年病、老年问题或老年综合征者,筛查内容应侧重在功能维持上,通过预防和干预措施来改善功能状态、降低病死率、减少住院次数。③对严重疾患,特别是临近生命终末期者,内在功能严重受损且没有恢复余地,应以筛查不适症状和了解老年人需求为主,缓解身、心、社、灵痛苦。

(2)常见恶性肿瘤筛查

1)肺癌：55~80 岁的高危成年人每年进行低剂量 CT 检查,戒烟满 15 年或预期寿命有限时,即可停止筛查。

2)结直肠癌：40~74 岁的一般人群,特别是结直肠癌高危人群(家族史、肠息肉史、阑尾或胆囊切除术后、炎症性肠病),每年 1 次免疫法粪便隐血检测,每 3 年 1 次或 1 年 1 次多靶点粪便检测,每 5~10 年 1 次结肠镜检查;75~85 岁老人进行有选择性的筛查;85 岁以上可停止筛查。

3)乳腺癌：50~74 岁女性每 2 年 1 次乳房钼靶筛查。

4)宫颈癌：每 3 年 1 次巴氏涂片和 HPV-DNA 筛查,老年女性如近期连续 2~3 次巴氏涂片检查结果正常,可考虑终止宫颈癌筛查。

5)前列腺癌：男性每 2 年 1 次前列腺特异抗原(PSA)检测,70 岁后可考虑停止 PSA筛查。

(3)非肿瘤性疾病筛查

1)心血管和代谢性疾病：所有老年人每年进行 1 次血压测定,已启动降压治疗者注意检测直立位血压、肾功能及电解质;10 年冠心病风险大于 10% 的老年人应每年检测血脂;BMI≥25 kg/m² 的 40~70 岁成年人,存在高血压或血脂异常的个体应每年检测空腹血糖和糖化血红蛋白。

2)骨质疏松：65 岁及以上女性采用骨密度测定法常规筛查是否存在骨质疏松;对骨质

疏松性骨折风险增加的女性(包括低体重女性)从 60 岁开始进行常规筛查;对于有低骨量表现或有骨折风险(如糖皮质激素治疗、雄激素剥夺治疗、甲状腺功能亢进、低体重、性腺功能减退症或既往脆性骨折)的男性,亦需考虑完善个体骨密度测定。

3)腹主动脉瘤:有吸烟史、腹主动脉瘤家族史的 65～75 岁男性每年行 B 超筛查 1 次。

三、功能评估

因衰老和疾病的影响,老年人常有不同程度的功能下降。因此,功能状态评估是老年健康管理的重要内容,包括日常生活能力评估、躯体功能及跌倒风险评估、感官功能评估、认知功能评估和心理情绪评估。

1.日常生活活动能力评估　个人日常生活活动能力评估包括 3 个层面:基本日常生活活动能力(activity of daily living,ADL)、工具性日常生活活动能力(instrumental activity of daily living,IADL)和高级日常生活活动能力(advanced activity of daily living,AADL)。

(1)ADL:用于评估老年人基本生活活动和自理能力,包括进食、移动、洗漱、如厕、穿衣和洗澡能力。可用简单、明确的 Katz 日常生活活动能力量表(附表 6-1),对上述 6 个方面进行评估,分别为独立完成、需要帮助以及依赖他人三个水平。目前国内医疗机构多采用的 Barthel 日常生活功能量表(Barthel index,BI)(附表 6-2),将上述 6 个方面的日常生活能力进一步分解为 10 项,包括独立进食、床椅之间转移、洗漱、如厕、洗澡、平地行走、上下楼梯、穿衣和大小便控制能力,评估满分 100 分,评分越高独立生活能力越强,有助于动态评估老年人基本日常生活能力的变化。

(2)IADL:用于评估老年人独立居住的能力,常用 Lawton 生活用具使用能力量表(附表 6-3),内容包括使用电话、使用私家车或公共交通工具、购买食物或衣服、做饭、做家务、服药,以及理财能力。每项内容分为独立、需要帮助或依赖他人三个水平。

(3)AADL:用于评估老年人完成社会、社区和家庭角色及参与娱乐、运动、休闲或职业的能力。AADL 的项目因人而异,主要是通过询问老年人的日常生活安排,发现其上述生活能力的变化。

2.躯体功能和跌倒风险评估　跌倒可引起灾难性后果,威胁老年人的生活自理能力。筛查和评估老年人发生跌倒的内在风险,包括询问跌倒史及惧怕跌倒心理,并通过神经系统和肌肉关节检查来评估躯体功能。

(1)跌倒史:询问老年人近 1 年内跌倒史,如有反复跌倒(≥2 次)或跌倒 1 次但有外伤,则需进一步评估。评估包括最近 1 次跌倒的详细经过(如跌倒地点、时间、当时正在进行的活动以及是否用辅助行走工具)、平衡问题、伴随症状、惧怕跌倒心理对跌倒和日常生活的影响,以及之前采取的预防跌倒措施的效果、长期用药情况等。

(2)平衡测试

1)站立平衡测试:站立平衡评估包括双足并立、半足距和全足距站立平衡。先双足前后错开半足距站立,正常>10 秒;如果不能完成,则做并足站立试验并计时;如果能完成,则增加难度做足跟抵足尖直线站立并计时。

2)平衡评估量表:Berg 平衡量表(Berg balance scale,BBS)最常用,有较好的敏感性和特异性。

(3)步态:在老年人自然行走的情况下,从前、后和侧面观察其步态,包括步幅、对称性、抬脚高度、行走路线、膝关节、踝关节和髋关节的活动、躯干姿势、上肢伴随动作和转身情况等。可以使用 Tinetti 步态评估量表(总分 28 分,得分 19～24 分则预示有跌倒风险,低于 19 分提示有高跌倒风险),也可观察老年人在注意力分散(如让老年人手拿一杯水或同时讲话分散其注意力)、绕过障碍物或爬楼梯等情况下的活动表现。

(4)步速:为反映躯体活动能力的重要指标,对病死率及失能有预测作用。步速 0.8 m/s 的老人可以在社区独立活动,步速 0.6 m/s 多数可不应用轮椅在社区活动,当步速低于 0.4 m/s 时即存在严重的活动功能障碍。通常测定用寻常步速步行 4 m 或 6 m 的平均步速。

(5)肌肉力量:握力测量简单,与全身其他肌肉力量的相关性好。握力也是肌少症的主要指标,而肌少症是跌倒的独立高危因素。目前亚洲肌少症工作组推荐肌少症的握力诊断阈值为优势手最大握力男性<28 kg,女性<18 kg。

(6)前伸功能测试(functional reach test):评估老年人的神经肌肉对机体的整体支撑能力。嘱老年人肩膀靠墙站直并握拳,保持稳定状态,尽量将拳头前伸(图 6-1),若拳头向前移动超过 15 cm 仍能保持平衡,则提示老年人发生跌倒的危险性较低。

(7)起立行走试验(get up and go test):评估老年人肌肉力量、平衡和步态的整体功能情况。3 m 起立行走试验测试方法:老年人由椅子上站起,以平时正常步速向前行走 3 m,转身,走回并坐到椅子上,记录从臀部离开椅子至坐回椅子所用时间,超过 12 秒通常意味着跌倒风险增加。

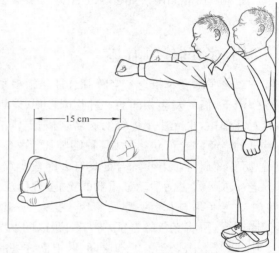

图 6-1 前伸功能测试示意图

3.感官功能评估

(1)视力:白内障、眼底黄斑变性、糖尿病眼底病变以及青光眼的发病率随年龄的增长而增加,老年人远视眼也较常见。视力损失影响老年人功能状态、生活质量和心理健康,增加跌倒风险,因此老年人需要每年检查眼睛和评估视力。可通过询问和视力检查进行评估:①问题筛查:你的视力在驾车、看书、看电视等日常活动中有问题吗?②视力检查:标准的视力筛查方法是应用 Snellen 视力表,若最大矫正视力不能识别 20/40 行的字母则为筛查阳性。

(2)听力:约 1/3 的 65 岁以上老年人存在听力损失。常用的听力筛查方法有:①问题筛查:您是否能在平时交谈时听得清楚别人说话?②耳语试验(whisper test):距离老年人耳朵一定距离(15 cm、20 cm、30 cm 或 60 cm)随机说出 3～6 个词语,嘱其复述;测试时站在老年人身后,嘱其盖住对侧耳朵;若老年人不能正确复述半数词语则为筛查阳性。③听力计:分别用 40 分贝 1 000 Hz 和 2 000 Hz 进行检测,两侧耳朵听不到任何一个频率的声音或一侧耳朵听不到两个频率的声音则为筛查阳性。

4.认知功能评估 近期记忆减退往往是认知功能障碍的首发表现,一个最佳的筛查问题是先让老年人听 3 个不相关名词(如国旗、皮球、树木),如一分钟后不能正确复述,需要做认知功能评估。简易智力状态检查(mini-metal status examination,MMSE)(附表 6-4)广泛用于认知障碍的筛查,主要检测定向力、注意力与计算力、记忆力、语言能力及视觉空间能力等。总分 30 分,若教育年限＞6 年者(≤24 分)、教育年限≤6 年者(≤20 分)、文盲(17分),提示认知功能损害。

5. 心理情绪评估   老年人抑郁发生率高,可先使用患者健康问卷 2 项(patient health questionnaires 2 items,PHQ-2)进行问题筛查:最近 2 周是否常常觉得做事没有兴趣或乐趣? 最近 2 周是否常常觉得情绪低落、压抑、没有希望? 以上两个问题是对抑郁的核心症状进行筛查,如任何一个问题筛查为阳性,则需继续应用较详细的量表进行筛查和评估。常用量表为老年抑郁量表(geriatric depression scale,GDS)(附表 6-5),其他可用量表包括汉密顿抑郁量表(Hamilton depression scale,HAMD)(附表 6-6)、患者健康问卷 9 项(patient health questionnaires 9 items,PHQ-9)和 Zung 的抑郁自评量表(self-rating depression scale,SDS)等。

四、老年综合征评估

1. 老年综合征概念   老年综合征是指多系统损害的积累效应使老年人在多种因素的相互作用下,极易发生相同的一种临床表现(老年问题)或一组症状(老年综合征),且不能确定其发病部位,也无法用传统的病名来概括,需要全方面地评估和对症治疗的老年特有病态。常见的老年综合征包括跌倒、吞咽障碍、营养不良、尿失禁和大便失禁、便秘、疼痛、视觉障碍、听觉障碍等。老年综合征具有多因素所致、起病隐匿、治疗困难和趋于致残等特征,是影响老年人日常生活活动最重要的疾病,现已成为老年健康管理的核心内容之一。

2. 老年综合征简易筛查评估   在人力和时间有限的情况下,为了有效地发现老年人的健康问题,可将老年综合征/老年问题以问题为导向的方式,融入传统病史询问和体格检查之中,以筛查出老年人的健康问题,再做详细的评估。Moore 等学者建立了简易老年病学筛查评估表(表 6-1)。

表 6-1   简易老年病学筛查评估表

问题	评 估 方 式	异 常	处 理 方 式
视力	1. 您从事日常活动(看电视、看书、开车)时会因为视力不佳而受影响吗 2. 视力量表检查	回答:是 不能看清 20/40 行的字母	专科检查
听力	1. 在患者侧方距耳朵 15～30 cm 处轻声说话 2. 听力仪设定在 40 分贝,测定 1 000 Hz 及 2 000 Hz 时的听力	听不到 两侧耳朵听不到任何 1 个频率或任一耳听不到 2 个频率	有无耳垢积塞,若清除后仍听不到需专科检查
上肢功能	1. 双手举起放于头部后方 2. 拿起笔	无法完成	进一步关节检查 考虑康复
下肢功能	嘱受试者执行下述动作并计时:从椅子上起身,尽快往前走 3 m,再转身走回椅子上坐下	动作过程出现问题 无法于 15 秒内完成 跌倒	平衡及步态评估 考虑康复

问题	评估方式	异　常	处理方式
尿失禁	1.在过去1年中,您是否有不自主漏尿而弄湿裤子的情形 2.不自主漏尿的总天数是否超过6天	回答:是	尿失禁评估
营养状态	1.过去半年间,您的体重是否有减轻>5% 2.测量体重、身高、计算(BMI)	回答:是 BMI<18.5 kg/m²	营养评估
记忆	请受试者记住3个名词,1分钟后再询问	无法说出3个名词	简易智能量表
抑郁	您是否觉得难过或抑郁?	回答:是	老年抑郁量表
活动功能	您执行下述活动是否有困难:费力活动(快走、骑脚踏车)、粗重的家务(如擦窗或地板)、购物、洗澡或穿衣	回答:是	功能性评估 康复评估 环境评估

五、社会评估

老年人社会评估包括社会支持、社会文化、经济状况、照顾者负担、居家环境和生活质量等,可通过评估针对性予以健康管理支持和环境改造建议。其中老年人居家环境出入口应设置为5°左右斜坡,门宽宜>85 cm以便于轮椅通过,家具以圆角为宜,马桶以坐式为宜,两侧设扶手,卫生间最好配置呼叫器。偏瘫老年人常发生半侧空间忽略和半侧身体忽略,应将床头柜放在患侧,可促使老年人转头看放在床头柜上的东西,并移动健侧上肢越过身体中线取所需物品,增加其对患侧的关心和注意。

第三节　老年综合征的管理

一、跌倒

1.危险因素　跌倒是多种因素相互作用的结果,跌倒的可能性随着危险因素的增加而增加。跌倒的危险因素分为内在危险因素和外在危险因素两大类。

(1)内在危险因素:内在危险因素是主要来源于患者本身的因素,需仔细询问方可获知。

1)生理因素:老年人中枢神经系统,视、听、触觉等感觉系统,步态,骨骼、肌肉系统及平衡能力常存在功能退化,使跌倒的危险性增加。

2)病理因素:老年人常存在神经系统、心血管、眼部或认知疾病等,如脑卒中、帕金森病、小脑疾病、直立性低血压、白内障、青光眼、认知障碍等,增加跌倒风险。

3)药物因素:一些药物通过影响人的意识、精神、视觉、步态、平衡等方面而容易引起跌倒。可能引起跌倒的药物有以下几种。①精神药物:抗抑郁药、抗焦虑药、催眠药、抗惊厥药等。②心血管药物：降压药、利尿药、血管扩张药等。③其他：降糖药、非甾体抗炎药、镇痛药、多巴胺、抗帕金森病药等。

4)心理因素：沮丧、抑郁、焦虑、情绪不佳及其导致的社会隔离均可增加跌倒的危险。另外，害怕跌倒也使行为能力降低、活动受限，影响步态和平衡能力而增加跌倒的危险。

(2)外在危险因素：与内在危险因素相比，外在危险因素更容易控制。

1)环境因素：①室内环境因素：如昏暗的灯光，湿滑、不平坦的地面，障碍物，不合适的家具高度和摆放位置，楼梯台阶，卫生间没有扶栏、把手等都可能增加跌倒的危险。②户外环境因素：台阶和人行道缺乏修缮、雨雪天气、拥挤等都可能引起老年人跌倒。③个人环境：居住环境发生改变、不合适的穿着和行走辅助工具、家务劳动等。

2)社会因素：室外环境的安全设计，以及老年人是否独居等都会影响其跌倒的发生。

2.健康管理

(1)紧急处理：老年人跌倒后，不要急于扶起，要分情况进行跌倒后的现场处理。

1)检查确认伤情：①询问老年人跌倒情况及对跌倒过程是否有记忆，如不能记起跌倒过程，提示可能为晕厥或脑血管意外，需行 CT、MRI 等检查确认。②询问是否有剧烈头痛或口角歪斜、言语不利、手脚无力等，评估是否可能存在脑卒中。③检查有无骨折，如查看有无肢体疼痛、畸形、关节异常、肢体位置异常、感觉异常及大小便失禁等，以确认骨折情形。

2)正确搬运：如需搬运应保证平稳，尽量保持平卧姿势。

3)外伤处理：有外伤、出血者，立即止血包扎进一步观察处理。

4)协助坐起：如果老年人试图自行站起，可协助其缓慢起立，坐位或卧位休息，确认无碍后方可放手，并继续观察。

5)意识不清老人的管理：对跌倒后意识不清的老年人，应特别注意：①有呕吐者，将头偏向一侧，并清理口腔、鼻腔分泌物及呕吐物，保证呼吸道通畅。②有抽搐者，移至平整软地面或身体下垫软物，防止碰、擦伤，必要时使用牙垫等，防止舌咬伤，保护抽搐肢体，防止肌肉、骨骼损伤。③如发生呼吸、心搏骤停，应立即进行胸外心脏按压、口对口人工呼吸等急救措施。

(2)预防

1)运动：指导老年人坚持参加适宜、规律的体育锻炼。有效的运动方式包括：在日常功能锻炼中整合平衡和力量训练；迈步训练；在跑步机中加入模拟现实障碍物和干扰物的训练；太极拳。

2)合理用药：指导老年人尽量避免服用导致较大跌倒风险的药物。指导老年人按医嘱正确服药，不要随意加药或减药，更要避免自行同时服用多种药物，并且尽可能减少用药的剂量。

3)选择适当的辅助工具：指导老年人使用长度合适、顶部面积较大的拐杖；如有视觉、听觉及其他感知障碍的老年人应佩戴视力补偿设施、助听器及其他补偿设施。

4)创造安全的环境：①保持室内明亮，保持地面干燥、平坦、整洁；将经常使用的东西放在伸手容易拿到的位置，尽量不要登高取物；保持家具边缘的钝性；对道路、厕所、灯等予以明确标志。②避免过于紧身或过于宽松的服饰，以免行走时绊倒；穿合适的鞋子，尽量避免穿拖鞋、鞋底过于柔软的鞋、过大的鞋以及高跟鞋。

5)调整生活方式:指导老年人在日常生活中应注意以下几点:①避免走过陡的楼梯或台阶,上下楼梯、如厕时尽可能使用扶手。②转身、转头时动作要慢。③走路保持步态平稳,尽量慢走,避免携带沉重物品。④避免去人多及湿滑的地方。⑤乘坐交通工具时,应等车辆停稳后再上下车。⑥起身、下床时动作宜慢。⑦避免睡前饮水过多导致夜间多次起床如厕。

6)保证良好的睡眠质量:夜间睡眠差可导致思维和判断力下降,易发生跌倒。

7)补充维生素 D,防治骨质疏松:对存在维生素 D 低水平风险的老年人,补充维生素 D 可预防跌倒。维生素 D 低水平风险包括日常饮食存在维生素 D 摄入不足的风险、日光暴露不足、吸收不良、肥胖、步行速度<0.8 m/s、从座椅中起立困难、起立-行走测试时间延长、平衡障碍等。推荐每日摄入 600~800 U 维生素 D。同时,防治维生素 D 缺乏等引起的骨质疏松也可减轻跌倒后的损伤。

二、吞咽障碍

1.筛查与评估

(1)高危信号:可对照下列吞咽障碍相关因素进行判断,当老年人存在 2 条或 2 条以上高危因素时,应重视并考虑是否存在吞咽障碍:①曾患头颈部肿瘤、脑卒中、帕金森病、颅脑损伤、肌萎缩侧索硬化症或肌肉性疾病。②曾出现下述症状:流涎;咀嚼无力;说话模糊;吃完东西后口腔里仍滞留较多食物;吃东西咳嗽、有痰;吃完东西讲话声音有变化;咽食物费力;吃东西后喉部或颈部有异物感;进食后呕吐;偏爱特殊食物,如糊状、软食、流质等;拒绝进食或饮水;进食后呼吸困难。③年龄>60 岁。④反复发热或肺炎症状。

(2)筛查

1)自我筛查:通过完成 EAT-10 国际自我筛查量表可初步判断是否有吞咽障碍。共10 个条目:我的吞咽问题已经使我体重减轻,我的吞咽问题影响到我在外就餐,吞咽液体费力,吞咽固体费力,吞咽药片(丸)费力,吞咽有疼痛,我的吞咽问题影响到我享用食物的快感,我吞咽时有食物卡在喉咙里,我吃东西有时会咳嗽,我吞咽时感到紧张。每个条目 0~4分,总分 40 分,若每项评分均>3 分说明可能存在吞咽效率和安全方面的问题。

2)反复吞咽唾液试验:被试者取坐位或半坐卧位,身体放松,检查者把手指放在被试者的喉结及舌骨之间,让其尽量快速反复吞咽,喉结和舌骨随着吞咽运动越过手指,再复位,一般良好的吞咽动作是喉结上下移动约 2 cm。观察 30 秒,以吞咽次数作为观察值。检查时注意被试者口腔干燥无法吞咽时,可在舌面上注入 1 mL 温水。成人 5 次以上为正常,60 岁以上老年人 30 秒内能做 3 次即可。若次数不达标且喉结上下移动小于 2 cm,可判定为吞咽功能异常。对于不能配合的老人,可在口腔和咽部做冷按摩,观察吞咽情形和吞咽发生所需时间。若刺激吞咽反射引发部位至吞咽发生的时间为 3 秒以内,可进行临床跟踪;3~5 秒,需进行饮水试验;5 秒以上,为可疑吞咽障碍;发生呛咳为有吞咽障碍。

3)饮水试验:让被试者分 2~3 次,每次喝下 3~5 mL 温水,若无异常,再让被试者取端坐位,像平常一样一次喝下 30 mL 温水,观察从口腔含水至咽下结束的时间,以及呛咳情况。试验结果分为 1~5 级,1 级:5 秒内能 1 次顺利将水咽下;2 级:5 秒内分 2 次以上将水咽下而无呛咳;3 级:5 秒内 1 次咽下,但有呛咳;4 级:5~10 秒分 2 次以上咽下并有呛咳;5

级：10秒内不能将水全部咽下并频繁呛咳。评定标准为：1级吞咽功能为正常；2级为可疑异常；3～5级为异常。

　　2.健康管理

　　(1)食物的选择：选择食物的原则是先易后难。容易吞咽的食物应符合以下要求：①密度均匀。②黏性适当。③不易松散，通过咽和食管时易变形，且很少在黏膜上残留。④稠的食物比稀的食物安全，因为它能刺激触觉、压觉和唾液分泌，使吞咽变得容易。⑤兼顾食物的色、香、味及温度等。可根据以上条件结合老人的喜好，选择食物内容并加以调制。液体食物分为稀液体食物(如清水、牛奶)、稠液体食物(如奶昔、果茶)和增稠的液体食物(稀的或稠的液体食物使用增稠剂后黏度增加)三类。从稀液体食物到增稠的液体食物，吞咽难度逐渐减小。老年人应根据吞咽障碍程度选择相应的液体食物。固体食物首选泥状食物，逐步过渡到需要咀嚼的食物(精细磨碎的食物与碎软的食物)。避免危险、难以吞咽的食物，包括干硬、难嚼或容易粘在黏膜上的食物，难以形成食块，不易移送，难以吞食；太滑的食物有窒息危险；不同性状混合的食物不仅难以形成食块，液体部分还会先流入咽部，易导致误咽。

　　(2)体位管理：尽量保持直立体位或前倾15°。老年人应坐在椅子上进食，若不能下床，进食期间应至少床头抬高60°，且进食后需至少20分钟才能放低床头。如无法保持上身抬高60°及以上的体位，应由护理人员协助经口进食。偏瘫老年人最好采用健侧在下、患侧在上的半坐卧位，可利用重力作用使食团(或残留食物)在健侧吞咽。吞咽时或吞咽后有严重反流性疾病的老年人宜采取端坐体位，可预防反流性误吸的发生。长期存在夜间反流的老年人，可在夜晚将床头抬高，以清除食道内的胃酸。

　　(3)餐具选择：选择边缘钝厚、匙面小、容量5～10 mL、勺柄粗长的金属勺，选择水量在半杯以上、一侧开口低的杯子，不宜用吸管饮水。

　　(4)进食量和速度：进食量应从少量开始逐渐增加，开始每口5 mL左右，肉团2 mL左右。注意减慢进食速度，进食不要太急太快，前一口完后再吃下一口。

　　(5)咽部残留食物的处理

　　1)点头式吞咽：先仰头再低头吞咽，仰头时颈部后屈，会厌谷变窄，可挤出残留物；接着边做点头动作边吞咽，可去除残留物。

　　2)侧方吞咽：转动或倾斜颈部，使同侧的梨状隐窝变窄，挤出残留物，同时，另一侧的梨状隐窝变浅，咽部产生高效的蠕动式运动，可去除残留物。

　　3)空吞咽：在口中无食物时吞咽唾液，或吞入食物后多次进行"空吞咽"，去除咽部、食管的残留物。

　　4)交替吞咽：交替吞咽固体食物和极少量流食(1～2 mL水或茶水)，诱发吞咽反射，同时达到除去咽部残留食物的目的。

　　(6)食物误吸堵塞呼吸道的急救

　　1)立位海姆立克手法(Heimlich maneuver)急救：①站于老年人背后，双臂由腋下环绕其腰部。②一手握拳，将拳头的拇指一侧放于老年人胸廓下段与脐上的腹部部分。③用另一只手握住拳头，肘部张开，用快速向上的冲击力挤压腹部。④反复重复第③步，直至异物吐出。

　　2)卧位海姆立克手法急救：①两腿分开跪于老年人的大腿外侧。②双手叠放，将手掌根抵住老年人胸廓下段与脐上的腹部部分。③用快速向上、向后的冲击力挤压腹部。④反复重复第③步,直至异物吐出。

三、尿失禁和大便失禁

1. 尿失禁

(1)定义:尿失禁指各种原因导致尿液不受主观控制从尿道口溢出或流出。

(2)分型

1)压力性尿失禁:膀胱逼尿肌功能正常,但由于膀胱颈及近端尿道下移、尿道黏膜的封闭功能减退、支配控尿组织结构的神经系统功能障碍等原因,导致尿道阻力下降。患者平时尚可控制排尿,但当咳嗽、打喷嚏、跑跳等腹压骤然升高,超过已降低的尿道阻力时,尿液不自主地从尿道口溢出。

2)急迫性尿失禁:由于脑血管意外、脑瘤、多发性硬化和帕金森病等原因,导致大脑皮质对脊髓排尿中枢的抑制减弱,引起膀胱逼尿肌不自主收缩或反射亢进,使膀胱收缩不受控制,或膀胱局部炎症、出口梗阻的刺激等原因,使患者反复地低容量不自主排尿。患者尿意感强烈,有迫不及待排尿感,尿液自动流出。

3)充溢性尿失禁:又称假性尿失禁,由于膀胱排尿口梗阻或膀胱逼尿肌失去正常张力,引起尿潴留,膀胱过度充盈,造成尿液从尿道不断溢出。

4)功能性尿失禁:由于精神、运动障碍或药物作用,不能及时排尿引起的暂时/可逆尿失禁症状。

5)混合性尿失禁:指同时有多种类型尿失禁的表现。

(3)健康管理

1)调整生活方式:合理膳食,增加富含纤维的食物防治便秘,多吃蔬菜水果,多饮水,保证每日量在 2 000 mL 左右,避免咖啡因、酒精和碳酸类饮料的摄入;控制体重;戒烟;避免腹压增加的动作以及剧烈运动。

2)盆底肌锻炼:盆底肌锻炼是压力性尿失禁患者和以压力性尿失禁为主的混合性尿失禁患者的常用治疗方法。嘱患者快速有力地收缩盆底肌,并维持至少 3 秒,然后快速放松肌肉,维持放松状态 2～6 秒;依次重复收缩与放松动作;连续做 15～30 分钟,每天重复 3 遍,可在 3 种不同体位下(站立位、坐位、仰卧位)完成,持续 3 个月或更长时间。

3)膀胱训练:适用于急迫性和混合性尿失禁患者,旨在通过控制尿急和减少排尿次数,对自身排尿行为进行修正,从而增加膀胱容量,改善膀胱过度活动,使患者重新获得控尿能力。具体方法为:结合排尿日记,鼓励患者有意识地逐渐延长排尿间隔;提醒患者不要过早对尿意做出反应,在出现尿意时可通过更换体位、压迫会阴、收缩盆底肌、转移注意力、消除外界刺激等延长储尿时间。在第 1 周时,出现尿意后可延长 5 分钟再排尿,第 2 周延长 10 分钟,第 3 周延长 20 分钟,依次逐渐延长至两次排尿间隔 3～4 小时。

4)定时排尿:对于压力性尿失禁患者,定时排尿有助于减少膀胱储尿量,当膀胱内尿量减少时,即使腹压增加,漏尿量也较少。此方法还适用于由于认知或运动障碍导致尿失禁的患者,同时也是针对大容量感觉减退膀胱的首选训练方法(如糖尿病周围神经病变导致的糖尿病膀胱)。

2.大便失禁

(1)定义：大便失禁是指反复发生不能控制的粪质排出，症状持续至少1个月。

(2)健康管理

1)调整排便习惯：稀便是大便失禁的主要危险因素，可以在饮食中添加增容性制剂（如甲基纤维素）或补充膳食纤维，以改善粪便质地，减少排便频率；纠正任何异常的如厕行为或姿势；进行生物反馈训练；适当应用抗腹泻药物如洛哌丁胺。

2)直肠清洗：排便习惯调整失败的患者可尝试周期性直肠清洗。

四、便秘

1.定义和诊断标准　便秘是指食物残渣在肠道内滞留时间过长，过量水分被吸收，导致粪便干硬，排出困难。老年人便秘主要为慢性便秘，目前慢性便秘主要根据罗马Ⅳ标准进行诊断：根据患者主诉，便秘症状出现6个月以上，其中至少3个月有症状，且至少1/4的排便情况符合以下2项或2项以上：①排便费力感、干球粪或硬粪。②排便不尽感、肛门直肠梗阻感和（或）堵塞感。③需要手法辅助排便。④每周排便少于3次。

2.健康管理

(1)合理饮食：增加食物纤维摄取量（≥25 g/d），多吃富含粗纤维的食物；多吃蔬菜、水果；增加润滑肠道食物，对体重正常、血脂不高、无糖尿病的老年人，可清晨空腹饮一杯蜂蜜水，刺激大肠蠕动；每天饮水2 000～2 500 mL。

(2)适当运动：每日保持30～60分钟的活动时间，以安全、不感到劳累为原则。

(3)建立良好的排便习惯：指导老年人定时排便；尽量采取蹲位如厕，坐位排便时可以脚下垫矮凳；减少便时看书、看报、看手机；尽量不留宿便。

(4)腹部环形按摩：指导老年人排便时用手沿结肠解剖部位，以肚脐为中心，从右向左顺时针方向转圈按摩，力度适中，促使结肠中的内容物向下移动，增加腹内压，促进排便。此外，用指端轻压肛门后端亦可促进排便。

(5)人工取便法：对于发生粪便嵌塞无法自行排出的情况，需要采用人工取便法，嘱老年人左侧卧位，戴手套，用涂上肥皂液或润滑剂的示指伸入肛门，慢慢将粪便掏出，取便后清洁肛门。人工取便易刺激迷走神经，因此心脏病、脊椎受损者需要谨慎使用，若操作过程中老人出现头昏、心悸，须立刻停止操作。

(6)生物反馈训练：将特制的肛门直肠测压器插入肛门中，通过显示器评估调节肛门括约肌压力、肛门直肠处的敏感性、直肠顺应性，使老人能够感受到排便反应，然后再次尝试该反应，激发排便感觉，以达到排便目的。

五、压力性损伤

1.定义　压力性损伤指发生在皮肤和（或）皮下软组织的局限性损伤，通常位于骨隆突处或与医疗器械接触的部位。损伤可表现为完整的皮肤或开放性溃疡，可能会伴有疼痛。

2.风险评估　可使用Braden量表（表6-2）、Norton量表或Waterlow量表评估压力性损伤的发生风险，从而针对高危老年人实施重点预防。

表 6 - 2　**Braden 压疮风险评估量表**

评 分 内 容	评 估 计 分 标 准			
	1分	2分	3分	4分
感知能力	完全受限	十分受限	轻度受限	未受损害
潮湿程度	持续潮湿	常常潮湿	偶尔潮湿	干燥
活动能力	卧床	依靠轮椅	偶尔步行	经常步行
移动能力	完全受限	非常受限	轻微受限	不受限
营养摄取能力	非常差	可能不足	充足	丰富
摩擦力和剪切力	有问题	有潜在问题	无明显问题	

注：≥19分：无风险；15～18 分：低危；13～14 分：中危；10～12 分：高危；≤9 分：极高危。

3.健康管理

(1)保持皮肤清洁干燥：皮肤接触污物后,应及时使用清水或 pH 为中性的、温和的清洁剂清洗,避免使用肥皂水;对于大、小便失禁的老年人应及时去除污物并清洁皮肤;可在皮肤易受浸渍的部位应用皮肤保护膜;对过于干燥的皮肤,可使用如喷雾、泡沫、乳剂、膏剂等护肤品,保持皮肤适度湿润;注意不可按摩或用力擦洗有压力性损伤发生风险的皮肤,不能将热水瓶、热垫、电褥子、烤灯等发热装置直接接触皮肤表面。

(2)营养支持：对于存在压力性损伤发生风险的老年人,应摄入充足的热量〔不低于30～35 kcal/(kg·d)〕;对伴有急、慢性疾病的高龄老人,推荐蛋白质摄取量在 1.25～1.5 g/(kg·d),对于伴有严重疾病或外伤的老年人,推荐蛋白质摄取量在 2 g/(kg·d)。

(3)体位变换和早期活动：卧床老人至少每 2 小时变换一次体位;持续坐位时间不宜超过 2 小时,应每 15～30 分钟减压 15～30 秒,若使用减压坐垫,可延长至每 2 小时更换一次体位;若病情允许,鼓励老人尽早下床活动,对无法下床者,指导其进行床上活动。

(4)使用减压工具：可使用翻身枕、防压疮脂肪垫、软枕、泡沫敷料等局部减压工具或间歇充气床垫、高规格弹性泡沫床垫、防压疮脂肪床垫、医用羊皮床垫等全身性减压装置,注意在骶尾部使用局部减压用具时勿使用圈垫,局部减压垫必须放在床垫之上,应用减压床垫时,禁止放置过多的软垫或衣物。

(5)应用预防性敷料：可将聚氨酯泡沫敷料应用在经常受到摩擦力、剪切力作用的骨隆突处或与医疗器械接触部位的皮肤,对于水肿或脆弱部位的皮肤,则可应用硅胶泡沫敷料;若敷料破损、错位、松动或过湿,应立即更换;在使用黏胶类敷料时,应考虑去除敷料时是否对皮肤造成伤害,可使用黏胶去除剂或采取顺毛发平行 0°方向移除敷料。

六、疼痛

1.疼痛强度的评估　可使用视觉模拟疼痛量表(visual analogue scale,VAS)、词语等级量表(verbal rating scales,VRS)、Wong-Banker 面部表情量表(face rating scale,FRS)、疼痛日记评分法(pain diary scale,PDS)对疼痛强度进行评估。对存在认知功能障碍的老年人,可使用阿尔茨海默病不适评估量表、老年痴呆患者疼痛评估表、痴呆患者不舒适评估记录、Dolopus - 2 疼痛评估量表、非言语性疼痛指标表、重度痴呆疼痛评估表等评估疼痛强度。

2.健康管理

（1）药物镇痛

1）非阿片类镇痛药：适用于轻至中度疼痛，也可作为阿片类镇痛药的辅助用药，包括水杨酸类药物、苯胺类药物、非甾体抗炎药等。对乙酰氨基酚（泰诺林）为非甾体抗炎药，是用于缓解老年人轻至中度肌肉骨骼疼痛的首选药物。

2）弱阿片类药物：使用较多的是曲马多，主要是针对中等强度的各种急性疼痛和手术后疼痛，其对呼吸抑制作用弱，同时在存在胃肠道和肾脏问题的老年人中更适合使用。

3）阿片类药物：适用于急性疼痛和恶性肿瘤引起的疼痛，可抑制呼吸，用药过程中需注意。

4）抗抑郁药物：除抗抑郁效应外，还有镇痛作用，可用于治疗各种慢性疼痛综合征，但应注意三环类和四环类抗抑郁药不能用于存在严重心脏病、青光眼和前列腺增生的患者。

5）外用药：常用芬太尼透皮贴剂等止痛贴外用镇痛，适用于不能口服或已经应用大剂量阿片类镇痛药的患者。

（2）非药物镇痛

1）物理疗法：包括光疗、电疗、磁疗、超声波疗、按摩等方法，有助于增加局部血液循环、镇痛、增强肌力，改善老年人的关节活动范围。

2）运动锻炼：在改善全身状况的同时，可调节情绪，振奋精神，缓解抑郁症状。

3）心理调适：暗示和诱导想象均可控制疼痛，同时鼓励家属多陪伴老人，减轻心理焦虑，缓解疼痛。

七、睡眠障碍

睡眠障碍（sleep disorders）是指睡眠的始发和（或）维持发生障碍，导致睡眠时间或睡眠质量不能满足个体的生理需要，并且影响日间功能的一种老年综合征。随年龄增长睡眠障碍患病率增高，我国约有半数老年人存在各种形式的睡眠障碍。长期睡眠障碍可导致焦虑抑郁情绪、认知功能下降、跌倒，影响老年人的日常生活能力。

1.正常睡眠周期　正常的睡眠周期包括快速动眼期（rapid eye movement sleep，REM）和非快速动眼期（non-rapid eye movement，NREM），其中非快速动眼期又分为睡眠潜伏期、浅睡眠期、深睡眠期和慢波睡眠期4个阶段。REM期被称为快波睡眠。夜间的第一个周期始于从清醒至 NREM 的第一阶段，然后进入第二阶段，第三、四阶段，随后是 REM，之后进入第二个周期。单个周期持续 90～120 分钟，NREM 和 REM 交替循环，75% 为 NREM，25% 为 REM。

2.老年人睡眠变化及特点　健康老年人睡眠改变的特征是睡眠时相前移，睡眠潜伏期延长，起始和维持睡眠困难，深睡眠时间缩短；睡眠变轻，觉醒刺激阈值降低，觉醒次数增多，觉醒时间延长。

3.常见老年睡眠障碍

（1）失眠症（insomnia）：指个体对睡眠时间和（或）质量不满足并影响日间社会功能的一种主观体验，是最常见的老年睡眠障碍。表现为入睡困难（入睡时间超过 30 分钟）、睡眠维持困难（夜间觉醒次数＞2 次）、早醒、睡眠质量下降（睡眠浅、多梦）或晨醒后无恢复感、总睡眠时间缩短（＜6 小时）；在有条件睡眠且环境适合睡眠的情况下仍出现上述症状；伴有至少一种与睡眠相关的日间功能受损,如疲劳或全身不适,注意力或记忆力减退,学习、工作或社交能力下降,驾驶过程中错误倾向增加,对睡眠过度关注,兴趣、精力减退等。

(2)睡眠呼吸暂停综合征(sleep apnea syndrome,SAS):指在睡眠时多种原因导致的反复发作的呼吸暂停,可引起夜间低氧血症和(或)高碳酸血症。表现为习惯性打鼾,睡眠中出现呼吸暂停,夜间睡眠多次短暂觉醒,白天嗜睡,并可出现抑郁、焦虑、易激惹、注意力不集中、幻觉等症状。

(3)昼夜睡眠节律障碍(circadian rhythm sleep disorders,CRSD):指昼夜节律与常规的昼夜节律明显不一致。老年人最常见的 CRSD 包括睡眠时相前移障碍和不规律的睡醒节律障碍。睡眠开始和结束时间均比常规时间大幅提前,刚入夜就感到困倦(典型时间为 7～8 pm)和清晨早醒(典型时间为 3～4 am)。

4.睡眠障碍相关因素

(1)危险因素及诱因:女性、抑郁和慢病是公认的危险因素;较少的体力活动、较低的经济地位、低婚姻质量、孤独、痴呆、长期使用苯二氮䓬类镇静剂、低睾酮水平和炎症标志物是潜在的睡眠障碍危险因素。咖啡、药物、饮酒、不良的睡眠环境等是睡眠障碍的常见诱因。不良睡眠习惯、不规律的睡眠-觉醒模式可能会降低昼夜节律在适当时间有效地保持清醒的能力;咖啡因的摄入会损害夜间睡眠效率;夜间饮酒会阻止深度睡眠并且增加后半夜的觉醒次数;在床上清醒的时间过长,会增加夜间的唤醒概率。

(2)合并疾病:如疼痛、夜尿增多、胃食管反流、COPD、鼻后滴漏以及充血性心力衰竭等都可能加重睡眠片段化。帕金森病患者,由于周期性肢体运动障碍或者抑郁状态,常伴有睡眠障碍。阿尔茨海默病常伴随睡眠-觉醒周期的异常。

(3)药物:一些抗抑郁药物、利尿药、支气管扩张剂、降压药、糖皮质激素、左旋多巴等药物扰乱睡眠结构;利尿剂可以导致反复觉醒;有镇静副作用的药物会导致日间过度嗜睡,进而使夜间睡眠时间减少。

(4)精神心理因素:许多精神类疾病与失眠有关,如抑郁焦虑状态、痴呆等。失能、丧亲和环境改变也会导致失眠。

(5)夜间多尿:夜间多尿是造成老年人睡眠中断的常见原因,可能由于夜间太晚服用利尿剂、晚上饮水多、咖啡或饮酒引起,或者是衰老改变。

5.睡眠及相关因素评估 可使用匹兹堡睡眠质量指数量表(Pittsburgh sleep quality index,PSQI)或阿森斯失眠量表(athens insomnia scale,AIS)(门诊或社区医疗机构使用)了解老年人是否存在睡眠障碍及其类型,通过问询了解具体的睡眠情况(睡眠潜伏期、睡眠中觉醒次数、持续时间和总体睡眠时间)、用药史及是否存在物质依赖、躯体疾病、焦虑抑郁等相关因素。睡眠障碍的确定需使用多导睡眠图。

6.健康管理

(1)养成良好的睡眠习惯:坚持规律的就寝和起床时间,白天午睡时间不宜过长,醒来后 15～20 分钟离开卧室,仅在困倦时小睡。

(2)保持运动和休息的平衡:坚持每日进行适当锻炼,就寝前避免激烈运动。

(3)改善睡眠环境:保持室内温度适宜,空气新鲜。

(4)注意饮食:睡前不可饱食,亦不可饥饿,就寝前 6 小时不要饮用含咖啡因的饮料,不要吸烟和饮酒。

（5）避免情绪紧张和用脑过度。

（6）维持适当的体重。

（7）合理运用非药物疗法

1）睡眠限制治疗：通过缩短在床上的清醒时间，以增加入睡的驱动力，具体内容如下：①减少卧床时间以使其和实际睡眠时间相符，并且只有在1周的睡眠效率超过85%的情况下才可增加15～20分钟的卧床时间（睡眠效率＝实际睡眠时间/卧床时间×100%）。②当睡眠效率低于80%时，则减少15～20分钟的卧床时间，睡眠效率为80%～85%，则保持卧床时间不变。③避免日间小睡，且保持起床时间规律。

2）松弛疗法：可缓解应激、紧张和焦虑带来的不良效应，是治疗失眠症最常用的非药物疗法。

3）刺激控制疗法：是一套改善睡眠环境与睡意之间相互作用的行为干预措施，恢复卧床作为诱导睡眠信号的功能，使患者易于入睡，且可重建睡眠-觉醒生物节律。

4）认知行为治疗：纠正老年患者在睡眠认知上的错误，消除恐惧。

5）光照疗法：存在睡眠-觉醒节律障碍的老年睡眠障碍患者，通过适当的定时暴露于光线中，可改变昼夜节律周期，提高睡眠质量。

（8）必要时使用药物：权衡风险与获益，结合症状针对性用药，从最低有效剂量开始，注意不良反应。

八、多重用药

指同时使用多种药品（也包括非处方药物、中药和保健品），目前一般认为大于或等于5种药品时即为多重用药。多重用药增加了药品不良反应的风险，是老年人不适当用药的主要原因之一。

1. 多重用药评估　主要包括如下内容：①是否具有明确的用药指征。②是否运用了与治疗手段等效的药物在治疗相同疾病。③所用药物之间是否存在有害的相互作用。④药物剂量是否恰当。⑤是否存在使用其他药物治疗某种药物引起的不良反应。

2. 不适当用药评估　不适当用药指使用的药物容易造成不良反应。目前国际上对于老年人合理药物处方尚无统一的标准，但可以使用一些筛查工具进行不适当用药的评估。常用的筛查工具有美国老年医学会（AGS）的 Beers 标准，欧洲的老年人不适当处方筛查工具（screening tool of older persons' prescriptions, STOPP）和老年人处方遗漏筛查工具（screening tool to alert to right treatment, START），以及中国老年人潜在不适当用药目录和疾病状态下潜在不适当用药初级判断标准。

3. 健康管理

（1）指导老年人合理用药：指导老年人及家属观察用药情况及不良反应/事件，有条件者设立个人专用药物记录本，一旦出现相关不良事件及时就诊；指导家属协助检查老年患者用药情况，做到按时按规定剂量服药，避免随意增减药量，更不宜凭自己的经验自作主张随便联合用药，同时教育老年患者不能轻信广告的宣传自行用药，不能滥用所谓的秘方及滋补品，以最大限度减少药物不良反应和药源性疾病。

（2）药物重整：定期至医疗机构核查所用药物是否与药物医嘱一致，进行药物重整。

第四节　老年人安全用药的管理

一、老年人药动学和药效学特点及其影响因素

1.老年人药动学特点及其影响因素

(1)药物吸收：老年人胃肠道吸收能力降低,影响口服药物吸收。

(2)药物分布：老年人心排血量、体液总量及细胞内液均减少,体内脂肪比例逐渐增加,对水溶性药物的分布容积减少,而对脂溶性药物的分布容积增多。地西泮、苯巴比妥类等脂溶性药物暂时蓄积于脂肪组织,在老年人组织内的分布较高,体内维持时间长,作用持久;而水溶性大的药物,如阿司匹林、苯妥英钠、地高辛等在脂肪组织中分布较少,在血中浓度高,即使用平均剂量也易产生蓄积中毒。老年人血浆白蛋白含量减少,与药物的结合减少,以及服用其他药物的竞争作用,使游离药物浓度升高,磺胺类药物、保泰松、华法林、苯妥英钠等与血浆蛋白结合率高的药物,在老年人血浆中游离型药物增加,药效增强,又可能增加毒性。

(3)药物代谢：肝脏的生物转化功能随年龄增长而相应降低,口服药物首关效应减弱,如老年人使用有首关效应的药物如非洛地平、普萘洛尔时,应调整用量及给药间隔,否则可致药物不良反应。肝药酶活性随年龄增长而降低,经药酶灭活的药物半衰期往往延长。

(4)药物排泄：老年人肾小球滤过率和肾血流量降低,对药物的排泄功能下降,致使大多数经肾排泄药物的消除半衰期延长,如地高辛、苯巴比妥、β-内酰胺类、氨基糖苷类抗生素等。

2.老年人药效学特点及其影响因素　老年人由于患有多种疾病、合用多种药物、体内重要器官和各系统功能增龄性降低、受体数目及亲和力等发生改变,而使药物反应性调节能力和敏感性改变。因此,老年人药效学的特点是：①对大多数药物的敏感性增高、作用增强。②对少数药物的敏感性降低。③药物耐受性下降,药物不良反应发生率增加。④用药依从性较差。

二、老年人的用药原则

1.受益原则　老年人用药要有明确的指征,要求用药的受益/风险比值＞1,同时选择疗效确切而不良反应小的药物。

2.5种药物原则　老年人可以单用药物时绝不联用多种药物,用药种类尽量简单,最好5种以下,治疗时分轻重缓急,注意药物间潜在的相互作用。

3.小剂量原则　老年人用药要遵循从小剂量开始逐渐达到适宜个体的最佳剂量原则,老年人用药量在中国药典规定为成人量的3/4,一般开始用成人量的1/4～1/3,然后根据临床反应调整剂量,直至出现满意疗效而无不良反应为止。

4.择时原则　因许多疾病的发作、加重与缓解都具有昼夜节律的变化,应根据时间生物学和时间药理学的原理,选择最合适的用药时间进行治疗,以提高疗效和减少不良反应。

5.暂停用药原则　密切观察老年人的用药反应,一旦出现新的症状,应考虑为药物的不

良反应或是病情进展。前者应停药,后者则应调整用药。

三、健康管理

1. **定期全面评估老年人用药情况**　包括各系统老化程度、用药史、用药能力和作息时间、心理-社会状况。

2. **提高老年人用药依从性**

(1)合理放置药物:可将药物放在有分隔的专用药盒内,标明用药时间,帮助老年人养成按时用药的习惯。

(2)选用便于老年人服用的药物剂型:对吞咽困难的老年人不宜选用片剂、胶囊制剂,宜选用液体剂型,如冲剂、口服液等;对存在严重吞咽障碍或昏迷老人,一般需鼻饲给药;胃肠道功能不稳定的老年人不宜用缓释剂,因为胃肠道功能的改变会影响缓释药物的吸收。

3. **密切观察和预防药物不良反应**

(1)密切观察药物副作用:如使用降压药的老年人应注意站立、起床时动作要缓慢,避免直立性低血压。

(2)注意观察药物矛盾反应:如硝苯地平治疗心绞痛反而加重心绞痛,甚至诱发心律失常,因此,用药后一定要观察不良反应是否发生。

(3)用药从小剂量开始:老年人一般从剂量的 1/4 开始,逐渐增加至 1/3、1/2、2/3、3/4,同时注意个体差异,连续性观察用药反应。

(4)规定适当的用药时间和用药间隔:许多食物和药物一起服用时会导致相互作用而干扰药物的吸收,而给药间隔过长达不到治疗效果,频繁的给药又会引起中毒。因此,在安排用药时间和间隔时,既要考虑老年人的作息时间,又要保证有效的血药浓度。

(5)其他预防药物不良反应的措施:老年人往往存在服药依从性差的现象,当药物未达到预期疗效时,要仔细询问老年人是否按医嘱服药;对长期服药的老年人,要定期监测血药浓度,剂量要认真记录并保存;对存在认知障碍的老人,应协助其服药并确保未多服、漏服药物。

第五节　老年人营养管理

一、老年人的营养需求

1. **能量**　健康老年人的能量需求按年龄及体力活动分层(表 6-3)。

表 6-3　健康老年人能量摄入推荐量

年龄(岁)	体力活动状态	能　量(kcal)	
		男	女
60~69	轻体力活动	1 900	1 800
	中等体力活动	2 200	2 000

续　表

年龄（岁）	体力活动状态	能　　量（kcal）	
		男	女
70～79	轻体力活动	1 900	1 700
	中等体力活动	2 100	1 900
80 以上		1 900	1 700

2. 蛋白质　老年人机体内蛋白质分解大于合成,因此,为维持氮平衡,老年人蛋白质的摄入量不应少于成年人,为 $1.0\sim1.2\ g/(kg\cdot d)$;在肝肾功能正常的情况下,对于合并急慢性疾病的老年患者,可以达到 $1.2\sim1.5\ g/(kg\cdot d)$;而对于严重疾病和创伤患者,可提供更多的蛋白质;高生物效价的蛋白质应占总供给量的 50% 以上,以提供生命过程所需要的全部氨基酸。

3. 碳水化合物　老年人的糖耐量减低,应适当限制碳水化合物的摄入,一般为 $2\sim4\ g/(kg\cdot d)$,提供所需非蛋白质能量的 50%～60%,同时密切监测血糖变化。膳食纤维作为碳水化合物的一种,包括可溶性和不可溶性两大类,合理应用有利于促进胃肠道的蠕动,改善肠道微环境,但过量提供可能导致微量元素的吸收减少,因此推荐每日 $10\sim20\ g$ 为宜。

4. 脂肪　老年人胆汁酸减少,脂肪酶活性下降,对脂肪的消化能力下降,故膳食脂肪的含量不宜过高,老年人推荐膳食脂肪占总能量的 20%～30%,其中饱和脂肪 6%～8%,单不饱和脂肪酸 10%,多不饱和脂肪酸 8%～10%,$\omega-6/\omega-3$ 为 4∶1,胆固醇小于 300 mg。对于肠外营养老人,脂肪供能 30%～40%,总量 $1.0\sim1.5\ g/(kg\cdot d)$。对于处于应激状态的老年患者,可在总热量限制的基础上,调高脂肪供能达到 50%,即所谓的“双能源供能模式”,以应对在应激状态下由于高胰岛素血症及胰岛素抵抗带来的糖代谢异常及应激性高血糖。在应用脂肪的同时,应定期检测血脂,根据其水平调整摄入量。

5. 维生素和微量元素　老年人对维生素和微量元素的需求与年轻人相仿,但老年人由于饮食结构和饮食习惯的改变、饮食量的下降、消化吸收能力的下降,容易造成维生素和微量元素的缺乏。老年人常见维生素 B_1、B_6、B_{12}、C、D 及叶酸摄入不足。老年患者微量元素缺乏的临床表现有贫血、夜弱视、葡萄糖耐量降低等。微量元素可单纯缺乏,也可因营养不良、吸收障碍、长时间肠外营养支持等所致,准确的实验室检查是确诊微量元素缺乏的基本方法。

二、老年人的合理饮食

1. 食物多样,种类齐全　谷物为主,粗细搭配;每天摄入奶类、豆制品;多吃蔬菜水果和薯类;常吃适量的鱼、禽、蛋和瘦肉;每天足量饮水,合理选择饮料。

2. 适量饮食,合理搭配　食不过量,保持健康体重;三餐分配合理,零食适当;吃清淡少盐膳食,减少烹调油用量;饮酒限量。

三、老年人蛋白质能量营养不良

蛋白质能量营养不良也称为混合型营养不良,兼具能量缺乏型和蛋白质缺乏型营养不良的特点。存在蛋白质营养不良的老年人通常合并肌少症,表现为肌肉质量减少,体重下降,肌肉力量和(或)躯体功能下降,导致机体抵抗力低下,自理能力及生活质量下降,跌倒、骨折等意外风险增加,死亡率和再住院率增高等。在严重蛋白质能量营养不良的老年人中,特别是合并有一些严重消耗性疾病如恶性肿瘤、充血性心力衰竭、终末期肾病等的老人,常出现恶病质的表现。

四、老年人营养评估与健康管理

1.营养评估　微营养评定简表(MNA - SF)是主要应用于老年人的营养评估和筛查工具,包括 6 个问题:①过去 3 个月是否由于消化、吞咽、咀嚼、食欲下降等原因导致进食减少?(0 分＝严重,1 分＝轻到中度,2 分＝无)。②过去 3 个月体重下降程度(0 分＝体重下降≥3 kg,1 分＝无法确认,2 分＝体重下降 1～3 kg,3 分＝无)。③运动能力改变(0 分＝卧床或轮椅,1 分＝可从床上或轮椅起立,但无法外出,2 分＝可户外活动)。④过去 3 个月是否存在精神压力或急性疾病?(0 分＝有,1 分＝无)。⑤神经精神问题(0 分＝严重老年性痴呆或抑郁,1 分＝轻度,2 分＝无)。⑥BMI[0 分＝19 kg/m^2,1 分＝19～21 kg/m^2,2 分＝21～23 kg/m^2,3 分≥23 kg/m^2,如果无法获得 BMI,可用小腿肌围代替(0 分＜31 cm,1 分≥31 cm)]。总分 12～14 分表示营养状态良好,8～11 分表示存在营养不良风险,小于 7 分表示营养不良。

2.健康管理

(1)合理饮食

1)促进食欲:布置适宜的进餐环境,采用多种烹调方式改善食物的色、香、味。

2)均衡膳食:老年人每天应至少摄入 12 种食物,应包含谷物、蔬菜、水果、鱼肉、豆类及奶制品等多种类别,努力做到合理营养、均衡膳食。

3)少食多餐:进餐次数可采用三餐两点制或三点制,每次正餐占全天总能量的 20％～25％,每次加餐的能量占 5％～10％。

4)足量饮水:老年人应少量多次、主动饮水,首选温热的白开水,每次 50～100 mL。

(2)营养支持

1)口服营养补充:当老人进食量不足目标需要量的 80％时,推荐使用口服营养补充(ONS),在两餐间使用,摄入量至少 400 kcal/d,蛋白质至少 30 g/d。

2)管饲老人的管理:一般说来,昏迷、吞咽障碍经口摄入不能或不足、经口摄入低于目标量 50％～60％的老人需要考虑管饲。鼻胃管适用于 2～3 周较短时间内接受肠内营养的老年患者,超过 4 周需长期置管进行营养支持:①每次管饲前,应确保胃管在胃内,可抽胃液以确定是否在胃内。②食物应清洁,温度应适宜,一般 38～40℃。每次鼻饲量不应超过 250 mL,间隔时间不少于 2 小时,每次灌食前后要注入少量温开水。卧床老年人,管饲时应上身抬高 30°～45°,可减少吸入性肺炎。给予营养时,应遵循循序渐进的原则,最初给予总需要量的 25％,3～5 天后达到目标量,同时监测胃残余量,若＞250 mL,应考虑调整肠内营养的方式,如改变置管位置、降低喂养频率等。③长期鼻饲的老人应每日口腔护理,每周更换胃管。

3)肠外营养:当老人肠道不耐受或因各种原因不能进行肠内营养,或肠内营养不能达到目标量的 60％时,可考虑选用肠外营养。

第六节 老年人心理健康与常见精神障碍的管理

一、老年人的心理特点及影响因素

1. 老年人的心理特点 老年人感知觉减退，记忆力下降，流体智力逐渐下降，思维迟缓，人格、情感和意志发生变化。

2. 老年人心理变化的影响因素 老年人各种生理功能减退，社会地位、家庭人际关系发生改变，营养状况差，睡眠障碍，疾病等均为其心理变化的可能因素。

3. 老年人心理发展的主要矛盾 角色转变与社会适应的矛盾；老有所为与身心衰老的矛盾；老有所养与经济保障不充分的矛盾；安享天伦之乐与空巢家庭的矛盾；安度晚年与生活变故的矛盾。

二、老年人常见心理问题与管理

1. 焦虑

(1)表现：焦虑包括指向未来的害怕不安和痛苦的内心体验、精神运动性不安以及自主神经功能失调3方面症状，分急性焦虑和慢性焦虑两类。

(2)健康管理：①评估焦虑程度。②针对原因进行处理。③指导老年人保持良好心态。④指导子女尊重、理解老人。⑤重度焦虑需药物治疗。

2. 孤独

(1)表现：独居、社会活动减少会使老年人产生伤感、抑郁情绪，精神萎靡不振，常偷偷哭泣，顾影自怜。

(2)健康管理：①为老年人创造工作和学习的机会。②加强对老年人的精神赡养。③鼓励老年人参与社会活动。

3. 离退休综合征

(1)表现：离退休综合征是指老年人由于离退休后不能适应新的社会角色、生活环境和生活方式的变化而出现焦虑、抑郁、悲哀、恐惧等消极情绪，或因此产生偏离常态行为的一种适应性的心理障碍。

(2)健康管理：①指导老年人正确看待离退休、做好离退休心理准备、转化不良情绪。②营造良好的家庭和社会环境。③指导老年人参加有益身心的社会活动。

4. 空巢综合征 空巢家庭是指家中无子女或子女成人后相继分离出去，只剩下老年人独自生活的家庭。

(1)表现：生活在空巢家庭中的老年人常由于人际疏远、缺乏精神慰藉而产生被疏离、舍弃的感觉，出现孤独、空虚、寂寞、伤感、精神萎靡、情绪低落等一系列心理失调症状，称为空巢综合征。

(2)健康管理：①指导老年人正视"空巢"。②夫妻扶持，培养共同爱好。③鼓励空巢老人参与社会活动。④必要时进行心理咨询或药物干预。⑤指导子女加强精神赡养。⑥加强社会支持。

5.老漂族心理　老漂族指为支持儿女事业、照顾第三代而主动或被动地背井离乡，来到子女工作城市生活的老年人。

（1）表现：由于不适应新的环境和生活，常产生孤独、焦虑或抑郁情绪。

（2）健康管理：①加强自身适应，主动融入周边环境，培养兴趣爱好。②指导子女加强对老人的关心和理解。③建立、健全社会服务保障制度。

三、老年人心理健康的促进

（1）帮助老年人正确认识和评价健康、衰老和死亡。

（2）指导老年人做好离退休的心理调节。

（3）鼓励老年人适当用脑。

（4）指导老年人妥善处理家庭关系。

（5）指导老年人注重生活中的心理保健。

（6）营造良好的社会支持系统。

（7）指导老年人必要时进行心理咨询和心理治疗。

四、老年人常见精神障碍的管理

1.老年认知症　认知症原称老年痴呆，是指发生在老年期，由于大脑退行性病变、脑血管性病变、感染、外伤、肿瘤、营养代谢障碍等多种原因引起的，以认知功能缺损为主要表现的一组综合征。为避免产生病耻感，现称为认知症，主要包括阿尔茨海默病（Alzheimer disease，AD）、血管性认知症（vascular dementia，VD）、混合性认知症和其他类型认知症，如帕金森病、酒精依赖、外伤等引起的认知症。其中以 AD 和 VD 为主，占全部认知症的70%～80%。AD 是引起老年认知障碍的最常见原因，是一种起病隐匿、呈进行性发展的神经退行性疾病，主要表现为认知障碍、精神行为异常和社会生活功能减退。AD 可在老年前期起病，但老年期的发病率更高，老年人每增长 5 岁其 AD 患病率约增长一倍。VD 是指各种脑血管病导致脑循环障碍后引发的脑功能降低所致的认知症，大多在 70 岁以后发病。

（1）表现

1）AD：根据病情严重程度，一般分为以下三期。

第一期：轻度，遗忘期，早期。①首发症状为近期记忆减退。②语言能力下降，找不出合适的词表达思维内容。③空间定向不良，易迷路。④日常生活中高级活动如管理财务等出现困难。⑤抽象思维和判断能力受损。⑥情绪不稳。⑦人格改变。病程可持续 1～3 年。

第二期：中度，混乱期，中期。①完全不能学习和回忆新信息，远事记忆力受损但未完全丧失。②注意力不集中。③定向力进一步丧失，常迷路，并出现失语、失用、失认、失写、失计算。④日常生活能力下降，出现日常生活中基本活动困难。⑤人格进一步改变。⑥行为紊乱。多在起病后的 2～10 年。

第三期：重度，晚期。①日常生活完全依赖，大小便失禁。②智能趋于丧失。③无自主运动，缄默不语。常因吸入性肺炎、压疮、泌尿系统感染等并发症而死亡。该期多在发病后的 8～12 年。

2）VD：除记忆障碍和精神症状外，还有脑损害的局灶性神经症状，如偏瘫、感觉丧失、视野缺损等，且上述表现与病损部位、大小及发作次数有关。

（2）日常生活管理

1）穿着：①衣服按穿着的先后顺序叠放。②避免太多纽扣，以拉链取代纽扣，以弹性裤带取代皮带。③选择不用系带的鞋子。④选用宽松的内裤，女性胸罩选用前扣式。⑤说服老人接受合适的衣着，不要与之争执，慢慢给予鼓励。

2）进食：①定时进食，最好与其他人一起进食。②如果老人不停地想吃东西，可以把用过的餐具放入洗涤盆，以提醒老人在不久前才进餐完毕。③允许老人用手拿取食物，亦可使用一些特别设计的碗筷，以减低使用困难。④给老人逐一解释进食的步骤，并做示范，必要时予以喂食。⑤食物要简单，最好切成小块。⑥进食时将固体和液体食物分开，以免老人不加咀嚼就把食物吞下而可能导致窒息。

3）睡眠：①睡觉前让老人先上洗手间，可避免半夜醒来。②根据老人以前的兴趣爱好，白天尽量安排老人进行一些兴趣活动，不要让老人在白天睡得过多。

4）自我照顾能力训练：对于轻、中度老人，应尽可能给予自我照顾的机会，并进行生活技能训练，如鼓励老人洗漱、穿脱衣服、用餐、如厕等，以提高老年人的自尊。

5）老人完全不能自理时应专人照顾：注意翻身和营养的补充，防止感染等并发症的发生。

（3）用药管理

1）全程陪伴：失智老年人常忘记吃药、吃错药，或忘了已经服过药又过量服用，所以老年人服药时必须有人在旁陪伴，帮助其将药全部服下，以免遗忘或错服。失智老年人常不承认自己有病，或因幻觉、多疑而认为给的是毒药，常常拒绝服药。需要耐心说服，可将药研碎拌在饭或点心中。对拒绝服药的老人，一定要看着老人把药吃下，让其张开嘴，观察是否咽下，防止在无人看管时将药吐掉。

2）重症老年人服药：对吞咽困难的老人最好将药研碎后溶于水中服用，昏迷的老人由胃管注入药物。

3）观察不良反应：失智老年人服药后常不能诉说不适，要细心观察有无不良反应。

4）药品管理：对伴有抑郁症、幻觉和自杀倾向的失智老年人，要把药品放到老人拿不到的地方。

（4）智能康复训练

1）记忆训练：鼓励老年人回忆过去的生活经历，帮助其认识目前生活中的人和事，以恢复记忆并减少错误判断；鼓励老年人参加一些力所能及的社交活动，通过信息刺激，提高记忆力；对于记忆障碍严重者，通过编写日常生活活动安排表、制订作息计划、挂放日历等，帮助记忆；对容易忘记的事或经常出错的程序，设立提醒标志，以帮助记忆。

2）智力锻炼：如进行拼图游戏，对一些图片、实物、单词做归纳和分类，进行由易到难的数字概念和计算能力训练等。

3）理解和表达能力训练：在讲述一件简单事情后，提问让老年人回答，或让其解释一些词语的含义。

4）社会适应能力训练：结合日常生活常识，训练老年人自行解决日常生活中的问题。

（5）安全管理

1）提供较为固定的生活环境：尽可能避免搬家，当老人要到一个新地方时，最好能有他人陪同，直至熟悉新的环境和路途。

2）佩戴标志：失智老人外出时最好有人陪同或佩戴写有联系人姓名和电话的卡片或手镯。

3）防意外发生：失智老人常可发生跌倒、烫伤、烧伤、误服、自伤或伤人等意外，应将日常生活用品放在其看得见、找得到的地方，减少室内物品位置的变动，地面防滑；患者洗澡、喝水时注意水温不能太高，热水瓶应放在不易碰撞的地方；不要让老人单独做家务，以免发生煤气中毒或因缺乏应急能力而导致烧伤、火灾等意外；有毒、有害物品应放入加锁柜中，以免误服中毒；锐器、利器应放在隐蔽处。

4）正确处理激越情绪：当老人不愿配合治疗护理时，不要强迫，可稍待片刻，等情绪稳定后再进行。

（6）心理护理

1）陪伴关心老年人：鼓励家人多陪伴老年人，给予老年人各方面必要的帮助。

2）维护老年人的自尊：注意尊重老年人的人格，对话时要和颜悦色，专心倾听，回答询问时语速要缓慢，使用简单、直接、形象的语言；多鼓励、赞赏、肯定老人在自理和适应方面做出的任何努力；切忌使用刺激性语言。

（7）照顾者的支持与指导：教会照顾者和家属自我放松方法，寻求社会支持。

（8）早期预防：从中年开始，积极合理用脑，培养兴趣爱好，采取健康的生活方式，积极预防和治疗慢性病。

2. 老年期抑郁症　老年期抑郁症泛指存在于老年期（≥60岁）这一特定人群的重性抑郁，包括原发性抑郁（含青年或成年期发病，老年期复发）和见于老年期的各种继发性抑郁。而狭义的老年期抑郁症是指首次发病于60岁以后，以持久（时间持续至少2周）的抑郁心境为主要临床表现的一种精神障碍。

（1）表现：老年期抑郁症的症状群与中青年相比有较大的变异，症状多样化，趋于不典型。老年期抑郁症患者更易以躯体不适症状就诊，而不是抑郁心境。

1）疑病性：患者常从一种不太严重的身体疾病开始，继而出现焦虑、不安、抑郁等情绪，由此反复去医院就诊。

2）激越性：激越性抑郁症最常见于老年人，莫名担心、害怕，搓手顿足，坐卧不安。

3）隐匿性：抑郁症的核心症状是心境低落，但老年期抑郁症患者大多数以躯体症状作为主要表现形式，常见的躯体症状有睡眠障碍、头痛、疲乏无力、胃肠道不适、食欲下降、体重减轻、便秘、颈背部疼痛、心血管症状等，情绪低落不太明显，极易造成误诊。上述症状往往查不出相应的阳性体征，服用抗抑郁药可缓解。

4）迟滞性：通常以随意运动缺乏和缓慢为特点，肢体活动、面部表情减少，思维迟缓、内容贫乏、言语阻滞。

5）妄想性：部分患者可出现妄想或幻觉，看见或听见不存在的东西，认为自己犯下了不可饶恕的罪恶等。

6）自杀倾向：自杀是抑郁症最危险的症状，抑郁症严重时很容易产生自杀念头，且由于患者思维逻辑基本正常，实施自杀的成功率也较高。

7）抑郁症性假性认知症：为可逆性认知功能障碍，经抗抑郁治疗可改善。

8）季节性：有些老年人具有季节性情感障碍的特点，抑郁常于冬季发作，春季或夏季缓解。

（2）健康管理

1）日常生活管理：生活要有规律，鼓励老人白天参加各种适宜的活动和体育锻炼，为老人创造舒适安静的入睡环境，确保充足睡眠。

2）用药管理：督促老人坚持服药，密切观察药物的疗效和可能出现的不良反应。

3）预防自杀：为老人提供整洁明亮的居住环境，识别自杀动向，妥善保管可能造成伤害的工具和药物，对有强烈自杀企图的老人，专人看护。

4）心理护理：帮助老人回顾自己的优点、长处、成就来增加正向的看法，鼓励老人抒发自己的想法，引导其重新体验过去的生活片段，增加自尊，并为老人创造人际接触的机会。

5）抑郁症预防：鼓励老人培养兴趣，不脱离社会，鼓励子女与老年人同住，指导老人积极参加集体活动。

第七节　老年人常见躯体疾病与管理

一、老年慢性阻塞性肺疾病（COPD）

1. 老年人患病特点　老年 COPD 常常被漏诊，主要的原因是症状不典型。由于老年 COPD 很少单独存在，大部分均有合并症或并发症，如合并心力衰竭者，呼吸困难可能会被认为是心力衰竭所致。以低氧血症和高碳酸血症为主者可表现为认知功能障碍、肌无力、眩晕、水肿，也有部分患者以谵妄为首要症状。由于基层医生和普通人群对 COPD 认识的不足及肺功能检查的局限性，还有哮喘患者忽视罹患 COPD 的可能、教育程度较低等，这些都可能导致 COPD 的漏诊。

（1）呼吸困难更突出：老年人随着气道阻力的增加，呼吸功能发展为失代偿时，轻度活动甚至静息时即有胸闷、气促发作。

（2）机体反应能力差，典型症状弱化或缺如：如在急性感染时体温不升、白细胞不高、咳嗽不重、气促不显著，可表现为厌食、胸闷、少尿等，体格检查精神萎靡、发绀、呼吸音低或肺内啰音密集等。

（3）易反复感染，并发症多：老年人气道屏障功能和免疫功能减退，体质下降，故易反复感染，且肺源性心脏病、休克、电解质紊乱、呼吸性酸中毒、肺性脑病、DIC 等并发症的发生率增高，其中心血管系统疾病是最重要的并发症，是导致 COPD 患者死亡的首要原因。

2. 健康管理要点

（1）症状管理：密切观察患者的呼吸频率、深度、节律变化，观察咳、痰、喘症状及加重情况，尤其注意痰液性状、黏稠度、痰量。密切观察体温变化，有无胸痛、刺激性干咳等症状。

（2）增强呼吸功能

1）有效咳嗽、排痰：老年人因咳嗽无力，常排痰困难，要鼓励老人摄入足够的水，也可通过雾化、胸部叩击、体位引流的方法促进排痰，病重或体弱的老人应禁用体位引流。

2）长期家庭氧疗：慢性呼吸衰竭的患者进行长期氧疗（每日吸氧 15 小时以上）可以提高静息状态下严重低氧血症患者的生存率，对血流动力学、运动能力和精神状态均会产生有益的影响。使用长期家庭氧疗的指征为：氧分压（PaO_2）$\leqslant$ 55 mmHg 或血氧饱和度

$(SaO_2) \leqslant 88\%$,有或没有高碳酸血症;PaO_2 55～60 mmHg 或 $SaO_2 < 89\%$,并有肺动脉高压、心力衰竭所致水肿或红细胞增多症(血细胞比容≥0.55)。一般采用鼻导管吸氧,氧流量为 1.0～2.0 L/min,吸氧时间 10～15 h/d。目的是使患者在静息状态下,达到氧分压 $PaO_2 > 60$ mmHg 和(或)使血氧饱和度 $SaO_2 \geqslant 90\%$。无严重合并症的老年 COPD 急性加重期患者氧疗后更容易达到满意的氧合水平[$PaO_2 > 60$ mmHg(8.0 kPa),$SaO_2 > 90\%$],但有可能发生潜在 CO_2 潴留。氧疗 30～60 分钟后应复查动脉血气以确定氧合满意而未引起 CO_2 潴留或中毒。

(3)用药管理:常用药物有支气管扩张剂、糖皮质激素、止咳药及祛痰药。老年患者基础疾病多,病情复杂且危重程度高,抗感染治疗时一般首选静脉滴注给药。老年人用药宜充分,疗程应稍长,且治疗方案应根据监测结果及时调整。

(4)康复期管理:康复治疗是 COPD 患者一项重要的治疗措施,可以使进行性气流受限、严重呼吸困难而很少活动的患者改善活动能力,提高生活质量,减少住院时间与次数,改善疾病相关焦虑与抑郁症状。具体包括呼吸生理治疗、肌肉训练、营养支持、精神治疗与教育等多方面措施。

(5)心理护理:抑郁会使老年 COPD 患者变得畏缩,与外界隔离,对自己的生活满意度下降,同时会进一步加重失眠。与家属相互协作,指导老人与他人互动的技巧,鼓励其参加各种团体活动,发展个人的社交网络,情绪的改善和社交活动的增加可有效改善睡眠质量。

(6)健康教育:向老年患者讲解 COPD 的诱发因素、临床表现、防治措施等基础知识。保持室内空气流通,老年人居室温度冬季一般保持在 22～24℃、夏季 26～28℃为宜,相对湿度 50%～70%。尽量避免或防止粉尘、烟雾及有害气体吸入;根据气候变化及时增减衣物,避免受凉感冒;在多雾、雨雪天气不要外出,可在室内活动;高热量、高蛋白、高维生素饮食,其中优质蛋白占 50%以上,避免摄入产气或引起便秘的食物。

二、老年肺炎

1. 老年人患病特点　症状不典型是老年肺炎区别于年轻人肺炎的最大特点,其表现因病原体毒力、身体状态不同而有较大差异。

(1)起病隐匿:最常见表现为患者健康状况逐渐恶化,包括食欲减退、厌食、乏力、体重减轻、精神萎靡、头晕、意识模糊、营养不良等,这些表现对肺炎均非特异性,有嗜睡、意识模糊等特殊表现的老年患者是肺炎发生及致死的高危人群。另一种表现是基础疾病的突然恶化或恢复缓慢,如充血性心力衰竭经适当治疗仍复发或加重;临床上可见严重衰弱患者肺炎的某种病原菌被控制后,另外的条件致病菌感染又会发生。

(2)临床表现多不典型:老年肺炎常缺乏典型症状,多无发热、胸痛、咳嗽、咳痰等典型症状,有症状者仅占 35%左右,高热仅占 34%。较常见的是呼吸频率增加,呼吸急促或呼吸困难,全身中毒症状较常见并可早期出现。

(3)肺部体征:老年肺炎有实变体征者仅 3.8%～22%。主要表现为出现干、湿性啰音及呼吸音减低,极少出现语颤增强、支气管呼吸音等肺实变体征,并发胸膜炎时,可听到胸膜摩擦音,并发感染中毒性休克可有血压下降及其他脏器衰竭的相应体征。

(4)并发症多而重:老年患者因可能存在潜在性的器官功能不全,容易并发呼吸衰竭、心力衰竭、严重败血症或脓毒血症、休克、DIC、电解质紊乱和酸碱失衡等严重并发症。呼吸衰竭、心力衰竭及多器官功能衰竭,是老年肺炎死亡的重要原因。

(5)病程较长:老年肺炎常为多种病原菌合并感染,耐药情况多见,病灶吸收缓慢。

2.健康管理要点

(1)症状管理:生理状态下的 PaO_2 随增龄而降低,老年人 PaO_2 的正常参考值为 $\geqslant 9.33\ kPa(70\ mmHg)$,约半数老年肺炎患者伴有低氧血症。一般采用鼻导管或鼻罩给予较高浓度氧(40%~60%),伴有二氧化碳潴留者应采取低浓度(30%以下)给氧;重症肺炎患者应及早应用无创或有创呼吸机治疗;如并发休克者给予 $4\sim6\ L/min$ 高流量吸氧。

(2)促进排痰:老年人咳嗽反射减弱,咳嗽无力、失水等原因使痰液黏稠不易咳出,进而阻塞支气管并加重感染。口服和静脉补充水分是稀化痰液最有效的方法,应注意适量;鼓励和指导患者有效咳嗽、深呼吸,翻身拍背,使用祛痰剂、超声雾化,必要时吸痰等促进痰液排出。

(3)饮食管理:饮食宜清淡易消化,高热量、足够蛋白质、充足的维生素及水分,少量多餐;对严重吞咽困难和已发生误吸的老年患者,应权衡利弊给予鼻饲;进食时要采取适当体位,防止呛咳。

(4)药物管理:正确选用抗生素是治疗老年性肺炎的关键。一旦确诊,尽早足量给予抗生素,必要时联合用药、适当延长疗程,同时应注意相关基础疾病的治疗。宜选用静脉给药途径,老年人肾脏排泄功能降低,导致药物半衰期延长,治疗应根据患者的年龄和肌酐清除率等情况适当调整剂量,做到用药剂量和间隔个体化,同时避免使用毒性大的抗菌药物。

(5)预防误吸:加强口腔清洁。对脑卒中患者进行吞咽康复训练,可使吸入性肺炎发生率降低。饭后取坐位 2 小时,避免饭后立刻躺下。研究认为,全天保持床头抬高 30°的位置可以减少胃食管反流相关的误吸。避免使用导致口干的药物,如抗胆碱能药、三环类抗抑郁药、利尿剂和选择性 5-羟色胺再摄取抑制剂。另外在肺炎高风险的老年人中应慎用抗精神病药、镇静安眠药、麻醉剂,以免影响吞咽功能。

三、老年高血压

1.老年人患病特点

(1)收缩压升高和脉压增大:我国人群统计,老年单纯收缩期高血压患病率为 21.5%,占老年高血压总人数的 53.21%。

(2)血压调节能力下降:老年人的血压水平容易受各种因素如体位、进餐、情绪、季节或温度等影响,称为异常血压波动。最常见为直立性低血压、餐后低血压和血压昼夜节律异常等。

(3)多种疾病共存:高龄老年高血压患者常伴有多种危险因素和相关疾病,合并糖尿病、高脂血症、冠心病、肾功能不全和脑血管病的检出率分别为 39.8%、51.6%、52.7%、19.9%和 48.4%。

(4)假性高血压:老年高血压患者伴有严重动脉硬化时,可出现袖带加压时难以压缩肱动脉,所测血压值高于动脉内测压值的现象,称为假性高血压。通过无创中心动脉压检测可获得相对较为准确的血压值。假性高血压发生率随年龄增长而增高。当收缩压测量值异常升高但未合并相关靶器官损害或药物降压治疗后即出现低血压症状时,应考虑假性高血压可能。假性高血压可导致过度降压治疗,收缩压过低在高龄患者可能引起跌倒、衰弱等不良预后的增加。

2.健康管理要点

(1)健康饮食:减少钠盐摄入,增加富钾食物摄入,有助于降低血压。WHO建议每日摄盐量应<6 g。鼓励老年人摄入多种新鲜蔬菜、水果、鱼类、豆制品、粗粮、脱脂奶及其他富含钾、钙、膳食纤维、多不饱和脂肪酸的食物。

(2)规律运动:老年高血压及高血压前期患者进行合理的有氧锻炼可有效降低血压。建议老年人进行每周不少于5天、每天不低于30分钟的有氧体育锻炼,如步行、慢跑和游泳等。不推荐老年人剧烈运动。

(3)戒烟限酒:戒烟可降低心血管和肺部疾患风险。老年人应限制酒精摄入,男性每日饮用酒精量应<25 g,女性每日饮用酒精量应<15 g。白酒、葡萄酒(或米酒)或啤酒饮用量应分别<50 mL、100 mL、300 mL。

(4)保持理想体重:超重或肥胖的老年高血压患者可适当控制能量摄入和增加体力活动。维持理想体重(BMI 20.0~23.9 kg/m²)、纠正腹型肥胖(男性腹围≥90 cm,女性腹围≥85 cm)有利于控制血压,减少心血管病发病风险,但老年人应注意避免过快、过度减重。

(5)药物治疗:老年人降压药物选择方面可遵循以下原则:初始最小有效剂量,优先使用长效降压药物,平稳控制24小时血压。大多数老年人需要联合使用降压药物,但不推荐衰弱和高龄老年人初始联合用药。可以单药作为初始治疗,若血压不达标,推荐小剂量联合用药。高龄老人避免联合使用药物种类过多,警惕用药过多带来的不利影响。降压过程中注意密切监测不同体位、餐前餐后、不同季节血压变化,识别其他可能降低血压的因素,及时调整用药。

四、老年冠心病

1.老年人患病特点 老年冠心病的临床特点主要表现为:①病史长、病变累及多支血管,常有陈旧性心肌梗死且可伴有不同程度的心功能不全,心绞痛的发作与冠状动脉狭窄程度不完全一致,主要取决于侧支循环的形成是否完善。②感受性低,多无典型症状。可表现为慢性稳定型心绞痛,也可以急性冠状动脉综合征(包括不稳定型心绞痛、急性心肌梗死及冠心病猝死)为首发症状。③常伴有高血压、糖尿病、慢阻肺等慢性疾病。④多存在器官功能退行性病变,如心脏瓣膜退行性变、心功能减退等。由于上述原因,老年冠心病患者发生急性冠状动脉综合征的危险性相对较大。

2.健康管理要点

(1)健康教育:通过教育和咨询,使患者及家属了解冠心病的发生机制、常见危险因素、治疗和康复的方法,改善他们在治疗、护理和康复中的配合程度。

(2)生活指导:生活方式干预可减少或消除危险因素,延缓病程进展,减少冠心病的发作。老年人心脏储备功能差,稍微增加心脏负荷的活动即可诱发冠心病的发生,防止诱因特别重要。日常生活中指导患者养成少食多餐的习惯,提倡清淡饮食,戒烟限酒,饮酒每日不超过50 g;根据老人的心功能状态合理安排活动;避免过度劳累,保持乐观、稳定的情绪;注意防寒保暖;及时控制各种合并症。

(3)康复运动:对稳定型冠心病患者可在全面评估其病情的基础上,结合自身的运动习惯有针对性地制订运动计划,实施要循序渐进。住院患者的运动康复和日常活动须在指导和监护下进行。通常活动过程从仰卧位到坐位、到站立、再到下地活动。如活动时没有出现不良反应,可循序渐进到患者能耐受的水平。如活动时出现不良反应,无论坐位或站位,都需终止运动,重新从低一个级别运动量开始。

(4)心理调适:老人的负性情绪往往来自对疾病的不合理认知,如冠心病是不治之症等,可通过对疾病本质和预后的讲解纠正其错误的理解和认识。也可指导患者通过自我暗示改变消极心态,减轻精神负担。

五、老年消化性溃疡

1. 老年人患病特点

(1)症状不典型:与中青年相比,老年消化性溃疡患者腹痛尤其是节律性腹痛的发生率低,以非节律性腹痛为主,伴反酸嗳气、食欲不振、头晕乏力、体重减轻等非特异性症状。此外,随着老年人全身器官的退行性改变,其对疼痛刺激的敏感度下降,老年消化性溃疡无症状者增多。

(2)以胃溃疡为主:老年人胃体溃疡增多,巨大溃疡较常见。随着年龄增长,胃体幽门腺区黏膜因假幽门腺化生和(或)肠化生而扩大,使其与胃体的泌酸腺区的交界线上移,导致老年患者胃体溃疡发生率增加。老年患者胃蠕动功能减退,容易造成食物淤积,刺激幽门管,导致胃泌素分泌增加,故巨大溃疡较为常见。

(3)并发症多、病死率高:上消化道出血是老年消化性溃疡最常见的并发症。老年消化性溃疡患者出血量相对大,病程持续时间长,易反复出血,病死率高。其次是消化道穿孔,老年患者穿孔发生率是青年人的 10 倍。老年患者穿孔时症状相对较轻,体征不明显,容易延误诊治。老年患者溃疡癌变率也显著增加,因此对老年胃溃疡患者应定期随访。

2. 健康管理要点　　老年人消化性溃疡的诊断不能过于依赖症状和主诉,应以胃镜检查等客观指标为主。对疑似消化性溃疡并可耐受胃镜检查的老人,应及时行胃镜检查。老年人消化性溃疡的治疗首选抑酸剂-质子泵抑制剂或 H_2 受体拮抗剂,常规剂量,疗程 8~10 周,次选制酸剂或黏膜保护剂。老年人仍有良好的泌酸功能,应用抑酸剂无须减量。

六、老年慢性肾脏病(CKD)

1. 老年人患病特点

(1)症状不典型:老年 CKD 患者往往隐匿起病,缺乏特异性表现,首发症状主要是食欲缺乏、恶心、乏力、水肿、胸闷、头晕等不典型症状,亦可没有任何症状,仅实验室检查发现肾功能异常。同时,由于受肌肉容积及营养状态不良的影响,早期老年 CKD 患者血清肌酐往往增高不明显,也易导致漏诊或延误诊断。当肾功能进展到一定阶段时,老年 CKD 患者除会出现贫血、代谢性酸中毒、高血压等并发症症状外,有时神经精神症状常较突出,并且与年轻人相比上述并发症可能出现早且严重。

(2)伴随疾病多:老年 CKD 伴随疾病明显增多。除老年人常患的基础疾病如糖尿病、高血压、充血性心力衰竭、尿路梗阻等,有较多机会接受药物治疗(如利尿药、抗生素、降压药、非甾体抗炎药、造影剂)和手术治疗(如心脏及血管手术),进一步增加了肾脏损伤的机会。老年人对缺血-缺氧、炎症、肾毒性药物的反应明显重于中青年。老年急性肾衰竭中只有 30% 肾功能完全恢复,这些急性损伤的逐渐累积、迁延,加重老年 CKD 的进展。

2.健康管理要点

(1)病情评估：血肌酐的测定易受肾外因素的影响，如年龄、性别、种族、饮食、体型大小等，老年人容易合并食欲减退、肌肉萎缩、蛋白质代谢率降低等，即使血肌酐值尚在正常范围，肾功能可能已经明显减退，故不能单独根据血肌酐水平评价老年人的肾功能。以血肌酐为基础估算的肾小球滤过率(eGFR)常规用于患者肾功能的评估和监测，是 CKD 诊断和分期的最重要指标。多种 GFR 计算公式各有利弊，对老年人群的研究显示，与 Cockcroft-Gault 公式、肾脏病饮食改善研究(modification of diet in renal disease，MDRD)公式相比，2009 年慢性肾脏病流行病学合作研究组(chronic kidney disease epidemiology collaboration，CKD-EPI)提出的 CKD-EPI 公式，目前被认为具有更高的准确度和精密度。

(2)营养状态评估与干预：低蛋白饮食可延缓 CKD 的进展，但老年人多处于能量消耗高风险状态，建议对老年 CKD 实施低蛋白饮食之前进行营养评估，不建议过度限制蛋白质摄入，防止营养不良的发生。补充 α-酮酸制剂有利于纠正老年 CKD 患者的营养不良状况，延缓 CKD 的进展。

(3)血压控制：确定无双侧肾动脉狭窄的老年 CKD 患者应优先考虑使用 ACEI/ARB控制血压，从小剂量开始，已有肾功能下降者初次使用注意检测血钾和肾功能变化，长期使用者不宜骤停用药，不推荐 ACEI 和 ARB 联合使用。

(4)钙、磷水平监测：血管钙化的发生率和严重程度随老年 CKD 患者肾功能的恶化而增加。在老年 CKD 患者中，高钙血症和低磷血症的发生率明显高于年轻患者，如果出现血钙升高，应避免使用含钙的磷结合剂，减少活性维生素 D 的用量或停用。

七、老年糖尿病

1.老年人患病特点

(1)症状不典型：老年糖尿病起病隐匿，多食、多饮、多尿及体重下降等三多一少症状多不典型。

(2)低血糖不易发现：低血糖是老年糖尿病最常见的急性并发症，但老年人低血糖症状往往不典型，容易漏诊，并极易诱发急性心脑血管事件，造成严重后果。对于老年人不明原因的情绪改变、精神行为异常均应警惕低血糖发生，增加自我血糖监测次数或佩戴瞬感动态血糖监测仪，有助于发现低血糖。

(3)高渗高血糖综合征病死率高：高渗高血糖综合征是老年糖尿病常见的严重急性并发症之一，病死率 10 倍于糖尿病酮症酸中毒。高龄、严重感染、重度心力衰竭、肾衰竭、急性心肌梗死和脑梗死是抢救失败的常见原因。因而在老年糖尿病患者中，尤其是失能失智的老年人保障糖尿病治疗不中断、注意监测血糖、避免各种感染是预防高渗高血糖综合征的主要措施。

2.健康管理要点

(1)筛查：老年糖尿病常常因临床症状不典型容易造成漏诊，因而要识别老年糖尿病的危险因素：①年龄。②亚裔、非裔。③BMI>27 kg/m^2。④腰围超标。⑤高血脂、高血压、冠心病。⑥反复感染。⑦服用激素类药物(包括糖皮质激素、性激素等)。对于有 1 个或多个危险因素的老年人，应每 3~6 个月进行糖代谢状态检查，包括空腹血糖、餐后 2 小时血糖及糖化血红蛋白。

（2）饮食：老年糖尿病患者的饮食控制不宜过严，饮食管理应当保证所需热量供给、适度增加蛋白质摄入（尤其是优质蛋白或乳清蛋白制剂）、减少碳水化合物比例，合理调配饮食结构和进餐模式，以保持良好的代谢指标。因老年人的异质性非常大，具体的营养比例和配制需因人而异。

（3）血糖控制：加强血糖监测。预期生存期＞10 年、低血糖风险低、应用非胰岛素促泌剂类降糖药物治疗为主、自理能力好的老年糖尿病患者血糖控制目标为糖化血红蛋白＜6.5％；预期生存期＞5 年、有中等程度并发症及伴发疾病、有低血糖风险、胰岛素促泌剂类降糖药物或以多次胰岛素注射治疗为主、自我管理能力欠佳的老年糖尿病患者血糖控制目标为糖化血红蛋白 7.0％～8.0％；预期生存期＜5 年、有严重低血糖发生史、反复合并感染或急性心脑血管病变（应激性高血糖）、完全丧失自我管理能力、无他人提供良好照护等情况的老年糖尿病患者血糖控制目标为糖化血红蛋白＜8.5％。

（4）血压控制：老年糖尿病合并高血压者血压控制目标为＜140/85 mmHg。

（5）血脂控制：老年糖尿病患者有大血管粥样硬化相关检测指标异常者，低密度脂蛋白胆固醇（LDL‐C）需降至＜2.6 mmol/L，有其他心脑血管病变因素存在者（高危）LDL‐C应＜1.8 mmol/L，未能达此标准者在除外肾脏病和甲状腺功能减退症的影响后，应长期服用他汀类药物。

（6）用药管理：患者血浆胰岛素或 C 肽水平过低、肝糖输出不足、合并大血管病变、失能失智等被视为血糖调节能力差、低血糖风险大，应选择低血糖风险小的药物如二甲双胍、α‐糖苷酶抑制剂、二肽基肽酶（DPP‐4）抑制剂、噻唑烷二酮类（TZD）、胰高血糖素样肽（GLP‐1）受体激动剂、钠葡萄糖转运蛋白 2（SGLT‐2）抑制剂。

1）二甲双胍：二甲双胍是老年糖尿病患者（无年龄限制）首选且可长期应用的降糖药，肾小球滤过率 45～60 mL/min 时应减量，肾小球滤过率＜45 mL/min 时禁用。

2）α‐糖苷酶抑制剂：对以糖类食物为主要能量来源的中国老年糖尿病患者更为适用，阿卡波糖和米格列醇在肾小球滤过率＜30 mL/min 时不宜应用，伏格列波糖不增加肝肾负担，在肾衰透析患者降糖治疗中有效且安全性好。

3）GLP‐1 受体激动剂：有延缓胃排空的作用，存在胃肠功能异常的老年患者不宜选用，肾功能不全时需减量。

八、卒中的健康管理要点

1. 早期识别

（1）美国卒中协会提出的 FAST 工具："F"‐ face，指面部的麻木感、口角歪斜等；"A"‐ arms，指无法将肢体抬起或不能将两侧肢体保持在同一平面；"S"‐ speech，指咬字不清、言语费解；"T"‐ time 指求助获得医疗支持。

（2）"中风 1‐2‐0"：国内学者提出的适合中国人群卒中快速识别工具：1 看——1 张脸不对称，口角歪斜；2 查——2 只手臂，平行举起，单侧无力；0（聆）听——言语不清，表达困难。如果有以上任何突发症状，立刻拨打急救电话 120。

2. 早期康复 脑卒中患者病情稳定（生命体征稳定，症状体征不再进展）后应尽早康复；轻到中度脑卒中患者在发病 24 小时后可以进行床边康复；康复训练强度要考虑到患者的体力、耐力和心肺功能情况，在条件许可的情况下，开始阶段每天至少进行 45 分钟的康复训练。

·············案例分析与思考·············

案例 · 黄奶奶,72岁,初中文化。2年前,家人发现她经常丢三落四。半年前搬家后情况更加糟糕,出门买菜算钱出现困难,有时找不到回家的路,经常发脾气。家人送其就医,体格检查未发现神经系统疾病,CT检查提示轻度脑萎缩。医护人员使用简易智力状态检查(mini-metal status examination,MMSE)对黄奶奶进行认知状态评估,得分为22分(附表6-4)。

思考题 · ①患者可能出现了什么问题? ②如何对患者进行智能康复训练?

(侯云英　邬青)

 请扫描二维码
查看思考题答案

 附表6-1～附表6-6
请扫描二维码

参考文献

[1] 胡秀英. 老年护理学[M]. 北京:人民卫生出版社,2022.

[2] 刘晓红. 老年医学[M]. 北京:人民卫生出版社,2020.

[3] 于普林. 老年医学[M]. 北京:人民卫生出版社,2017.

[4] 中华医学会老年医学分会肾病学组,国家老年疾病临床医学研究中心. 老年慢性肾脏病诊治的中国专家共识(2018)[J]. 中华老年医学杂志,2018,37(7):725-731.

[5] 中国老年医学学会老年内分泌代谢分会,国家老年疾病临床医学研究中心,中国老年糖尿病诊疗措施专家共识编写组. 中国老年2型糖尿病诊疗措施专家共识(2018年版)[J]. 中华内科杂志,2018,57(9):626-641.

[6] 中华医学会糖尿病学分会. 中国2型糖尿病防治指南(2020年版)[J]. 中华糖尿病杂志,2021,13(4):315-409.

[7] 中华医学会妇产科学分会妇科盆底学组. 女性压力性尿失禁诊断和治疗指南(2017)[J]. 中华妇产科杂志,2017,52(5):289-293.

[8] 中国康复医学会专家共识组,上海市康复医学会专家共识组. 预防老年人跌倒康复综合干预专家共识[J]. 老年医学与保健,2017,23(5):349-352.

第七章
安 宁 疗 护

导学
目标

学习目标
> 掌握：安宁疗护常见的生理照护、心理照护、社会支持和精神抚慰。
> 理解：安宁疗护原则和主要内容。
> 了解：安宁疗护概念及国内外发展现状。

思政目标
> 安宁疗护实施中，严格遵守伦理道德。
> 树立仁者爱人、敬畏生命、爱护生命、守护生命的价值观。

第一节　安宁疗护概述

一、安宁疗护概念

我国《安宁疗护实践指南（试行）》对安宁疗护（hospice care）定义是：安宁疗护实践是以临终患者和家属为中心，以多学科协作模式进行，主要内容包括疼痛及其他症状控制，舒适照护，心理、精神及社会支持等，以提高生命质量，帮助患者舒适、安详、有尊严离世的服务。

二、安宁疗护目标

现代安宁疗护之母西西里·桑德斯（Cicely Sanders）提出的安宁疗护目标是：消除内心冲突、复合人际关系、实现特殊心愿、安排未完成的事业及与亲朋好友道别。

1.减少患者痛苦　安宁疗护目的不再是通过积极方式治愈疾病，而是通过控制各种症状，缓解症状给患者带来的不适，减轻患者痛苦，提高其生活质量。

2.维护患者尊严　通过尊重患者对生命末期治疗的自主权力，尊重患者的文化和习俗需求，采取患者自愿接受的治疗方法；并在照护过程中，将患者当成完整的个体，而不是疾病的代号，提升患者的尊严感。

3.帮助患者平静离世　通过与患者及家属沟通交流，了解患者未被满足的需求、人际关系网络及在生命末期想要实现的愿望，并帮助其实现，达到内心平和、精神健康的状态，患者能平静地离开人世。

4.减轻丧亲者的负担　通过安宁疗护多学科队伍的照护,减轻家属的照护负担;并给丧亲者提供居丧期的帮助和支持,帮助丧亲者度过哀伤阶段。发展安宁疗护既能满足群众多样化、多层次健康需求的客观需要,也有利于节约医疗支出,提高医疗资源效率。

三、安宁疗护原则

1.人道主义原则　指以救治患者的苦痛与生命,尊重患者的权利和人格为中心的医学道德的基本原则之一。关怀人、尊重人,以人为中心作为观察问题、处理问题的准则。在安宁疗护实践活动中,要求医务人员具备敬畏并尊重生命的意识,尊重所有的终末期患者,尊重患者的生命质量与生命价值,尊重终末期患者的正当愿望,提供患者身体、心理、社会、精神全方位的照护及哀伤辅导。

2.以照护为主的原则　安宁疗护服务于终末期患者,主要以提高患者的生命末期生命质量为目的,尽量按照患者及家属的愿望来照护,而不是千方百计延长患者的生存时间。

3.全方位照护原则　为患者及家属提供 24 小时全天候服务,包括对终末期患者生理、心理、社会、精神等方面的照护与关怀以及帮助患者家属尽快摆脱居丧期的痛苦,顺利恢复正常生活。

四、安宁疗护服务对象

2017 年,国家卫生和计划生育委员会颁发的《安宁疗护实践指南(试行)》明确指出,安宁疗护以终末期患者和家属为中心。其中患者符合以下条件就可获得安宁疗护服务:①疾病终末期,出现症状。②拒绝原发疾病的检查、诊断和治疗。③接受安宁疗护的理念,具有安宁疗护的需求和意愿。

目前关于生命末期的界定没有统一标准,现有的医学手段无法准确预测生存期,只要患者有需求和意愿,都应获得安宁疗护。

五、安宁疗护服务内涵

安宁疗护服务内涵主要体现在五个方面,即“全人、全家、全程、全队、全社区”。

1.全人照护　终末期患者在生命最后阶段一般会面临疼痛、呼吸困难、水肿等各种不适症状,面对病情与生命的不确定性,常会产生焦虑、抑郁、伤心等负性情绪反应,加上家庭社会支持网络的改变或不足,易导致患者觉得人生缺乏意义及价值感,感到无力、无助,甚至有轻生的危机。因此,对于终末期患者,安宁疗护需要提供身体、心理、社会、精神的多维度全人照护。

2.全家照护　终末期患者最后会走向死亡,而死亡是整个家庭甚至整个家族的大事。家属也是安宁疗护团队需要关注的重点。在照护终末期患者时,由于照护时间长、照护技能缺乏等多方面因素,家属也会出现身体、心理等多方面问题。所以,除了照护患者之外,也要照护家属。

3.全程照护　安宁疗护不仅局限于住院终末期患者,从患者入住安宁疗护病房一直至患者接受死亡(包括住院及居家照护),安宁疗护工作人员都会全程对患者进行管理,也包括对家属的悲伤辅导。

4.全队照护　安宁疗护需要多学科团队合作,成员包括医师、护理师、社工师、志工(义工）、营养师、心理师、宗教人员等，当然这些成员并不是固定的，凡是患者所需要的都可以是团队成员。在团队中，每个成员都负责终末期患者照护的部分内容，如症状控制、心理辅导、社会支持、精神照护等。凡是与患者照护有关的都需要加入团队服务，不是只靠某一专科就可以做好安宁疗护的工作。

5. 全社区照护　安宁疗护照护不仅是医疗机构、护理院的责任，也是全社会的职责。作为安宁疗护工作者，应积极寻找和联结社会资源，动员全社会的力量，为贫困的终末期患者和家庭提供实际救助，奉献爱心。

六、安宁疗护服务内容

2017年，国家卫生健康委员会印发《安宁疗护实践指南（试行）》，明确了安宁疗护实践以临终患者和家属为中心，以多学科协作模式进行，主要内容包括疼痛及其他症状控制，舒适照护，心理、精神及社会支持等。此指南中规定了安宁疗护症状控制（13项）、舒适照护（16项）及心理支持和人文关怀（7项），每一项内容详细规定了评估和观察的内容、治疗原则、护理要点及注意事项。

1. 症状控制　终末期患者疼痛、呼吸困难、咳嗽、咳痰、咯血、恶心、呕吐、呕血、便血、腹胀、水肿、发热、厌食/恶病质、口干、睡眠/觉醒障碍（失眠）及谵妄等不适症状，使患者在身体上受到极大的痛苦。因此，终末期患者常见症状控制及护理是安宁疗护的核心内容，是心理、社会、精神层面照护的基础。

2. 舒适照护　为终末期患者提供舒适照护是安宁疗护不可缺少的一部分，其舒适照护内容主要有病室环境管理、床单位管理、口腔护理、肠内营养的护理、肠外营养的护理、静脉导管的维护（PICC/CVC）、留置导尿管的护理、会阴护理、协助沐浴和床上擦浴、床上洗头、协助进食和饮水、排尿异常的护理、排便异常的护理、卧位护理、体位转换及轮椅与平车使用等。

3. 心理支持　安宁疗护帮助为终末期患者在接近死亡时提供温暖，使每一位患者的尊严得到维护，心理得到安慰。当人感知到自己要离世时，会出现恐惧、惊慌、悲伤等情绪。美国精神科医师 Kubler Ross 曾提出"临终心理五阶段说"，即否认期、愤怒期、协议期、忧郁期和接受期。受特定文化要求，终末期患者心理行为并不一定按顺序出现，故安宁疗护工作人员应正确区分患者的心理分期，给予患者稳定的情感支持，以提高其应对能力。

4. 人文关怀　为终末期患者提供人文关怀是安宁疗护工作中非常重要的一部分。可帮助患者在生命的最后阶段保持尊严、缓解痛苦、获得家庭和情感支持等。人文关怀可依患者具体情况，尊重其个人意愿、信仰和文化的基础上，给予个性化的关怀，如与患者和家庭进行坦诚的沟通，提供精神健康支持和情感陪伴，邀请患者参与共同制定护理计划等。提供终末期患者人文关怀不仅减轻患者和家庭的心理和情感负担，还确保患者在生命的最后阶段获得温暖和全面的照护。

第二节　安宁疗护的发展

安宁疗护是近代医学领域中的一门新兴的边缘性交叉学科，是社会需求和人类文明发展的标志。20世纪50年代,英国护士西西里·桑德斯博士(Cicely Sanders)在长期工作的肿瘤医院中,目睹了许多垂危患者的痛苦,于是她在1967年创办了世界上第一所临终关怀机构—St. Christopher's Hospice(圣克里斯多弗宁养院),让垂危患者在人生的最后一阶段得到了舒适的照护,从而点燃了人类安宁疗护运动的灯塔。之后,许多国家开展了安宁疗护实践。

一、国外安宁疗护的起源、发展与现状

安宁疗护一词起源于英国,其英文名为"hospice care",hospice英文释义为hospital for dying people,其原意是"驿站""客栈""救济院"等,指专门收容不治之症患者的场所,又可以译作"安息所"或"安息养护院"。"点燃了临终关怀运动灯塔"的桑德丝女士于1967年建立了圣·克里斯托弗(St. Christopher's Hospice)救助院,标志着现代安宁疗护工作的兴起。现代安宁疗护以安宁疗护工作人员合作方式照护癌症末期患者,陪他们走完生命最后的历程,并辅导家属度过哀痛期。继圣·克里斯托弗临终关怀院建立之后,英国制定了临终关怀院指南,并将临终关怀纳入国民医疗保险体系。目前英国已有200多家独立的安宁疗护中心。由于英国的临终关怀具有政府重视、服务模式多样化、民众认知和参与程度高等特点,其模式成为全球临终关怀的典范。在经济学人智库2010年和2015年发布的死亡质量指数报告中,英国死亡质量指数均排名第一,处于世界领先地位。

继英国之后,美国、澳大利亚、日本等70多个国家和地区相继开展了临终关怀服务。1980年,美国将临终关怀纳入国家医疗保险法案,1996年美国因癌症死亡的患者中有43.4%的人能得到临终关怀服务。至1999年,共有43个州以及哥伦比亚地区将临终关怀纳入了医疗援助计划,目前美国临终关怀机构有近3 650家。澳大利亚自模仿英国模式开始至今已有独立的安宁疗护模式。1994年澳大利亚出版《缓和治疗标准》第一版,这套标准反映了时代的需求,并于2005年进行修订,之后陆续出版了许多相关指南进行质量安全改进和保障。在亚洲,日本是开展安宁疗护服务最早的国家之一。1981年日本在浜松成立最早的安宁疗护医院-圣立三方医院,也是亚洲建立的第一个安宁疗护机构,目前日本的安宁疗护形式侧重于家庭型居家照护。截至2015年,全球共有136个国家和地区建立了安宁疗护机构,其中20个国家和地区把安宁疗护纳入国民医保体系。

总之,在全球范围内,安宁疗护在较多国家发展较为成熟。当下全球癌症发病形势严峻,预计至2025年可能达到1 900万人,而席卷全球的老龄化所带来的慢性病管理等问题提示将有越来越多人在生命末期时需要帮助,也意味着世界各国对安宁疗护的需求将日益增加。

二、中国安宁疗护的起源、发展与现状

中国安宁疗护理念的历史渊源久远。汉朝时期就有临时性贫病庇护所;至唐朝时,已形成较完整的养老制度,多由佛教寺院负责具体的养老管理工作;北宋时期则设立了独立于佛教寺院的福田院;清代康熙在北京设立普济堂,视其经济状况而决定供养人数和生活水平,对象为没有依靠的孤寡老人、残障人和穷人,并使其能得到殡葬服务。这些机构的设置理念与西方临终关怀的思想有一定的相似性,并为现代中国安宁疗护的兴起和发展奠定了基础。

1. 中国香港特区安宁疗护的发展现状　我国最早开展安宁疗护工作的地区是香港特

区。中国香港地区 1982 年成立首家安宁疗护机构,1986 年成立善终服务会,1992 年第一个独立的安宁疗护机构白普理宁养院在香港沙田落成,1998 年李嘉诚基金会先后在全国各地 20 家大型综合医院创办慈善性质的宁养院,提供以居家和门诊形式的安宁疗护服务。到 2004 年,香港特区已经有 12 家公立医疗机构开展安宁疗护服务,床位达 252 张,位居亚洲第二。2015 年,"赛马会安宁颂"计划加强社区安宁疗护服务发展。

2. 中国台湾地区安宁疗护发展现状　中国台湾地区安宁疗护的发展史最早可追溯到 1980 年,台北荣民总医院癌病治疗中心陈光耀主任提出将"hospice care"一词译成"安终照护";1982 年学者谢美娥撰文介绍了舒缓治疗;1986 年马偕医院主持主办了第一次舒缓治疗的学术研讨会,并于 1990 年开办了台湾地区第一家安宁病房。中国台湾地区卫生界于 1995 年开始展开一系列活动,包括从安宁疗护各种教育课程到安宁疗护的相关研究、从"安宁疗护"的命名到成立"安宁疗护推动小组",以及研究制定设置规范、保健给付、评鉴制度等。1996 年安宁缓和居家护理纳入健康保险;1998 年马偕纪念医院安宁疗护教育示范中心成立;2009 年正式将安宁疗护全面纳入台湾地区居民健康保险。

3. 中国安宁疗护发展现状　中国的临终关怀工作起步较晚,1986 年《医学与哲学》上发表了《Hospice——垂危患者医院》一文,标志着临终关怀正式拉开序幕,1988 年 7 月天津医学院临终关怀研究中心成立,成为中国安宁疗护发展史上重要的里程碑,1994 年原卫生部在《医疗机构诊疗科目名录》中列入了"临终关怀科"。1988 年 10 月上海市南汇老年护理医院建立,1992 年北京松堂关怀院成立,1998 年广州友好医院开始开展临终关怀服务等,反映了安宁疗护的萌芽与发展,2006 年 4 月中国生命关怀协会成立,标志着我国的临终关怀事业进入了一个新的发展时期。2010 年北京生前预嘱推广协会成立,通过公益网站"选择与尊严"推广生前预嘱文本"我的五个愿望"。2012 年,上海市政府工作报告明确把开展社区临终关怀服务作为政府工作目标和任务。2016 年 4 月全国政协召开第 49 次双周协商座谈会,以推进安宁疗护工作为主题,李秀华理事长做了"护士是推进安宁疗护工作的重要力量"的主题发言,积极地促进了安宁疗护工作的发展。第一批全国安宁疗护试点在北京等 5 市区开始试行。2019 年,第二批全国安宁疗护试点增加到 71 个市区。2023 年,第三批全国安宁疗护试点增加了 3 个省(市),27 个市(60 个区)。各地紧跟其后出台了一系列有关安宁疗护的政策文件。安宁疗护等概念开始出现在国家政策、政府工作报告和学者的研究主题中。

第三节　安宁疗护:身体照护

器官衰弱引起的各种症状、疾病加重导致的器官功能损害与疼痛使生命末期患者时刻处在一种痛苦的状态。东西方文化中都将身体的需求,即"无痛苦"放在最重要的位置。了解生命末期患者的生理需求特点,满足生命末期患者的生理需求,是创造"优逝"境界的首要内容。

一、营养照护

大部分生命末期患者味觉功能普遍降低,面对满桌的佳肴,味同嚼蜡,无法下咽。长此以往,很可能造成营养不良而致全身衰竭。因此为生命末期患者准备饮食,最重要的是尽一切可能满足生命末期患者口腹之欲,让生命末期患者心满意足地告别人生。在一个舒适、整洁、明亮的就餐环境中,色、香、味俱佳,放在白色器皿中或蒸或煮或炖、色彩绚烂的食物,可以有效地增进生命末期患者的食欲,当生命末期患者厌食的时候不要勉强进食。

1. **适量营养**　饮食必须新鲜且易消化吸收,增加蛋白质丰富的食物,如牛奶、蛋、鱼、瘦肉、豆制品等,一般鼓励患者每日至少喝半杯牛奶或豆浆;2～3种以上新鲜蔬菜,如小青菜、油菜、苋菜、胡萝卜等,其中必须有一种是深绿色或深黄色的蔬菜;多吃些水果,每日至少补充 1 500～2 000 mL 的水。

2. **按症选食**　按照临终患者的不同症候,吃些能缓解症状的食物。例如:便血者可选吃有止血功能的紫茄菜;痰多气喘者,可选用萝卜、枇杷、生梨等;咯血者可吃鲜藕等;有噎嗝、反胃者宜喝牛奶、韭菜汁等;口干时,吃流质或半流质食物;食欲不佳者宜吃山楂、萝卜等健脾开胃食品;咽痛时吃西瓜等;气血亏虚者,可多吃山药、红枣、桂圆、莲子,以补气养血;放疗后,往往有口舌干燥、舌红少苔等津液耗损的表现,可多吃一些滋阴生津的甘凉食物,如藕汁、荸荠汁、梨汁、绿豆汤、冬瓜汤、西瓜等。

3. **按"性"选食**　由于生命末期患者味蕾功能减退,食欲下降,口内常有酸苦的感觉,餐前应予清新的漱口水含漱。合理运用食物的性味功能来选食,临终患者一般不宜食用甲鱼,因甲鱼性凉补血,性冷滋腻且不易消化;生姜、花椒、大蒜等性热,食后会生内火,致热毒内蕴。

4. **少食多餐**　在病情允许的条件下,鼓励患者进食。在营养师的指导下,制订合理的饮食计划,保证色、香、味俱全,少食多餐,保证营养均衡摄入。

5. **饮食禁忌**　要避免吃不易消化的食物。应多吃煮、炖、蒸等易消化的食物,少吃油煎食物。临终患者忌口是饮食调养的一方面;禁忌食物并非绝对,忌口食物只是极少数,家属亲友要关心体贴患者,应尽一切可能满足临终患者的饮食要求,让患者心满意足地告别人生。

二、皮肤照护

皮肤具有保护机体、调节体温、吸收、分泌、排泄及感觉等功能,具有天然屏障的作用,可避免微生物的入侵。皮肤的新陈代谢迅速,排泄的废物及脱落的表皮碎屑,与外界病原微生物及尘埃结合成脏物,黏附在皮肤表面。如不及时清洁皮肤,将会引起皮肤炎症。汗液呈酸性,停留在皮肤上刺激皮肤,使其抵抗力降低,以致破坏其屏障作用,成为病原微生物入侵的门户,造成各种感染,因此加强对卧床患者的皮肤护理,非常重要。具体措施如下。

1. **保持皮肤清洁干燥**　去除污垢,保持患者皮肤清洁干燥,使患者感到舒适,每日晨晚刷牙、洗脸、梳头、洗脚、擦洗会阴部。大小便后及时擦洗,保持清洁舒适。鼓励患者勤翻身,无法自行翻身的患者协助翻身。

2. **可行动患者,助力下用淋浴和盆浴清洁皮肤**　对于一般情况还好、可以行动的患者,可以在他人协助下用淋浴和盆浴来清洁皮肤。一般每周 2～3 次,这样可以使患者肌肉放松、疼痛减轻、清洁舒适。还可以刺激血液循环,增强皮肤排泄功能,预防皮肤感染及压疮等并发症的发生。室温保持在 22～24℃,水温调节在 41～46℃为宜,浴室外应挂牌提示有人,浴室不闩门,以便发生意外时可及时入内。操作过程中要注意防止患者受凉、晕厥、烫伤、滑倒等意外情况的发生。沐浴应在饭后 1 小时进行,以免影响消化。

3. 无法行动患者，可床上温水擦浴和床上洗头 对于无法行动的临终患者，可以为患者进行温水擦浴和床上洗头，一般每周 2～3 次，室内温度在 24℃ 以上，关闭门窗，必要时屏风遮挡，温水擦浴水温控制在 50～52℃ 为宜，床上洗头水温宜控制在 43～45℃ 或按患者习惯控制水温。

三、压力性损伤照护

压力性损伤是指由压力或压力联合剪切力导致的皮肤和（或）皮下组织的局部损伤，通常位于骨隆突处，但也可能与医疗器械或其他物体有关。软组织对压力和剪切力的耐受性可能会受到微环境营养、灌注、合并症以及软组织情况的影响。

压力性损伤高发于长期卧床患者、肥胖者、老年人、消瘦者、大小便失禁者、营养不良者、多汗者、糖尿病患者、使用医疗器械者。生命末期患者由于疾病影响，长期卧床，有些患者躯体移动障碍，有些患者由于疼痛或胸闷等被迫采取强迫体位，有些患者大小便失禁，局部皮肤潮湿或受排泄物刺激，伴随营养状况差，如果护理不当容易发生压力性损伤。

压力性损伤分期为以下几种类型。①Ⅰ期：指压不变白红斑，皮肤完整无破损。②Ⅱ期：部分皮层缺失伴真皮层暴露。③Ⅲ期：全层皮肤缺失。④Ⅳ期：全层皮肤和组织损失。⑤不可分期：全层皮肤和组织缺失，损伤程度被掩盖。⑥可疑深部组织损伤：持续的指压不变白，颜色为深红色，栗色或紫色。⑦医疗器械相关性压力性损伤。⑧黏膜压力性损伤。

1. 压力性损伤的预防 绝大多数压力性损伤通过精心护理是可以预防的。

（1）积极评估是预防压力性损伤的关键：评估压力性损伤发生的危险因素（如患者病情、意识状态、营养状况、肢体活动能力、自理能力、排泄情况及合作程度等）和易患部位。

（2）经常变换卧位：间歇性地解除局部压迫，是预防压力性损伤最为有效、关键的措施。一般卧床患者每 2 小时翻身 1 次，发现皮肤变红，则应每小时翻身 1 次，左侧卧位、右侧卧位、平卧位交替进行，并用软枕、气枕、水枕、海绵圈等垫在骨突出部位，可起到局部悬空、减轻压力的作用。坐轮椅的患者可在足底放一个海绵垫，臀下放一个软枕（垫）或海绵垫，至少每小时更换姿势 1 次或每 15～20 分钟变换重心 1 次，应避免患者长时间坐轮椅，一般不宜超过 2 小时，在可能的情况下，让患者站立，行走 10 分钟。

（3）保持皮肤清洁干燥完整：每日用温水擦洗清洁皮肤，擦洗时不可用刺激性强的清洁剂，不可用力擦拭，以防损伤皮肤。大便失禁者，及时洗净肛周皮肤，涂上婴儿护臀粉或护臀霜，即可有效防治肛周和会阴糜烂、湿疹；小便失禁者可使用高颈透气接尿器，及时洗净，保持皮肤、床单、衣服的清洁。

（4）促进皮肤血液循环：对长期卧床患者，应每日进行主动或被动的全范围关节运动以维持关节活动性和肌肉张力，促进肢体血液循环。

（5）应用减压床垫：及时恰当地应用气垫床、水床等全身减压设备以分散压力，预防压力性损伤发生。但要指出的是，尽管采用气垫床、水床等全身减压设备，仍需经常为患者更换卧位。

（6）应用减压敷料：根据患者的实际情况，选择减压敷料敷于压力性损伤好发部位以局部减压，如选择泡沫类敷料或水胶体类敷料，固定于骨隆突处。

（7）加强营养：病情允许的情况下鼓励患者进食，保证充足的营养。饮食要有足够的蛋白质、维生素和热量，并选择容易消化的食物。注意每日摄入适量的水果和蔬菜。

2. 压力性损伤的处理

（1）Ⅰ期压力性损伤

1）整体减压，局部保护。长期卧床患者可使用充气床垫或者采取局部减压措施，定期变换体位，避免压力性损伤加重或出现新的压力性损伤。

2）局部使用大于病变面积 2～3 cm 的半透膜敷料或者水胶体敷料加以保护，并促进淤血吸收，硬结软化。

3）动态观察效果，根据结果调整护理措施。

（2）Ⅱ期压力性损伤

1）水泡直径＜2 cm，可以让其自行吸收，局部可粘贴透明薄膜保护皮肤。

2）水泡直径＞2 cm，局部消毒后用针头在水泡最下端穿刺并吸出液体，表面覆盖透明薄膜，观察渗液情况，如泡内再次出现较多液体，可在薄膜外消毒后直接穿刺抽液，薄膜 3～7 天更换一次。

3）渗液量多时应用泡沫敷料，浅层溃疡渗液较少时，可用薄的亲水胶体敷料，根据渗液 3～7 天更换一次。

（3）Ⅲ期/Ⅳ期压力性损伤：首先要进行伤口创面清创处理，清除坏死组织，感染性伤口，先行伤口分泌物或组织的细菌培养和药敏试验，选择合适的消毒液清洗伤口，再用生理盐水清洁，伤口可用银离子抗菌敷料，定时换药，根据患者情况加强营养。必要时转创面修复中心治疗。皮肤脆薄者禁用半透膜敷料和水胶体敷料。

（4）可疑深部组织损伤

1）局部减压。

2）密切观察局部皮肤颜色变化，有无水疱、焦痂的形成。

3）局部皮肤完整时给予水胶体敷料贴敷，避免大力按摩。

4）出现水疱，按照Ⅱ期压力性损伤处理。

5）局部形成薄的焦痂，可按照焦痂伤口处理。

6）如发生较多的坏死组织，则按照Ⅲ期/Ⅳ期压力性损伤处理。

（5）焦痂伤口：当伤口因覆盖焦痂或坏死组织无法进行界定时，应先清除伤口内焦痂或坏死组织，再确定分期，按各分期处理。缺血性肢体或足跟处稳定的焦痂（如干燥、紧密贴附、完整没有红斑或波动感）应被软化或移除。

四、排便照护

1. 便秘 很多临终患者因多种原因，会有不同程度的便秘，如果是因为进食少而导致超过 3 日甚至 5～7 日解 1 次大便的情况，患者如果没有特殊不适（如腹胀、大便干硬而致排便困难），可暂不予处理。若患者出现腹胀、大便干结、排便不畅，可给予以下处理：

（1）首先通过饮食来调节，根据病情可适当增加食物中的膳食纤维，多食蔬菜、水果，如猕猴桃、香蕉、梨、木瓜等。多饮水，可每日晨起空腹饮用温开水或蜂蜜水。还可以适当进食一些麻油，也可以起到通便的作用。

（2）病情许可的情况下，可以在床上或下地适当活动，可增加肠蠕动，达到通便的目的。活动受限者，家属可帮助其施行下腹部顺时针方向按摩，每日 2 次，每次约 10 分钟，以促进肠蠕动，也可达到通便的目的。

（3）如以上措施均无效，可根据医嘱使用开塞露或服用通便药物。必要时，家属可戴橡胶手套后帮患者挖出硬结大便。

2.大便失禁　是指个体所经受的排便不能自主的状态。临终患者因衰弱，耻骨直肠肌或肛门括约肌张力减弱而急于大便。较多原因是卧床不活动，致使直肠感受力降低，不能有意识地收缩括约肌，以阻止粪便。直肠受肿瘤压迫，导致直肠括约肌失去控制等因素，均可使患者不能自主地控制粪便及气体从肛门排出，排便活动失去控制。

护理最重要的是保持局部皮肤的清洁和完整。可定时给予便盆或每日提醒患者大便，以增强排便反射的刺激。需要时使用成人纸尿片，但最好先和患者商量，征得同意，以减轻患者心理上的不适应和反感。

如有腹泻，应特别留意患者饮食，并关注有无脱水情况，如尿量是否减少、色深，皮肤是否干皱无弹性，神志是否有改变，严重时可请教医生。饮食应注意卫生，并避免太多纤维素类的食物，如生的瓜果、蔬菜，减少油脂类食物的摄入，以减低肠蠕动，直至患者情况改善。腹泻患者更应加强肛周皮肤护理，防止继发皮炎及感染。

3.尿失禁　小便不能控制在医学上称为尿失禁，是排尿障碍的一种表现，是因为膀胱括约肌失去功能后膀胱不能储存尿液所致，它给患者的生活带来了极大的不便，而且严重挫伤了患者的自尊心，临终患者会感到加重了家属的负担，护理人员对患者要多关心理解，体贴患者，解除其思想负担，具体措施如下：

（1）尿失禁患者常对饮水有顾虑，往往自动减少饮水量，这样易增加尿路感染的机会。要对患者说明尿液对排尿反射刺激的必要性，最好保持每日尿量在 1 000 mL 左右。睡前可限制饮水，以减少夜间尿量。

（2）保持皮肤清洁卫生非常重要：尿液长期浸湿皮肤可使皮肤角质层变软而失去正常防御功能。加之尿中氨对皮肤的刺激，可引起皮疹，甚至发生压力性损伤。要保持皮肤清洁、干燥，可使用纸尿裤或一次性床垫，及时清洗，勤换衣裤、尿垫、床单。局部皮肤可涂适量油膏保护。经常协助患者更换体位，在协助患者更换体位的时候切勿用力拖拉、硬拽，以免损伤皮肤。

（3）外引流：对部分不能控制的尿失禁的患者可采取外引流法，防止漏尿。男患者可用一次性保鲜袋套在阴茎上，再用一小夹子在侧面固定，或使用带胶管的阴茎套接尿，女患者可用女式外接尿器接尿，这类用具在大一些的医药店有售，但在使用时，也要定期观察局部皮肤有无发红、湿疹，出现异常要及时停止使用。也可尝试定时让患者使用便器，有意识地控制排尿。使用便器时一定要小心，勿使便器的边缘擦伤患者的皮肤。

（4）对于长期尿失禁的患者，必要时征得患者同意，可留置导尿管，持续导尿或定时排尿。

4.尿潴留　当膀胱内积有大量尿液而不能排出，称为尿潴留。引起尿潴留的原因很多，一般可分为阻塞性和非阻塞性两类。阻塞性尿潴留常因前列腺增生、尿道狭窄、膀胱或尿道结石等阻塞了膀胱颈或尿道而发生尿潴留。非阻塞性尿潴留膀胱和尿道并无器质性病变，而是由神经或肌源性因素导致排尿功能障碍引起的，如脑肿瘤、脑外伤、脊髓肿瘤等。也可按病程分为急性尿潴留和慢性尿潴留。膀胱胀满而无法排尿，常伴随由于明显尿意而引起的疼痛和焦虑，严重影响患者的生活质量。

根据患者一般情况，可采取以下措施。

（1）心理护理及健康指导：若尿潴留是因情绪紧张或焦虑所致，则要安慰患者，消除紧张和焦虑，采取各种方法诱导患者放松情绪。随时指导患者养成定时排尿的习惯。

（2）提供隐蔽的排尿环境：尽量为尿潴留患者提供单人病房，若不具备条件，要注意用屏风遮挡患者，请无关人员回避。提供温暖便器，使患者舒适。

（3）调整排尿的体位和姿势：酌情协助卧床患者取适当体位，如协助卧床患者略抬高上身或坐起，鼓励患者身体前倾，以手加压腹部以增加腹内压。尽可能使患者以习惯姿势排尿。对需要绝对卧床休息或某些手术患者，应事先有计划地训练床上排尿，以免因不适应排尿姿势的改变而导致尿潴留。

（4）诱导排尿：利用某些条件反射诱导排尿，如听细细的流水声；用温水冲洗会阴或温水坐浴；让患者双手浸在温水中；采取针刺中极、曲骨、三阴交穴或艾灸关元、中极穴等方法刺激排尿。

（5）热敷、按摩：热敷下腹部及用手按摩下腹部，可放松肌肉，促进排尿。切记不可强力按压，以防膀胱破裂。

（6）药物治疗：积极配合原发病的治疗，避免药物使用不当造成尿潴留。若患者出现尿潴留，必要时可根据医嘱肌内注射氯化氨甲酰甲胆碱等药物。

（7）经上述处理仍不能解除尿潴留时，可采用导尿术。

五、疼痛照护

疼痛是一种令人不快的感觉和情绪上的感受，它包括痛觉和痛反应两个方面。痛觉是一种意识现象，属于个人的主观知觉体验，每个人不同的心理、性格、经验、情绪和文化背景都会影响我们对疼痛的感知；而痛反应是指我们人体对疼痛刺激产生的一系列生理病理变化，如呼吸急促、血压升高、瞳孔扩大、出汗、骨骼肌收缩等。

1.药物镇痛　首先患者要正视自己的疼痛，有疼痛就要立即告诉医生、护士，和他们共同探讨适合自己的止痛方案。目前临床上最常用的止痛方法是药物治疗，当患者服用药物进行止痛时，应遵照 WHO 推荐的药物治疗疼痛的 5 个要点，即口服、按时、按阶梯、个体化给药、注重具体细节，其核心是"按时"给药和"按阶梯"给药，其中按阶梯给药是指 WHO 推荐的最经典的三阶梯止痛原则，即轻度疼痛给予非阿片类（非甾体抗炎药）加减辅助止痛药，中度疼痛给予弱阿片类加减非甾体抗炎药和辅助止痛药，重度疼痛给予强阿片类加减非甾体抗炎药和辅助止痛药。但要注意提醒患者及家属要及时向医生、护士反馈用药后的疼痛情况，以便于及时调整药物剂量，最终达到用最小剂量获得最佳镇痛效果的目的。

2.中医止痛　对于某些慢性疼痛的管理，中医中药的方法是有效的。临床上常用的止痛方剂有葛根汤、小柴胡汤、五积散和桂枝加术附汤等，但是服用中药可能对胃肠黏膜刺激性比较大，服用时需要注意饮食禁忌，对于中重度疼痛的镇痛疗效尚不确定，因此对于晚期肿瘤患者并不是很推荐服用中药来进行止痛。

对于慢性疼痛，可以在服用止痛药物的同时，采用中医针灸、推拿、反射区按压等辅助治疗方法，以期减少止痛药的使用剂量及随之带来的不良反应。当然针灸治疗是需要具备一定专业资质的人员才能操作的，而推拿、反射区按压等无创性操作方法，家属可以在专业人员的培训和指导下为患者使用。

3.认知上改变来积极控制或缓解疼痛　疼痛是复杂的主观感觉，受生理和心理等多因素影响，每位生命末期患者的疼痛体验各不相同。但一些误区妨碍了疼痛的准确控制，如面子问题、对药物的担忧和认为疼痛是不可避免的。我们需要改变这些误区，让患者明白无痛是权利，勇敢告知医护人员自己的疼痛以获得适当的止痛方法。止痛方案是根据患者病情和需求制定的，担心不良反应是正常的，医生会采取适当措施。心理和精神痛苦可能加剧疼痛感，所以除了缓解生理疼痛，还需关心他们的心理状态。让患者感受到被爱，被需要，有安全感，这也有助于药物治疗更有效。我们要鼓励患者坦诚表达，消除误解，确保他们在生命的最后阶段获得无痛的尊严。

六、性问题照护

性与临终或死亡的关系，从哲学角度研究性与生、性与死是一种中介连带关系，正是由于性的存在，才维持了生生死死延绵不绝。性生活是指为了满足自己性需要的固定或不固定的性接触，包括拥抱、接吻、爱抚和性交等，性生活不限于性交。

人类的性行为可分为目的性性行为、过程性性行为、边缘性性行为3种。性交是目的性性行为，而拥抱、接吻、爱抚及其他调情动作，属于过程性性行为。边缘性性行为虽不以性交为目的，但异性间的一个眼神、一丝微笑、一声问候、一次握手等，都或隐或现地含有性的因素。临终患者对性行为的需求，根据个人疾病病种与体质程度，可能有以上3种。

生命末期患者的配偶以语言、抚摸、握手、拥抱、亲吻等方式表达对患者的爱和眷恋，特别是已无能力进行性交的患者。生命末期患者从这些边缘性性行为上也可以获得性的安慰与满足。爱人的关心和照料不单单是一种义务和责任，也是爱的延续和具体表现。

人们往往不认为或没有意识到性爱抚是其中一项很重要的内容。很多人认为，在"人快死了"的时候，并不在意性爱抚，或许还认为有些荒唐，生命末期患者与死亡抗争时，性爱更不应介于其中。这种看法实际上是人们并未认识到性爱抚在临终关怀中的重要性造成的。临终患者的性爱抚，是临终关怀中不可缺少的，不应抱有偏见或持歧视态度。许多患者在生命的最后关头，常常要求配偶陪着而不让离开且不让第三人打扰，他（她）需要自己的妻子（或丈夫）给予性爱抚。生命末期患者大多采取拥抱、爱抚和语言等边缘性的性行为，既可使生命末期患者得到性心理上的满足，又可使他们在短暂的性活动中得到精神上的欢愉。

第四节　安宁疗护：心理照护

面对生命即将丧失的现实，生命末期患者和家属都要经历震惊、愤怒、恐惧、不安、痛苦、悲伤等一系列复杂的心理过程。亲人去世后，家属还会陷入深深的悲伤之中。此时，心理关怀的重点应在于对生命末期患者、丧亲者进行心理支持和情绪疏导，帮助他们以平静的心态接受死亡的事实。

一、心理社会评估

生命末期患者在面对威胁生命的疾病或者应激事件时，常会随着事件的接受过程而产生不同的心理反应。对不同阶段患者的心理状态进行评估，可以充分地评估生命末期患者的心理社会状态，从而采取有针对性的措施。美国医学博士伊丽莎白・库布勒-罗斯

(Elisabeth Kubler-Ross)将生命末期患者的心理反应过程分为五个阶段,即否认期、愤怒期、协议期、忧郁期与接受期。

1. 否认期   当得知自己病重、即将走到生命终点时,生命末期患者常常会感到震惊和否认,易产生猜疑或侥幸心理。其心理反应常为:"不,不可能,一定不会是我!一定是搞错了!"生命末期患者拒绝接受事实的同时,往往四处求医,希望是误诊。对病情的否认和对后果缺乏思想准备,使生命末期患者无法处理有关的问题或做出任何决定。这是一个短暂的时期,可能持续数小时或几天,但是也有少数生命末期患者一直到死亡临近仍然处于否认阶段。

2. 愤怒期   当四处求证之后,残酷的现实推翻了保护性的否认,生命末期患者通常会生气、愤怒、怨恨、嫉妒,产生"这不公平,为什么是我""你们都在健康地活着,而我却要悲惨地死去"的心理反应。这种瞬时的内心失衡,使生命末期患者充满嫉妒与怨恨的心理,常常迁怒于周围的人,向家属、朋友或医护人员等发泄。

3. 协议期   此期生命末期患者大多会终止发怒,转而变得和善、宽容,能积极配合治疗,表现出前所未有的希望尽可能延长生命,以完成未尽心愿,并期望奇迹出现,常常表示"如果能让我好起来,我一定……"有些人会改变原有的生活轨迹与信念,认为许愿和做善事能扭转死亡的命运,积极的正能量有时会产生戏剧化的效果,有时会在不知不觉中延长生命时限甚至使生命末期患者痊愈。

4. 忧郁期   在积极配合无果,病情进一步恶化,生命末期患者清楚地意识到失去所爱的一切和生命已经无法避免时,他们往往会产生很强烈的失落感和悲痛感,表现为情绪低落、消沉、退缩、悲伤、哭泣等,甚至产生轻生的念头。生命末期患者常要求会见亲朋好友,希望有喜爱的人陪伴,开始交代后事。有些子女不在身边且丧偶的老人,会存在强烈的孤独感、沉闷、压抑,感到生命无望、前途暗淡、坐以待毙,表现出对一切事物淡漠、无动于衷、视而不见等。

5. 接受期   经历了强烈的挣扎与痛苦后,生命末期患者基本上已经没有痛苦感和悲哀感,做好了接受死亡降临的准备,一切未完事宜均已处理好,常出现的心理反应是:"好吧,既然是我,我就去面对"。此时生命末期患者会平和安静,坦然面对,不再抱怨命运,喜欢独处,因精神和肉体极度疲劳和衰弱,常常处于嗜睡状态,情感减退,静候死亡的来临。

根据生命末期患者不同时期的心理表现和行为方式,可以采取精准的照护服务。

二、心理社会支持

1. 否认期:正确的疾病告知   否认是面对精神创伤的一种自我保护机制。所以,既不能揭穿生命末期患者的防卫,也不能对他撒谎。有时家属担心生命末期患者在知道自己罹患绝症或病程已达末期时无法承受打击,会失去求生意志而自杀,往往要求隐瞒病情。其实生命末期患者若自杀,并非因知道实情,而是有许多心绪无人倾听、了解、关心之故。此期生命末期患者对医护人员很信任和依赖,对自身的病情变化又非常敏感,医护人员往往在病情告知上陷入进退两难的境地。尽管大部分的生命末期患者往往从亲属脸上的泪痕、紧绷着的表情、闪烁的言辞能够意识到自己已日薄西山,即将去世,他们仍然希望别人来告诉他们真相,并帮助他们一起度过艰难的时刻。如果此时家属也持否认的态度,生命末期患者还要出于保护家属的考虑而回避死亡的主题,就会使患者感到更孤独、更焦虑、更痛苦。

事实上,生命末期患者对于事实的了解是很重要的,他们有权利知道,更要为自己的离世做好准备。

2. 愤怒期:理解和安慰愤怒的情绪　正如库布勒·罗斯博士所说:"愤怒和责备可以来自四面八方,并随时随意投射到环境中去。"当你与生命末期患者越亲近时,他越会把你当作愤怒和责备的对象。事实上这些愤怒并不是真的针对你,而是源自生命末期患者的恐惧和悲伤——对即将逝去的恐惧,对身心缺如的恐惧,对预期分离的恐惧,对未知世界的恐惧等,只有真正了解生命末期患者内心的煎熬,才会理解、同情并自然地接受生命末期患者外在的言行。事实上,生命末期患者的愤怒和责备是一种健康的适应性反应,对他而言是很有益的。照护者要让生命末期患者意识到迈向死亡将带出许多被压抑的情绪:忧伤、麻木、罪恶感,甚至嫉妒那些身体仍然健康的人,出现这些情绪是正常的,所以不需要压抑,要与他们共同承担和面对。当这些情绪慢慢退去后,生命末期患者会恢复真正属于他们的庄严、宁静和理智。

3. 协议期:达成人生的夙愿　协议期是从否认到接受、从愤怒到平静的过渡时期。这个时候生命末期患者会采取妥协的态度,试图与生命磋商并在心中签署一份"死亡协议",祈盼延长生命来完成自己的夙愿。此时鼓励生命末期患者主动说出内心的感受和希望,运用医疗手段减轻他们的痛苦和症状,尽量满足他们的要求,帮助他们抓住生命的尾巴去实现梦想、表达自我、修复关系、快乐生活。

4. 忧郁期:有效的倾听与不懈的陪伴　忧郁期的生命末期患者,有的整日以泪洗面,有的拒绝进食,有的神情淡漠、少言寡语。此期应鼓励家属多探望和陪伴患者,让他们按自己的需要去表达感情,而不应加以阻拦。不离不弃的陪伴本身就是一种强大的力量,相依相偎的倾听更是一种极大的安慰。静静聆听生命末期患者的怨愁,紧紧握住颤抖的双手,轻轻拂去脸上的泪痕,与生命末期患者一起缅怀过去、寄望将来或是讨论死亡。生命末期患者在诉说中梳理人生,当清楚地认识到自己的生活中充满了感恩、真诚、尊重、了解、信任时,即使离开,也将心安。在生命末期患者情绪平复的间隙鼓励他们说出最终的愿望,并尽量满足生命末期患者的需要。此时生命末期患者会要求独处,让人产生其喜欢独处的感觉,这正是由于其担心死亡而又害怕给家人带来情感上的负担与不舍所出现的矛盾的心理反应。

5. 接受期:在平静中迎接死亡　人在临终的时候,身体已经衰弱到极点,需要依靠他人的帮助。因此,出于对生命末期患者的真正关爱,应当尊重患者的需求,即使不能在家寿终,至少也要为其创造出一种安宁、温暖、平静的家的氛围。当医生对生命末期患者已回天乏术时,在征得生命末期患者同意后,应该停止一切侵入性的治疗,避免任何附加的刺激及痛苦,让生命末期患者在死前尽可能保持宁静。当一个人已经很接近死亡时,需要的是家属的陪伴而非医护人员一次又一次地抢救。

终末期患者心理发展的个体差异很大,护理时需要灵活应对。部分终末期患者只存在某一种或几种心理反应,即使五种心理表现都存在,在表现顺序上也可能会有颠倒或反复,应根据每一种心理反应给予适当的护理。终末期患者五个心理发展阶段的过渡转变所需的时间也有差异,有些可能只需几天,有些可能要数月,应根据他们的心理变化节奏予以适时、适当的照护。终末期患者因性别、年龄、个性、文化、经历等差异对各个阶段的心理体验也有所不同,应根据每一位患者的个体需求予以精准适度的照护。

第五节 安宁疗护：社会支持

一、社会支持概述

1.定义 终末期患者在身体功能、心理状态、经济情况、社会资源整合和照护等方面面临众多问题，因此迫切而重要的是为这一群体建立有效的社会支持系统。社会支持包括来自社区、社会网络和亲密伙伴的感知和实际的工具性支持以及表达性支持。工具性支持涉及引导、协助和提供有形支持，以解决问题。而表达性支持包括情绪、心理、自尊、情感和认可方面的支持。通过与社会关系网络的互动，个体可以维持其认同感，并获取情感支持、物质援助、服务信息以及建立新的社会联系。这种社会支持对终末期患者至关重要。

2.社会支持需求 面对疾病和死亡的过程是一个异常复杂的旅程，尤其是对于终末期癌症患者及其家属而言，他们所面临的需求涉及广泛，在这个关键时刻，安宁疗护人员的任务不仅仅是专注于疾病和症状的控制，更需要全面评估患者和家属的心理、社会需求，并提供相应的支持。这意味着理解他们所经历的种种挑战，以及在这个艰难时刻如何提供关怀和安慰。超越医学治疗，关怀的全面性应该包括情感支持、心理护理和社会支持，以确保患者和家属在面对生命最后阶段的挑战时能够获得最大程度的支持和关怀。

（1）身体层面：随着疾病的发展，患者在日常生活中不仅需要照护者的帮助来满足基本生活需求和保持身体舒适，还需要家属陪同就医、购药和住院，以满足其治疗的需要。安宁疗护工作人员在关注症状控制的同时，还能够提供对患者疾病进展的适当解释，教导家属照护的技巧，寻找相关资源，以提供实际的照护支持，从而减轻家属的照护负担。这种综合性的关怀不仅关注患者的身体需求，还致力于为家庭提供全方位的支持，使其在面对治疗和照护过程中能够更加从容和得到实质性的支持。

（2）心理层面：在面对疾病和死亡等艰难境遇时，患者和家属往往会经历恐惧、紧张、悲观和绝望等负面情绪。在这关键时刻，安宁疗护工作人员的理解和支持显得尤为关键。通过这些关怀，患者和家属能够得到情绪上的调整，从而能够更加冷静和理性地做出医疗决策和安排。这种支持不仅有助于缓解他们的情感困扰，也为他们提供了应对困境的力量和信心。在这个过程中，安宁疗护工作人员的角色不仅仅是提供医疗关怀，更是为患者和家属提供心理上的支持，使他们能够更好地面对并适应这一艰难的现实。

（3）家庭层面：在面对疾病末期的挑战时，患者与家属之间的关系，以及他们与安宁疗护工作人员之间的沟通可能面临一系列问题。在这种情况下，安宁疗护工作人员的角色变得至关重要，需要协助家庭成员之间相互理解，提升沟通技巧，促进家庭关系的协调与解决。与此同时，积极主动地协调和沟通也是必不可少的，以达成医疗方面的共识。安宁疗护团队有时还需要调动适当的人力、物力和财力资源，以有效地帮助患者家庭解决现实困难。这种全面的支持不仅关注于医疗层面，还致力于维系患者家庭的和谐，以确保他们能够在困境中得到最大程度的支持和协助。

（4）精神层面：对于死亡的恐惧可以分为八种类型：未知的恐惧、孤独的恐惧、忧伤的恐惧、丧失身体功能的恐惧、失去认同的恐惧、自我控制能力下降的恐惧、撤退的恐惧以及疼痛和痛苦的恐惧。在面对这些恐惧和失落时,癌症患者开始深思宗教、生命的意义以及死亡的内涵,对自我价值和生命意义的探索变得更加迫切和深刻。这种探讨不仅是对死亡本身的思考,也涉及个体对于宗教信仰、存在意义和个人价值观的重大思考。

二、家庭照护者

1. 家庭照护者概念　照护者,顾名思义就是为需要帮助的对象提供关怀、支持与照料的人。重症患者的照护者包括家庭照护者、专业照护者和义务照护者等。他们是患者获得家庭支持与社会支持的重要来源。这里我们重点讨论家庭照护者,家庭照护者大多数由患者的配偶、子女或父母担任,以照护患者的疾病为主,并由疾病衍生出相关的活动。他们既是照护者也是安宁疗护团队需要支持的对象。

2. 家庭照护者压力

(1)生理层面的压力:照护终末期患者通常需要投入大量体力,包括但不限于为患者翻身、协助洗澡、扶持上厕所等任务,这些工作使得家属感到身心疲惫。如果患者因病导致残障,所需的照护内容会更为繁杂,其中一些工作甚至是令人讨厌的,比如更换尿片等。对于年纪较大的照护者而言,若其自身健康已经出现问题,长期提供患者照护将成为一项相当艰巨的任务。在长时间的照护过程中,照护者很容易出现失眠、关节疼痛、头痛、背痛、血压升高、上呼吸道感染、胃口不佳、食欲下降等不适症状,严重时可能引发或加重心血管或其他慢性疾病。

(2)心理层面的压力:随着患者病情的恶化和身体逐渐衰弱,照护者的劳动时间和强度不断增加。家属可能会经历悲观、恐惧、害怕、焦虑、抑郁、失去控制感、无助和无力感,同时可能出现注意力不集中、记忆力减退、理解判断能力下降等问题。对于一些照护者而言,他们的责任感较重,对自己的要求也较高,因此更容易感到自责、内疚和出现心理耗竭感。在患者即将离世之际,家属可能会体验到对即将分离的亲人的预期性哀伤。而在患者去世后,一些家属可能会经历严重的哀伤情绪。这个过程充满了情感挑战和心理压力,需要细致关怀和支持。

(3)社会层面的压力:当照护者被迫同时扮演多重角色时,常常面临一些冲突和混乱,不知如何选择。例如,一个家庭成员在工作、生活以及照护父母和子女的责任之间感到茫然无措。繁忙于照护和工作之间,照护者的自主时间逐渐减少,导致脱离正常社交生活,缺乏与他人的互动,从而造成人际关系的疏离。

有些家庭照护者可能不得不放弃工作来全职照护患者,但仍需维持生计、支付医疗和子女教育等费用,造成收支不平衡,经济压力巨大。对于本身已经存在多种问题的家庭而言,面对亲人罹患绝症这一重大压力事件,家庭关系面临严峻挑战。在医疗决策、照护安排与分工、经济支出、身后事等方面,家庭成员可能存在意见分歧,无法达成一致的决定,甚至可能引发冲突。

此外,对于疾病缺乏正确认知以及生死观的分歧可能引发周围人对照护者的不良态度,也是照护者可能面临的压力之一。在这样的复杂情境中,提供全方位的支持和协助变得尤为重要。

(4)精神层面的压力:当至亲至爱的亲人患病严重或离世时,家属常常感到悲痛欲绝,甚至对原本的信仰产生怀疑,质疑人生的意义,失去对未来的信心,同时也难以找到工作、学习、生活中的乐趣和目标。这一过程充满了深刻的心灵挑战,需要时间和支持来逐渐恢复和重建生活的意义。

3.家庭照护者社会支持　在生命末期,给予家庭照护者社会支持非常重要,因为他们通常面临着巨大的心理、情感和实际挑战。提供家属照护者社会支持,可参考以下内容。

(1)倾听和理解:倾听家庭照护者的感受和需求。让他们表达情感,分享担忧,不要评判或贬低他们的感受。

(2)提供情感支持:给予家庭照护者情感上的支持,鼓励他们在需要时谈论自己的情感,不要让情感积压。

(3)提供实际帮助:为家庭照护者提供实际帮助,例如照顾患者、购物、烹饪或家务,以减轻他们的负担。

(4)休息和自我照顾:鼓励家庭照护者定期休息,关注自己的健康和福祉。可以提供照顾者替代,以便他们能够休息和恢复精力。

(5)提供信息和资源:帮助家庭照护者获得有关患者状况、医疗选项和支持资源的信息,以便他们能够更好地处理情况。

(6)协助决策:参与家庭照护者和患者的医疗决策,提供意见和支持,但尊重他们的决策权。

(7)建立社交支持网络:帮助家庭照护者建立社交支持网络,可以与其他人分享经验和情感。

(8)感谢和认可:表达对家庭照护者的感激之情,认可他们的辛勤工作和无私奉献。

(9)提供心理辅导:鼓励家庭照护者寻求心理辅导或支持小组,以帮助他们处理情感和心理压力。

(10)关心长远规划:讨论未来的规划,包括终末关怀和善后事宜,以减轻家庭照护者的不确定性。

给予社会支持是关爱家庭照护者的一种重要方式,可以帮助他们更好地应对生命末期患者的需求,减轻负担,维持并促进心理健康。也有助于创造一个更加温暖的家庭环境,使生命末期的患者得到更好的关怀。

第六节　安宁疗护:精神抚慰

在生命末期患者及其家属为延续生命进行过一番努力后,却还是无力回天,面对逐渐恶化的病情、日渐衰败的身体、愈加疲惫的家人以及对生命的恋恋不舍,生命末期患者和家属共同承受着心灵的煎熬:"为什么我(他)的一生要经受这些痛苦? 死亡后会发生什么?"在对人类命运、人生的痛苦及解脱途径的思考与探索中,精神抚慰作为全人照护的重要部分,以终极关怀的心态来面对生命、生活及心灵,可实现人对心灵自由的理想和追求。

一、精神抚慰

每个人都有精神,其需求就像生理和心理的需求一样是人性的一部分。精神健康偏重于个人的灵魂安适,包括宗教和信仰等。精神健康可以帮助个体实现更有意义的人生,其作用高于心理层面。精神健康是健康的重要组成部分,尤其在遭受疾病痛苦(如癌症)的时候,精神健康的维护显得更加重要。人有别于万物的特质有无限之多,但最基本的还在于人有精神、意识和理性。古希腊的哲人曾经指出,人间最幸福之事不在肉体感官的享乐,而在灵魂的无痛苦。已有的研究表明:"健康的精神"即个人对目前及未来的生活感到有目的与意义,是心理健康的重要资产。普遍认为人的精神需求有:追寻有意义的人生目标的需求、爱与被爱的需求、联结需求、宽恕与被宽恕需求、喜悦/希望的需求、创造力的需求、勇气/应对能力的需求及寻找超越途径的需求,有宗教信仰的人还存在宗教信仰的需要。

精神抚慰帮助患者及家属以生命快乐和心灵自由为最终目标面对自己的生命。在面对生存和死亡挑战时,通过理性与情感、精神和肉体的对话,对人生的意义、价值、理想等境界进行理性思考,给人以坚强的信念面对痛苦与挫折,以面对痛苦和死亡的信念和智慧来化解身心的空虚与不安,使个体在精神上得到安慰与慰藉,保持良好的心理社会适应,促进身心健康。

二、精神抚慰实施

通常当人们面对生死问题的时候,精神体验才会变得更为显著。所体现出来的精神痛苦会在面对情绪压力、疾病或死亡时浮现出来。了解精神痛苦并且予以转换价值和意义,帮助其与过去建立起一种连接与和好的关系,助力其放下当下的苦难,最后寻找到生命与信仰的意义。精神关怀在实施时可以采用以下做法:

1. 关爱、陪伴与倾听,走入生命末期患者的内心世界　唐君毅说过,"爱是相爱的人的生命间之渗透者、贯通者。爱破除人与人间之距离,破除人与人间各自之自我障壁,使彼此生命之流交互渗透,而各自扩大其生命"。当人感到孤单、恐惧时,陪伴会给人一种安慰与鼓励,让人不再孤单。实施关爱时,应以生命末期患者的个人体验,并通过一定的行为表现出来,如对头面部、颈肩部、手足部位的关爱性触摸。面对生命末期患者,轻握他的手或轻抚他的脸,在其耳畔喃喃低语,如"别害怕,有我们陪伴着您"。借此传达一种支持、依托和依靠,使他们的恐惧感慢慢消失,让其在幸福、温馨的氛围中平静地告别人世。伏尔泰说"耳朵是通向心灵的道路",有效的倾听不但可以获得生命末期患者的理解和尊重,更能走入他的内心世界。相依相偎的倾听是一种巨大的安慰,静静聆听生命末期患者的怨愁,紧紧握住颤抖的双手,轻轻拂去脸上的泪痕,与生命末期患者一起缅怀过去、寄望将来或讨论死亡。当生命末期患者在倾听过程中通过对人生进行重新梳理,清楚地认识到自己的生活中充满了感恩、真诚、尊重、了解、信任、勇气、自由、富足、分享时,即使离开,也将心安。

2. 进行同理心的回应,帮助生命末期患者表达自己的真实想法　在不确定生命末期患者的真实想法时,可以询问一些开放性的问题,如"您现在的想法是什么""针对这种情况,您是怎么看的",进而找出他目前真正存在的问题。询问是在充分建立起信任关系的基础上,运用一些语言和非语言的沟通技巧,如积极倾听、适时地巧妙使用过渡语言、充满感情地与生命末期患者进行眼神交流等方法,找出生命末期患者真正存在的问题,然后用我们自己的话来表达出生命末期患者真实的内心想法。我国台湾地区的黄晓峰教授提出通过"同理心"三明治的做法来对生命末期患者进行同理心的回应。首先辨认生命末期患者目前的情绪,接着找出或猜测这种情绪因何而来,然后告诉生命末期患者我们知道他有这样的情绪,并说出产生这种情绪的原因,借此帮助生命末期患者确定内心深处说得出口或者说不出口的苦楚。表达同理心之后,才说明我们需要说明的事和道理,说完再同理一次。在进行同理心的回应时,应先从生命末期患者的症状问起,同理他对病况的担忧,接着谈起藏在心灵深处的心灵议题。在专注倾听的过程中,不断帮助生命末期患者说出心中的苦闷,帮助他理清思绪、面对自己的不安,然后生命末期患者便会从这种痛苦中获得心灵上的成长。

3. 协助宽恕与和好,帮助生命末期患者肯定生命的意义　人的一生常常在善恶、对错、好坏之间徘徊,犯错伴随着成长。年轻时的轻率行为或伤害他人的举动常成为心头的负担。这种内心的痛苦常不愿与人分享,却一直在侵蚀着内心。在《相约星期二》中,莫里教授因拒绝友人的和解请求感到内疚,直到自己临终时,深刻领悟到宽恕的重要性。在终末期,鼓励患者采取主动,与亲友和解,净化心灵,化解仇恨。即便无法面对他们,也可通过电话、录音或书信等方式请求原谅,给予对方时间。不要强迫他们面对可能引发负面情绪的对话。如果原谅不来,至少他们尽力了,这将为他们带来内心的平静。对于那些自责自怨的人,请求原谅是释放内心的力量和平静。宽恕自己的过错有助于接受自己,承认生命的价值。在终末期,宽恕与和解帮助患者平静地面对过去,珍视当下的生命。协助终末期患者争取和解,宽恕自己和他人,平静地面对生命的尾声。

4. 活在当下,帮助生命末期患者肯定生命的意义　每个人的生命中总会遇到一些令自己难以承受的苦难:亲友死亡、重大变故的发生(地震、坠机、罹患严重疾病等)。这些无法控制的生命中的意外,很容易将一个人的求生意志刹那间彻底击溃。事件之后,人们会质疑自己为何而活、活着有什么意义? 生命是一场空吗? 从而陷入生命虚无的痛苦深渊中。在苦难中,有人选择自我放弃,有人选择结束自己的生命,逃避苦难的存在,但也有人从苦难中领悟到生命的意义,如浴火凤凰般重生。二者最重要的区别是这个人对苦难采取了何种态度,他用何种态度面对他的痛苦。有一道门可以进入抚慰精神的世界,而进入的人可以用不同的办法来助人强化精神。对于活在苦难时空中的人,照护者与他在一起,共同面对并接受当下的自己与处境,接着才能走上超越的路途。肯定真实的存在感,活在当下,以接受当下的自己为出发点,才能有真正的超越。

5. 尊重并满足意愿,减少生命末期患者的人生缺憾　尊重生命末期患者的意愿并尽可能满足他的意愿,对于帮助生命末期患者安宁地走完生命的最后旅程有着积极的意义。无论男女老少,在生命最终时刻都会有一些特殊的要求和愿望,或许合理或许无理,或许在物质层面或许在精神层面。悉心询问、尽力揣摩、努力满足生命末期患者的意愿,是送给生命末期患者最后也是最好的礼物。人在面对生死、空虚、冲突时会突显对精神抚慰的呼唤。这呼唤声有时是非常轻微、柔弱的,需要有心、有灵、有爱和有能力的人来回应。精神抚慰是关心人的心灵问题,以了解如何面对问题,实现对心灵的慰藉。

三、哀伤辅导

哀伤是指一个人失去某人或某事物后的情感反应,从一开始的失落所造成的生命转变、经历一段混乱与调适之后,度过急性哀悼期,到达相对稳定的状态,包括了悲伤(grief)与哀悼(mourning)的反应。哀伤分为正常哀伤和复杂哀伤,根据丧亲者反应的强度和持久度,又将复杂哀伤分为长期的哀伤、延迟的哀伤、夸大的哀伤和伪装的哀伤。正常哀伤的反应会随着时间的流逝而慢慢缓解,复杂哀伤则不会缓解,反而更加严重,并对身心造成巨大的伤害。

1. 哀伤辅导定义　哀伤辅导是指专业人员协助丧亲者在合理时间内引发悲伤,适应并继续正常的生活,以阻止其向非正常哀伤演变。哀伤辅导作为姑息护理的一部分,其发展源于姑息护理。哀伤辅导也被称为"哀伤护理"或"丧亲护理",在我国香港特区和台湾地区,称之为"纾缓照护"或"善别辅导"。

2. 哀伤辅导应对策略

(1)直面死亡话题:受中国传统文化的影响,人们对死亡讳莫如深,医护人员往往采用低调、回避、淡化的态度与家庭成员谈论这一沉重话题。在哀伤辅导场景中,医护人员不知该如何与家属沟通,往往不能得到良好的效果。医务人员应避免使用"长睡""回到天堂""人间蒸发"等隐晦的词语代替"死亡",可以不忌讳与患者家属谈论死亡,这样有助于丧亲者面对现实。另外,主动与家属公开谈论死亡的原因等相关问题,其实也向家属传递了重视、在意、不敷衍的信息,是对家属的心理安慰,能够帮助丧亲家庭减轻悲伤。有效的沟通是哀伤辅导中优质护理的基础,医护人员应以通俗易懂的语言进行富有同情心的沟通和交流,为丧亲者提供帮助,给予精神支持,避免加重痛苦。

(2)避免非支持性安慰:医务人员在安慰丧亲家庭时,避免使用以下类似的语句,比如"塞翁失马,焉知非福?""你们还年轻,以后还能有机会再生育的",这些话语掩盖了父母与孩子之间特有的情感纽带,因为每个生命都是独一无二、不可替代的。避免说,"我很了解你现在痛苦的感受""时间可以治愈一切",这些话语否定了丧亲者个人感受的独特性,会被丧亲者认为是不真诚的表现,因为不同丧亲者对于生死有不同的理解和体会。避免说,"你不是最惨的,世界上还有很多比你情况更惨的",不要用比较法安慰丧亲者,用别人比您更苦做开导是哀伤辅导的"大忌"。

(3)鼓励情绪释放:哀伤是一段成长与医治的历程,压抑情绪无助于哀伤的消失,哭泣则是对哀伤情绪的宣泄。当看到丧亲者哭泣时避免说,"别哭了,事情一定会好起来的。"应该让家属适当地哭泣,情绪释放有利于哀伤的缓解,若家属哭的时间太久或者过于激动,可能会使身体过分消耗而出现体力不支的状况或引发家属潜在的生理疾病(如血压升高、心脏疾病等),这时医务人员应根据具体情况采取适当的措施,帮助家属缓解过激的情绪。当丧亲者情绪稳定时,以同理心去聆听和了解家属内心的声音和感受,过程中应注意眼神的接触和目光的交流,中间不要试图打断他们。

(4)寻求缓解哀伤的途径:安宁疗护工作人员可协助寻求相关医院哀伤辅导机构的帮助,会有专业护士提供哀伤咨询服务,也可加入丧亲者 QQ 群、微信群等交流分享感受。有一些哀伤治疗相关书籍如《哀伤疗愈》《哀伤关怀》《死亡教育》等可供阅读。还有一些网上支持资源,如中国心理治疗师网站等寻求帮助。患者或者家属也可以通过音频日记或反思日记来表达哀伤的情绪。

有的人经历丧亲后很快就会没事,而有的人很久还不能投入生活。每个人的经历不同,哀伤程度和哀伤步伐也不一样,需要走出哀伤的时间也不同,亲密程度越高,哀伤反应则越强烈,每个人跟逝者的感情都是独一无二的,不必跟他人比较,按照自己的步伐去面对即可,丧亲的第 1 年可能是漫长而难熬的,不要孤单面对,适当接受亲朋好友的关心,有利于尽快走出悲伤。

对于全世界的家庭来说,亲人的丧失都是一个毁灭性地改变生活的事件。哀伤辅导的质量与各医疗机构对专业人员的培养密切相关,我国医院管理部门要重视对丧亲者的哀伤辅导,加强对医务人员的培训,提高哀伤辅导人员的护理实践能力,尽早识别有复杂哀伤风险的亲属,进行早期干预,降低复杂哀伤的风险。

◦◦◦◦◦◦◦◦◦◦◦◦◦ 案例分析与思考 ◦◦◦◦◦◦◦◦◦◦◦◦◦

案例1 · 心理支持　黄女士,一位被癌症疼痛折磨得只剩下皮包骨头的母亲,牵挂眷恋着家人,时常焦虑,悲观和抑郁。李护士这天前来看望黄女士,用温柔的话语传递着真情和仁心。

黄女士原是办公室的一位白领,美貌与气质集一身,但如今黄女士拒绝回想往日美好的自己……李护士是国家二级心理咨询师,凭借已有的经验和敏感性,瞬间了解到黄女士的内心需求。

中午间隙,李护士去丝绸店选了一条鲜艳的红色带花真丝围巾,还带了一本安宁照护的书,上面写着:"当您需要时,有一双援手随时等待着您!"看到丝巾时,黄女士先是愣了一下,然后笑了,甜甜地、轻轻地说:"谢谢李护士,你真是雪中送炭啊。"随后她的丈夫帮她把围巾戴在了她的脖子上,还在侧面打了一个蝴蝶结,很好看。

更换透明贴时李护士先把空调室温调高,告诉黄女士她们是老乡,然后用家乡话和她聊天,拉近了彼此之间的距离。室温上去后,黄女士趴在她爱人背上,整个脊柱由一层皮包着,一两个地方表皮脱落,黏膜红而嫩。看着这一幕,李护士的心里涌动着酸楚,黄女士一定很痛苦,于是李护士决定要尽最大的努力减轻她的痛苦。轻轻撕去原来的透明贴,用生理盐水清洗干净,待干后轻轻贴上透明贴,平整到位,尽量减少频繁更换,因为她坐着很累。换好后扶着她躺好,床头抬高45°,让她安静休息(图7-1)。

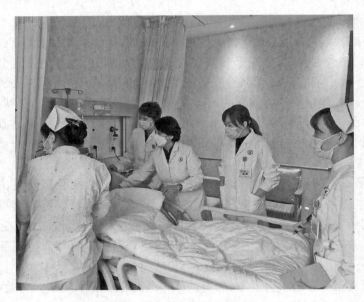

图7-1　让生命之花绽放

第二天,由于腹腔转移,大量血性腹水造成她严重腹胀,肠瘘腹膜刺激造成腹痛,再加上由于消瘦和出虚汗,芬太尼透皮贴剂无法和皮肤紧密贴合,肠瘘无法口服止痛药,所以止痛只能靠注射吗啡。黄女士虽然被这蚀骨的疼痛折磨得话都说不清,但她一直担心吗啡用多会成瘾,有副作用,所以很疼也熬着不说。李护士把患者的感受放在第一位,于是轻轻地握住她的手,耐心地跟她说:"吗啡可以缓解你的疼痛……我们一定要有质量地活着,不要让疼痛折磨你。"因为之前的信任,黄女士没有抗拒。李护士跟医生及家属商量好后,给她静脉注射了 10 mg 吗啡。头脑清醒的黄女士依然很痛苦，李护士想多帮她，就和医生和家属充分沟通后决定必要时给她冬眠疗法。

有天黄女士的同学前来探望，她整个人很虚弱，李护士轻轻地喊醒了她，用喷雾器往她嘴里喷了水雾，擦干口角，她轻轻喊出了同学的名字。李护士转告同学，同学点点头，眼眶湿润。虽然有时她似乎睡着了，但她能感受到大家的关心，她很信任李护士，这种信任使她在最后的日子里不是那么恐慌，尽管最终她离开了人世……

思考题·应如何帮助患者度过人生的最后阶段？

案例 2·**精神支持**　王女士，63 岁，一位退休的小学教师，也是三个孩子的母亲（2 个儿子和 1 个女儿，均在外地）。王女士因癌症化疗而入住某医院肿瘤科，由雇佣的临时照护员照顾，家里还有一个需要照护的患有卒中的老伴。

平时来住院时王女士喜欢穿着艳丽的衣服，短头发，但是眼神迷离，在和她眼神对视的时候，眼神似乎没有光，心事重重的样子，也不爱和其他人沟通，似乎不太喜欢聊天，但自己本人好像又很想倾诉。准备下班之时，李护士脱下了白大衣，穿上了平时的衣服，此时病房里只有李护士和王女士。李护士准备了水果和热牛奶，热情邀请王女士共同享用，王女士并未拒绝，李护士给予亲切如女儿一般的问候。建立了信任感后，王女士以"我十年前也是像你一样每天很乐观，哎……"打开了话题，李护士仔细倾听着王女士的诉说，对于她对家庭的奉献、勇敢和努力给予了认可和肯定。同时，运用叙事疗法等让王女士表达自己曾经人生最值得骄傲的事及最大的愿望，提高其自尊（图 7-2）。

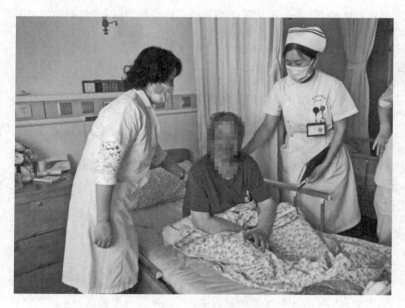

图 7-2　重建生命意义

之后，李护士每天上班第一件事就是去和她打招呼，上班繁忙之余或者下班时间都会去做一个专心的倾听者，给王女士情感支持，在王女士的病历里存留的电话中，知道了王女士子女的联系方式，向他们谈及她的现状以及不易，对子女的愧疚和想念，多次与子女的沟通中，协助家人之间"四道人生"。儿女们对母亲表示理解，并相约回家一起照护父母。李护士把科室准备好的《生活的意义》等给王女士看,也推荐相关网络资源给她,并常以日常生活经历与王女士分析交流,感受生命的力量。

思考题·应如何帮助患者找到生命的意义?

(李惠玲　程丽楠)

请扫描二维码
查看思考题答案

参考文献

[1] 王限.苏州市吴江区安宁疗护服务现状及对策研究[D].江苏:苏州大学,2021.

[2] 李小忍.基于知识图谱的国内外安宁疗护研究的可视化分析[D].河北:河北大学,2020.

[3] 袁长蓉.对肿瘤患者安宁疗护发展趋势的思考[J].上海护理,2017,17(5):5-8.

[4] 孙泽远,代雨岑,万方芳,等.生前预嘱和病情告知对癌症患者心理的影响[J].医学与哲学,2020,41(13):26-30.

[5] 吴欣娟,谌永毅,刘翔宇.安宁疗护专科护理[M].北京:人民卫生出版社,2021.

[6] Lundeby T, Gulbrandsen P, Finset A. The expanded four habits model-a teachable consultation model for encounters with patients in emotional distress[J]. Patient Education and Counseling, 2015, 98(5): 598-603.

[7] 李春霞,孙莉莉,熊瑛,等.六步癌症告知模型在肺癌护理中的应用[J].中华现代护理杂志,2020,26(8):1044-1048.

[8] 诸海燕,章婷婷,赵建国,等.基于SPIKES沟通模式的病情告知在安宁疗护中的应用研究[J].医院管理论坛,2021,38(08):56-59.

[9] 高浩美,王峥,施永兴.安宁疗护管理服务流程[M].上海:复旦大学出版社,2021.

[10] 刘珍,张艳,赵敬.安宁疗护中舒适理论、评估、影响因素研究进展[J].护理研究,2020,34(08):1404-1407.

[11] 冷菲菲,邹文婷,张艳,等.基于安宁疗护视角下舒适照护实践能力评价指标的构建[J].黑龙江医学,2021,45(24):2609-2611.

[12] Vendlinski S, Kolcaba KY. Comfort care: a framework for hospice nursing[J]. Am J Hosp Palliat Care, 1997, 14(6): 271-276.

[13] 张亚静,侯若楠,李玉峰,等.舒适度测量工具的研究进展[J].护理学杂志,2017,32(19):103-106.

[14] Novak B, Kolcaba K, Steiner R, et al. Measuring comfort in caregivers and patients during late end-of-life care[J]. Am J Hosp Palliat Care, 2001, 18(3): 170-180.

[15] 季爱华,臧季贤.妇科晚期癌症病人舒适需求的调查分析[J].护理研究,2012,26(3C):809-810.

[16] 郭小璐,曹梅娟.老年临终患者家属照护者照护反应与社会支持的相关性研究[J].护士进修杂志,2014,29(22):2032-2034.

[17] 丁亚丹,郑凡凡,黄栎株,等.哀伤辅导及哀伤应对策略的研究进展[J].循证护理,2022,8(13):1769-1772.

[18] 苏孟宇,王真,吴金凤,等.临床护士开展哀伤辅导的现状及研究进展[J].护理学报,2022,29(09):26-30.

[19] 崔芳芳,李秋芳,赵毛妮.国内外哀伤辅导的研究进展[J].中华护理教育,2017,14(11):872-876.

[20] Gilligan T, Coyle N, Frankel RM, et al. Patient-clinician communication. American Society of Clinical Oncology consensus guideline[J]. Obstetrical & Gynecological Survey, 2018, 73(2): 96-97.

下 篇

生命周期健康管理的技能

急救技术

健康营养的管理

健康心理

运动管理技术与睡眠管理技术

中医养生

重大传染病疫情防控相关技术

第八章

急 救 技 术

导学目标

学习目标

> 掌握：基础生命支持和气道异物梗阻急救技术。
> 理解：胸外按压的重要性、按压方式、频率；包扎止血、指压法止血、止压带法止血的适用范围。
> 了解：伤口护理及包扎技术、急救搬运术。

思政目标

> 急救过程中，严格遵守伦理道德，培养救死扶伤的高尚情操。
> 急救技能训练中，要有吃苦耐劳、勇于奉献的精神。

第一节　基础生命支持

心肺复苏术（cardiopulmonary resuscitation，CPR）是针对呼吸心跳停止的急危重患者所采取的抢救关键措施，即胸外按压形成暂时的人工循环并恢复自主搏动，采用人工呼吸代替自主呼吸，快速电除颤转复心室颤动，以及尽早使用血管活性药物来重新恢复自主循环的急救技术。心肺复苏术是一个连贯的、系统的急救技术，各个步骤应紧密结合、不间断地进行。

心肺复苏术分为下列四个阶段。①快速准备期：判断患者是否发生心跳呼吸骤停，准备投入抢救。②现场心肺复苏：即基础生命支持（BLS）。③进一步心肺复苏：即高级生命支持（ACLS）。④后续心肺复苏：即后续生命支持（PLS）。

基础生命支持（basic life support，BLS）又称"现场急救"或"初期复苏"，是指专业的或非专业人员在现场对患者进行病情评估并采取徒手抢救措施的过程，目的是恢复患者的自主循环和自主呼吸，延长机体耐受死亡的时间。BLS是心肺复苏术最重要、最基础的阶段，关键要点包括快速识别、启动急救反应系统、胸外按压、开放气道、人工通气、早期除颤。

一、快速识别

1.识别心搏骤停　患者意识突然丧失，昏倒在地；面色苍白或转为发绀；呼吸消失或叹息样呼吸；瞳孔散大；部分患者可有短暂抽搐，伴头眼偏斜，随即全身肌肉松弛。

2.判断意识　在确定事发地点无危险因素可以实施抢救后，准确判断伤员心跳、呼吸停止需要救护员具有迅速反应能力，判断要快而准，一般不少于 5 秒，不超过 10 秒。救护者轻拍成人患者双肩或面颊，靠近患者耳旁大声呼叫："喂，你怎么了？发生什么事情了？"检查患者有无反应（图 8-1）；判断婴儿意识方法：拍击足底以观察其反应（图 8-2）。

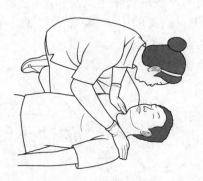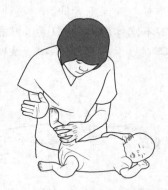

图 8-1　判断成人意识　　　　图 8-2　判断婴儿意识

经过判断，伤员无意识、无反应、无呼吸（或叹息样呼吸），立即将伤员置于心肺复苏体位（仰卧位）。

二、启动急救反应系统

（1）如发现患者无反应无呼吸，急救者应启动急救医疗服务（emergency medical service，EMS）体系（拨打 120），取来自动体外除颤仪（automatic external defibrillator，AED）（如果有条件），对患者实施 CPR，如有需要立即进行除颤。

（2）如有多名急救者在现场，其中一名急救者按步骤进行 CPR，另一名启动 EMS 体系（拨打 120），取来 AED（如果有条件）。

（3）在救助淹溺或窒息性心搏骤停患者时，急救者应先进行 5 个周期（2 分钟）的 CPR，然后拨打 120，启动 EMS 系统。

三、胸外按压

在 2010 年美国心脏协会心肺复苏（CPR）及心血管急救（ECC）指南中有一个重要改变是在通气前就要开始胸外按压（circulation，C）。2020 年更新的指南中提出，建议非专业人员对可能的心搏骤停患者实施胸外按压，因为如果患者未处于心搏骤停状态，这样做对患者造成伤害的风险也较低。胸外按压能产生血流，在整个复苏过程中，都应该尽量减少延迟和中断胸外按压。

1.原理与机制　胸外按压法于 1960 年被提出后，曾一直被认为胸部按压使位于胸骨和脊柱之间的心脏受到挤压，引起心室内压力的增加和房室瓣的关闭，从而促使血液流向肺动脉和主动脉，按压放松时，心脏因"舒张"而再度充盈，此即为"心泵机制"，但这一概念在 1980 年以后受到"胸泵机制"的严重挑战，后者认为按压胸部时胸膜腔内压增高并平均地传递至胸腔内所有腔室和大血管，由于动脉不萎陷，血液由胸腔内流向周围，而静脉由于萎陷及单向静脉瓣的阻挡,压力不能传向胸腔外静脉,即静脉内并无血液反流;按压放松时,胸膜腔内压减少,当胸膜腔内压低于静脉压时,静脉血回流至心脏,使心室充盈,如此反复。不论"心泵机制"或"胸泵机制"均可建立有效的人工循环。国际心肺复苏指南更强调持续有效的胸外按压,快速有力,尽量不间断,因为过多中断按压,会使冠状动脉和脑血流中断,复苏成功率明显降低。

2. 按压姿势　确保患者仰卧于平地上或用胸外按压板垫于其肩背下,急救者可采用跪式或踏脚凳等不同体位,将一只手的掌根放在患者胸部的中央、胸骨下半部上,将另一只手的掌根置于第一只手上,手指不接触胸壁(图8-3)。

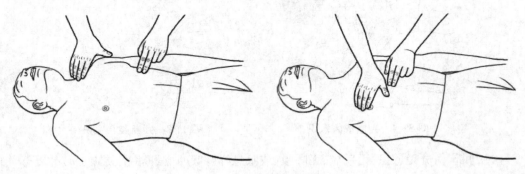

图 8-3　胸外按压法

3. 按压力度、深度与频率　按压时双肘须伸直,垂直向下用力按压,成人按压频率至少为 100 次/分,下压深度至少为 5 cm,每次按压之后应让胸廓完全恢复。按压时间与放松时间各占 50% 左右,放松时掌根部不能离开胸壁,以免按压点移位。

对于儿童患者,用单手或双手于乳头连线水平按压胸骨,对于婴儿,用两手指于紧贴乳头连线下方水平按压胸骨。为了尽量减少因通气而中断胸外按压,对于未建立人工气道的成人,2020 年国际心肺复苏指南推荐的按压-通气比率为 30∶2。对于婴儿和儿童,双人 CPR 时可采用 15∶2 的比率。如双人或多人施救,应每 2 分钟或 5 个周期 CPR(每个周期包括 30 次按压和 2 次人工呼吸)更换按压者,并在 5 秒钟内完成转换。因为研究表明,在按压开始 1～2 分钟后,操作者按压的质量就开始下降(表现为频率和幅度以及胸壁复位情况均不理想)。

四、开放气道

氧气是维持生命的不可或缺的因素,但发生意外的患者常常会出现气道阻塞,因此,及时为患者开放气道(airway,A),才能将氧气输送到全身各个部位。

当患者的意识丧失后,尤其心搏骤停后,全身的肌张力会迅速下降,包括咽部与舌肌的肌张力下降,导致舌肌往后坠落,很可能阻塞气道,严重者甚至不能呼吸。如果将患者的下颌托起,使头部适当后仰,便可使舌体离开咽部,从而使气道开放。

有三种常用的方法可以通过手法开放气道,即仰头抬颏法(图8-4)、推举下颌法(图8-5)、仰头抬颈法(图8-6),前两种较为常用。推举下颌法仅在怀疑头部或颈部损伤时使用,因为此法可以减少颈部和脊椎的移动。

1. 仰头抬颏法　取仰卧位,操作者站在患者一侧,用一手的手指尖放在患者下颌部,轻

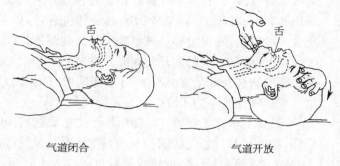

气道闭合　　　　　　　　　气道开放

图 8-4　仰头抬颏法

轻向前向上提起至牙齿近闭合位。将另一手的小鱼际置于患者的前额部,两手合力使头后仰;另一手示指与中指置于下颌角处,抬起下颌,注意手指勿用力压迫下颌部软组织,以防造成气道梗阻(图 8-4)。此法用于没有头部和颈部创伤的患者。注意在开放气道的同时应该用手指挖出患者口中的异物或呕吐物,有假牙者应取出假牙。

2.推举下颌法　取仰卧位,操作者站、跪在患者头顶端,双手中、示指并拢,分别固定两侧的下颌角,并用力向上提起,使头部后仰,适用于颈椎受伤者(图 8-5)。

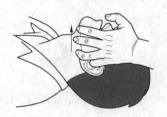

图 8-5　推举下颌法

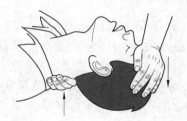

图 8-6　仰头抬颈法

3.仰头抬颈法　一手放于患者前额向下压,另一只手放在其颈后部向上用力使头后仰。此法严禁用于颈椎受伤者(图 8-6)。

五、人工通气

1.原理　人工通气(breathing,B)为通过徒手或机械装置使空气由人工呼吸节律地进入人体内,然后利用胸廓和肺组织的弹性回缩力使进入肺内的气体呼出。如此周而复始以代替自主呼吸,以达到维持肺泡通气和氧合作用,从而减轻组织缺氧和二氧化碳潴留。

2.方法　人工通气包含口对口、口对面罩、球囊-面罩或球囊对高级气道等。口对口人工呼吸常作为心肺复苏的首选,是一种快捷、有效的通气方式。

(1)口对口人工呼吸

1)让患者仰躺在地,胸腹向上。

2)清除患者口腔中的异物,保持呼吸道畅通,同时将患者的头部向后抬,最好能保持下颌与地面垂直。

3)救护者跪坐在患者的头部位置,两指堵住患者的鼻子,然后正常吸一口气,对准患者

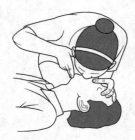

图 8 - 7　口对口人工呼吸

的口部将气渡入患者口中(有纱布最好在救助者与患者口鼻之间放置两块纱布),渡气时要将患者的嘴巴全部包裹住,以免气体外泄,保持吹气 1 秒以上,确保足够进气量并可见其胸廓扩张(图 8 - 7)。

4)渡气完成,嘴巴离开的同时,也要将松开堵住患者双鼻的手指,让患者的胸廓及肺依靠其弹性自主回缩呼气,同时均匀吸气,再进行第 2 次。吹气频率为 12 次/分。

(2)口对鼻人工呼吸:对婴儿及年幼儿童复苏,可将婴儿的头部稍后仰,把口唇封住患儿的嘴和鼻子,轻微吹气,使气体进入患儿肺部。

如患者面部受伤则可妨碍进行口对口人工呼吸,可进行口对鼻通气。深呼吸一次并将嘴封住患者的鼻子,抬高患者的下巴并封住口唇,对患者的鼻子深吹一口气,移开救护者的嘴并用手将患者的嘴敞开,这样气体可以出来。

(3)口对面罩呼吸:适用于各种原因无法口对口吹气时,可采用特制单向活瓣透明面罩人工呼吸,实施时双手下压面罩紧贴患者面部,加强密闭性保证通气效果(图 8 - 8)。

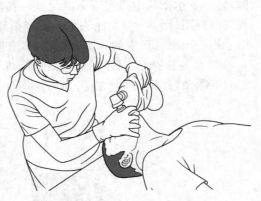

图 8 - 8　口对面罩呼吸

六、早期除颤

心室颤动(ventricular fibrillation,VF)是成人心搏骤停最初发生的较为常见而且是较容易治疗的心律失常。对于 VF 患者,如果能在意识丧失的 3～5 分钟内立即实施 CPR 及早期除颤,存活率是最高的。对于院外心脏骤停患者或在监护心律的住院患者,迅速除颤是治疗短时间 VF 的好方法。

自动体外除颤器(AED),又称自动体外电击器、自动电击器、自动除颤器、心脏除颤器等,是一种便携式的医疗设备,它可以诊断特定的心律失常,并且给予电击除颤,是可被非专业人员使用的用于抢救心脏骤停患者的医疗设备。在心搏骤停时,只有在最佳抢救时间的"黄金 4 分钟"内,利用 AED 对患者进行除颤和心肺复苏,才是最有效制止猝死的办法。急救时可遵循"听它说,跟它做"的原则,即按照 AED 的语音提示和屏幕显示来操作(图 8 - 9)。

七、CPR 成功的标准

非专业急救者应持续 CPR 直至获得 AED 和被 EMS 人员接替,或患者开始有活动,不应为了检查循环或检查反应有无恢复而随意中止 CPR。对于医务人员应遵循下述心肺复苏有效指标和终止抢救的标准。

1.心肺复苏有效指标

(1)颈动脉搏动:按压有效时,每按压一次可触摸到颈动脉一次搏动,若中止按压搏动亦消失,则应继续进行胸外按压,如果停止按压后脉搏仍然存在,说明患者心搏已恢复。

(2)面色(口唇):复苏有效时,面色由发绀转为红润,若变为灰白,则说明复苏无效。

(3)其他:复苏有效时,可出现自主呼吸,或瞳孔由大变小并有对光反射,甚至有眼球活

开：AED放患者左侧。按下电源开关或掀开显示器盖子，仪器会发出语音指导后续操作

贴：电极片粘贴在患者胸部，一片放右上胸壁(锁骨下方)，另一片放在左乳头外侧，上缘距腋窝7 cm左右。若患者出汗较多，则先用毛巾擦干皮肤；若患者胸毛较多，可用力压紧电极，若无效，应剔除胸毛后再粘贴

插：将电极片插头插入AED主机插孔，开始分析心律，需5~15秒。急救人员和旁观者应确保不与患者接触，避免影响仪器分析心律

电：如果建议除颤，确保无人接触患者，按下电极键。一次除颤后，应立刻继续心肺复苏(胸外按压和人工呼吸)，反复至急救人员到来。如果分析不用除颤，则继续心肺复苏

图 8-9　AED 使用步骤

动及四肢抽动。

2.终止抢救的标准　现场 CPR 应坚持不间断地进行，不可轻易做出停止复苏的决定，如符合下列条件者，现场抢救人员方可考虑终止复苏。

(1)患者呼吸和循环已有效恢复。

(2)无心搏和自主呼吸，CPR 在常温下持续 30 分钟以上，EMS 人员到场确定患者已死亡。

(3)有 EMS 人员接手承担复苏或其他人员接替抢救。

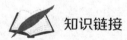 知识链接

2020 年美国心脏协会心肺复苏及心血管急救指南

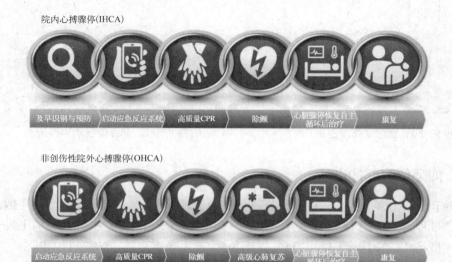

院内心搏骤停(IHCA)

及早识别与预防｜启动应急反应系统｜高质量CPR｜除颤｜心脏骤停恢复自主循环后治疗｜康复

非创伤性院外心搏骤停(OHCA)

启动应急反应系统｜高质量CPR｜除颤｜高级心肺复苏｜心脏骤停恢复自主循环后治疗｜康复

第二节　气道异物梗阻急救技术

食物或异物进入气道阻塞呼吸,快速进展为窒息、昏迷、心搏骤停,称气道异物梗阻(foreign body airway obstruction,FBAO)。当FBAO发生后,患者大多立即出现呼吸困难、剧烈呛咳、反射性的恶心呕吐、喉头发紧、发音困难或声音嘶哑等,幼儿可同时大哭大闹。窒息常在几分钟内致患者死亡,因此,熟练掌握抢救技术是急救的关键。

Henry Jay Heimlich教授于1974年发明的Heimlich手法(也被广泛称之为海姆立克法)被证实非常实用有效。Heimlich手法可使膈肌抬高,气道压力骤然升高,促使气体从两肺排出,这种压力足以产生人为咳嗽,把异物从气管内冲击出来。可根据患者当时的病情和体位采用Heimlich手法不同的救治姿势和方法。

一、立位腹部冲击法

适用于清醒患者,方法如下(图8-10):①抢救者站在患者背后,用两手臂环绕其腰部;②一手握拳,将拳头的拇指一侧放在患者胸廓下和脐上的腹部;③用另一手抓住拳头、快速向内向上重击压迫患者的腹部;④重复以上手法直到异物排出。

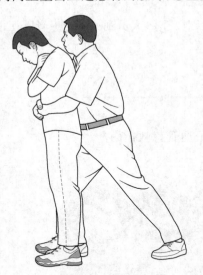

图8-10　立位腹部冲击法

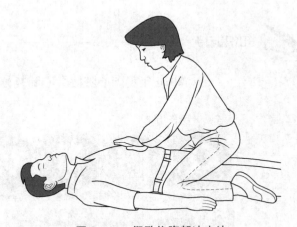

图8-11　仰卧位腹部冲击法

二、仰卧位腹部冲击法

适用于意识丧失患者,方法如下(图8-11):①立即呼救,仰卧位,头偏向一侧;②骑跨在患者髋部两侧;③两手掌根重叠置于脐上两横指处;④两手合力快速向内、向上冲击5次;⑤检查口腔,取出异物;若未排出,重复操作;⑥检查无呼吸心跳,立即进行CPR。

三、成人自救腹部冲击法

如果自己发生梗塞,无人相助,可握拳挤压上述位置,或使劲压靠椅背、桌缘等凸出物品(图8-12)。

四、儿童腹部冲击法

适用于1～8岁儿童发生气管异物梗塞,手法要领和成人相同。

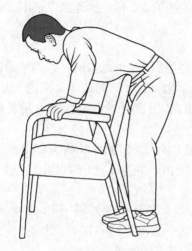

图8-12 成人自救腹部冲击法

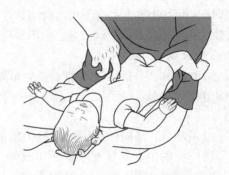

图8-13 拍背压胸法

五、拍背压胸法

适用于1岁以内的婴幼儿,方法如下:对于仰卧位婴儿,操作者一只手扶着头部,虎口位置放在婴儿下颚,前臂放在患儿的胸腹,另一只手从下面伸入固定婴儿的头、颈及背,慢慢将婴儿翻转,让婴儿俯卧在抢救者的前臂上,将前臂斜放在同侧的大腿上稳定的承托,婴儿的头部应低于体,再以另一只手掌根部在婴儿两肩之间拍击5次,如未能把梗塞物拍出,再以拍背的手支撑婴儿的头和背部,将婴儿翻转,使婴儿的面部向上,仰卧于抢救者的前臂上,将前臂放在同侧的大腿上,婴儿头部略低于肢体,将两指放在婴儿两乳头连线中点下,按压5次,深度为2～3 cm,速度较胸外心脏按压慢。重复5次拍背及5次压胸,直至驱出气道内异物(图8-13)。

第三节 外伤急救止血术

一般成人总血量大约4 000 mL。短时间内丢失总血量的1/3时(约1 300 mL),就会发生休克。表现为脸色苍白、出冷汗、血压下降、脉搏细弱等。如果丢失总血量的一半(约2 000 mL),则组织器官处于严重缺血状态,很快会导致死亡。

外伤后出血,分外出血和内出血。内出血如胸腔内、腹腔内和颅内出血,情况较严重,现场无法处理,需紧急送到医院处理。

一、包扎止血

一般限于无明显动脉性出血为宜，小创口出血，有条件时先用生理盐水冲洗局部，再用消毒纱布覆盖创口，绷带或三角巾包扎。无条件时可用冷开水冲洗，再用干净毛巾或其他软质布料覆盖包扎。

如果创口较大而出血较多时，要加压包扎止血。包扎的压力应适度，以达到止血而又不影响肢体远端血运为度。包扎后若远端动脉还可触到搏动，皮色无明显变化即为适度。严禁用泥土、面粉等不洁物撒在伤口上，造成伤口进一步污染，给下一步清创带来困难。

二、指压法止血

用于急救处理较急剧的动脉出血。手头一时无包扎材料和止血带时，或运送途中放止血带的间隔时间，可用此法。手指压在出血动脉近心端的邻近骨头上，阻断血运来源。方法简便，能迅速有效地达到止血目的。缺点是止血不易持久。事先应了解正确的压迫点，才能见效。

1. 头面部出血

（1）压迫颞动脉：手指压在耳前下颌关节处，可止同侧上额、颞部及前头部出血。

（2）压迫颌外动脉：一手固定头部，另一手拇指压在下颌角前下方，可止同侧脸下部及口腔出血。

（3）压迫颈动脉：将同侧胸锁乳突肌中段前缘的颈动脉压在颈椎横突上，可止同侧头颈部、咽部等较广泛的出血。注意不能压迫时间太长，也不能两侧同时压迫，引起严重脑缺血，更不要因匆忙而将气管压住，引起呼吸受阻。

2. 肩部和上肢出血

（1）压迫锁骨下动脉：在锁骨上窝内 1/3 处按到动脉搏动后，将其压在第一肋骨上，可止肩部、腋部及上肢出血。

（2）压迫肱动脉：在肱二头肌内侧缘触到搏动后，将其压在肱骨上，防止来自上肢下端前臂、手部的出血。

3. 下肢出血　压迫股动脉，在腹股沟韧带中点处，将其用力压在股骨上，可止下肢出血。

三、止血带法止血

较大的肢体动脉出血，且为运送伤员方便起见，应上止血带。用橡皮带、宽布条、三角巾、毛巾等均可。

1. 止血带结扎部位

（1）上肢出血：止血带应结扎在上臂的上 1/3 处，禁止扎在中段，避免损伤桡神经。

（2）下肢出血：止血带扎在大腿的中部。

2. 注意事项

（1）上止血带前，先要将伤肢抬高，尽量使静脉血回流，并用软组织敷料垫好局部，然后再扎止血带，以止血带远端肢体动脉刚刚摸不到为度。

（2）使用止血带应严格掌握适度和要领，如扎得太紧，时间过长，均可引起软组织压迫坏死，肢体远端血运障碍，肌肉萎缩，甚至产生挤压综合征。如果扎得不紧，动脉远端仍有血流，而静脉的回流完全受阻，反而造成伤口出血多。

（3）扎好止血带后，一定要做明显的标志，写明上止血带的部位和时间，以免忘记定时放松，造成肢体缺血时间过久而坏死。上止血带后每30分钟至1小时放松1次，放松3～5分钟后再扎上，放松止血带时可暂用手指压迫止血。

第四节　外伤急救固定术

外伤急救固定术是针对骨折的急救措施，可以防止骨折部位移动，具有减轻伤员痛苦的功效，同时能有效地防止因骨折断端的移动而损伤血管、神经等组织造成的严重并发症。

急救固定的目的不是让骨折复位，而是防止骨折断端的移动，所以刺出伤口的骨折端不应该送回。固定时动作要轻巧，固定要牢靠，松紧要适度，皮肤与夹板之间要垫适量的软物，尤其是夹板两端骨突出处和空隙部位更要注意，以防局部受压引起缺血坏死。

实施骨折的固定要先注意伤员的全身状况，如心脏停搏要先复苏处理；如有休克要先抗休克治疗或同时处理休克；如有大出血要先止血包扎，然后固定。

一、固定材料

（1）木制夹板：有各种长短规格，以适合不同部位的需要，外包软性敷料。是以往最常用的固定器材。

（2）钢丝夹板：一般有7 cm×100 cm、10 cm×100 cm、15 cm×100 cm等规格。携带方便，可按需要任意弯曲以适应各部位，使用时应在钢丝夹板上放置软性衬垫。

（3）充气夹板：为筒状双层塑料膜，使用时把筒膜套在骨折肢体外，使肢体处于需要固定的位置，然后向进气阀吹气，双层塑料膜充气后立刻变硬，达到固定作用。

（4）负压气垫：为片状双层塑料膜，膜内装有特殊高分子材料，使用时把片状膜包裹骨折肢体，使肢体处于需要固定位置，然后向气阀抽气，气垫立刻变硬，达到固定作用。

（5）塑料夹板：可在600 mL以上热水中软化，塑形后托住骨折部位包扎，冷却后塑料夹板变硬，达到固定作用。

（6）其他材料：如特制的颈部固定器、股骨骨折的托马式固定架，紧要时就地取材的竹棒、木棍、树枝等。

二、注意事项

（1）有开放性的伤口应先止血、包扎，然后固定。如有危及生命的严重情况先抢救，病情稳定后再固定。

（2）怀疑脊椎骨折、大腿或小腿骨折，应就地固定，切忌随便移动伤员。

（3）固定应力求稳定牢固，固定材料的长度应超过固定部位两端的上下两个关节。小腿固定，固定材料长度应超过踝关节和膝关节；大腿固定，其长度应超过膝关节和髋关节；前臂固定，其长度超过腕关节和肘关节；上臂固定，其长度应超过肘关节和肩关节。

（4）夹板和代替夹板的器材不要直接接触皮肤，应先用棉花、碎布、毛巾等软物垫在夹板与皮肤之间，尤其在肢体弯曲处等间隙较大的地方，要适当加厚垫衬。

三、外伤急救固定方法

由于充气夹板、负压气垫、颈部固定器、钢丝夹板等使用比较简便快速而且有效,这里主要介绍木质夹板和三角巾固定法。

1.头部固定   下颌骨折固定的方法与头部十字包扎法(图8-14)相同。

2.胸部固定

(1)锁骨骨折固定(图8-15):将两条指宽的带状三角巾分别环绕两个肩关节,于肩部打结,再分别将三角巾的底角拉紧,在两肩过度后张的情况下,在背部将底角拉紧打结。

(2)肋骨骨折固定方法:同胸部外伤包扎。

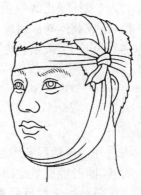

图8-14   头部固定法

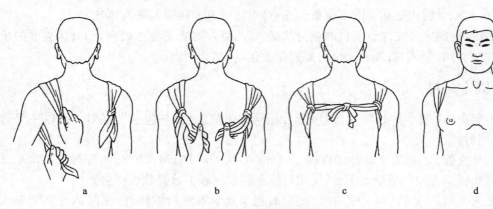

a   b   c   d

图8-15   锁骨骨折固定

3.四肢骨折固定

(1)肱骨骨折固定(图8-16):用两条三角巾和一块夹板将伤肢固定,然后用一块燕尾式三角巾中间悬吊前臂,使两底角向上绕颈部后打结,最后用一条带状三角巾分别经胸背于健侧腋下打结。

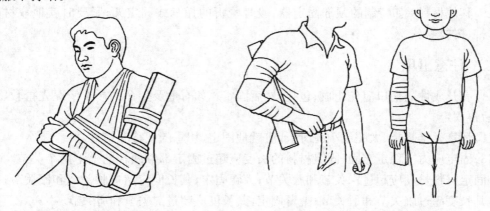

图8-16   肱骨骨折固定   图8-17   肘关节骨折固定

(2)肘关节骨折固定(图8-17):当肘关节弯曲时,用两带状三角巾和一块夹板把关节固定。当肘关节伸直时,可用一卷绷带和一块三角巾把肘关节固定。

（3）桡、尺骨骨折固定（图8-18）：用一块合适的夹板置于伤肢下面,用两块带状三角巾或绷带把伤肢和夹板固定,再用一块燕尾三角巾悬吊伤肢,最后再用一条带状三角巾的两底边分别绕胸背于健侧腋下打结固定。

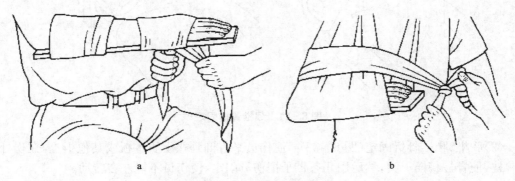

a   b

图8-18 桡、尺骨骨折固定

（4）手指骨骨折固定（图8-19）：利用冰棒棍或短筷子作为小夹板,另用两片胶布做黏合固定。若无固定棒棍,可以把受伤的手指用胶布黏合固定在健指上。

（5）股骨骨折固定（固定图片参考胫、腓骨骨折固定）：用一块长夹板（长度为伤员的腋下至足跟）放在伤肢侧,另用一块短夹板（长度为会阴至足跟）放在伤肢内侧,至少用4条带状三角巾,分别在腋下、腰部、大腿根部及膝部环绕伤肢包扎固定,注意在关节突出部位要垫放软物。若无夹板时,可以用带状三角巾或绷带把伤肢固定在健侧肢体上。

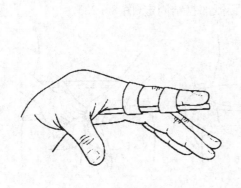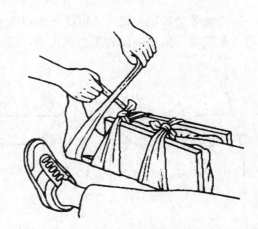

图8-19 手指骨骨折固定   **图8-20 胫、腓骨骨折固定**

（6）胫、腓骨骨折固定（图8-20）：与股骨骨折固定相似,只是夹板长度稍超过膝关节即可。

4.脊柱骨折固定

（1）颈椎骨折固定（图8-21）：伤员仰卧,在头枕部垫一薄枕,使头部呈正中位,头部不要前屈或后仰,再在头的两侧各垫一小枕头（或用衣物卷起来代替）,最后用一条带子绕过伤员额部固定头部,限制头部前后左右晃动。

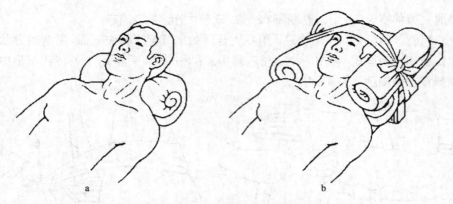

图 8-21　颈椎骨折固定

（2）胸椎、腰椎骨折固定（图 8-22）：使伤员平直仰卧在硬质木板或其他板上，在伤处垫一薄枕，使脊柱稍向上突，然后用几条带子把伤员固定，使伤员不能左右转动。

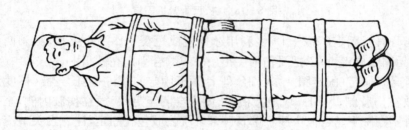

图 8-22　胸椎、腰椎骨折固定

5.骨盆骨折固定　将一条带状三角巾的中段放于腰骶部，绕髋前至小腹部打结固定，再用另一条带状三角巾中段放于小腹正中，绕髋后至腰骶部打结固定（图 8-23）。

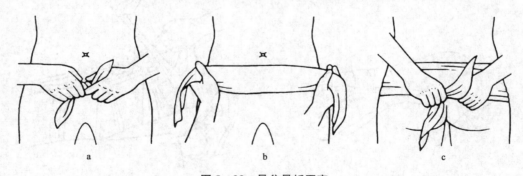

图 8-23　骨盆骨折固定

第五节　伤口护理及包扎技术

一、伤口消毒及清洗

伤口是正常皮肤在外界致伤因子如外科手术、外力、热、电源、电流、化学物质、低温以及机体内在因素如局部血液供应障碍等作用下所导致的损害。常伴有皮肤完整性的破坏及一定量正常组织的丢失,同时,皮肤的正常功能受损。当伤口在愈合过程中存在异物、细菌、无活性或受污染的组织时,需要对伤口进行清创。大部分创伤伤口均为感染伤口,含有大量污垢、尘粒、细菌。

伤口清洁对预防伤口感染至关重要,同时伤口清洁也可使患者舒适愉快,促进伤口愈合。不同类型的伤口对清洗溶液的要求也不尽相同,清洁伤口只需要使用普通的清洁溶液清洗,保持伤口清洁,避免感染;感染伤口或污染严重的伤口则需要消毒溶液清洗,达到杀菌或抑菌的目的,从而减少伤口内细菌数量,控制感染,促进伤口愈合。

1. **如何清理伤口** 清理伤口前,先让患者取合适体位,以便救护人员操作。如周围皮肤太脏并混有泥土等,可先用清水/凉开水洗净,然后再用碘伏等消毒溶液消毒伤口周围的皮肤,伤口要用生理盐水等清洗溶液轻轻擦洗/冲洗,之后使用无菌纱布或干净的毛巾包扎,等待专业医护的进一步处理。

在清洁、消毒伤口时,如有大而易取的异物,可酌情取出;深而小又不易取出的异物切勿勉强取出,以免把细菌带入伤口或增加出血。如果有刺入体腔或血管附近的异物,切不可轻率地拔出,以免损伤血管或内脏引起危险。

如遇到一些特殊严重的伤口,如内脏脱出时,不应送回,以免引起严重的感染或发生其他意外。原则上可用消毒过的大纱布或干净的布类包好,然后将用乙醇涂擦或煮沸消毒过的碗或小盆扣在上面,用带子或三角巾包好。

2. **伤口消毒溶液** 术前对手术野进行消毒,术后对伤口及创面进行清洗,均可减少创面感染的发生率。合理选用局部杀菌剂,对预防和治疗创面感染有重要意义。医院常用的抗菌消毒剂主要有以下几种:

(1)乙醇:属中效消毒剂,具有中效、速效、无毒、对皮肤黏膜有刺激性、对金属无腐蚀性,受有机物影响很大、易挥发、不稳定等特点。适用于皮肤、环境表面及医疗器械的消毒等。

(2)醋酸氯己定溶液(醋酸洗必泰溶液):消毒防腐剂,用于器械、皮肤及黏膜的消毒。0.5 g醋酸氯己定加蒸馏水至1 000 mL用于创面消毒和伤口的冲洗。注意:它与聚维酮碘会发生相互作用,两者不可合用。

(3)碘酊:消毒防腐剂,用于皮肤感染和消毒。可外用,局部涂擦。1%用于黏膜消毒;2%、3%用于一般皮肤及动脉、静脉、椎管注射部位消毒。

(4)聚维酮碘(碘伏、碘附):为碘与聚乙烯吡咯烷酮的络合物,属中效消毒剂,具有中效、速效、低毒,对皮肤黏膜无刺激并无黄染,受机体影响大,稳定性好等特点。适用于手术及注射部位皮肤消毒、外科洗手消毒、口腔黏膜及创口黏膜创面消毒、卫生手消毒及物品表面消毒。

(5)含氯石灰硼溶液:外用消毒剂,具有强大的杀菌、除臭作用,主要用于产气性坏疽与溃疡等。

(6)呋喃西林溶液:局部抗菌药。用于多种革兰阳性及阴性细菌引起的耳、鼻、皮肤疾病。对厌氧菌引起的感染也有效果。

(7)依沙吖啶溶液(雷佛奴尔溶液):消毒杀菌剂。用于外科创伤、黏膜感染等消毒;并可用于化脓性皮肤病,可用于漱口。

（8）过氧化氢溶液：弱防腐剂，其释放出的氧气产生的气泡效应，可辅助创面碎片的机械清理。对于氧气的释放，可能会对厌氧菌具有杀菌效果。但有案例报道，加压灌注或灌注入闭合腔，会形成气栓及外科气肿，因此不建议加压下使用或用于闭合腔道及狭窄腔道。

（9）高锰酸钾片：强氧化型消毒剂，遇到细菌或其他有机物时能放出初生态的氧，通过氧化细菌体内的活性基团而发挥杀菌作用。临床上常用浓度为 $1:5\,000\sim1:2\,000$ 的溶液冲洗皮肤创伤、溃疡、鹅口疮、脓肿等。溶液漱口用于去除口臭及口腔消毒。片剂需稀释后外用。0.01% 的水溶液也用于阴道冲洗；0.02% 水溶液用于坐浴，治疗白带过多及痔疮等。常用浓度为 $1:5\,000\sim1:2\,000$ 的溶液。

（10）苯扎溴铵（新洁尔灭）：属于阳离子表面活性剂。可破坏细胞膜和脂蛋白。阳离子抗菌剂吸附到菌体表面，穿透细胞壁，与细胞膜结合，破坏细胞表层结构，使细胞内容物泄漏，致使菌体停止呼吸功能而死亡。各行业人员手卫生消毒和皮肤、黏膜消毒，与醇复配的制剂还可用于手的外科消毒。

（11）银系抗菌剂：属于无机抗菌剂。接触反应具有抗菌机制，即银离子接触反应造成微生物共有成分破坏或产生功能障碍。银离子吸附于细胞膜，进入胞内，银可以与金属蛋白酶结构中的巯基结合反应，使蛋白质凝固、破坏细胞合成酶活性，细胞丧失分裂增殖能力。是应用于皮肤、创面的消毒剂。其抗菌谱广，对各种类型的微生物都有效，包括革兰阳性菌、革兰阴性菌、产孢子菌、真菌、病毒、支原体等。需要注意的是为避免产生银沉淀，禁用于与氯化钠溶液接触的皮肤或创面。

3. 伤口清洗溶液

（1）生理盐水：临床最常用的伤口清洁溶液是浓度为 0.9% 的等渗氯化钠溶液。生理盐水不仅具有经济实惠的优点，还与机体组织等渗，对活体组织无有害影响，可用于冲洗创面和体腔。与传统伤口换药中长期使用的含碘消毒液相比，生理盐水不含任何防腐剂，无毒，对肉芽、上皮细胞温和无刺激，不会损害活力组织，有除菌效果，符合人体生理性，是最适合伤口微生物生长环境要求的清洗溶液。

（2）乳酸林格液（平衡液）：乳酸林格液是一种等张静脉注射液，富含钠离子、氯离子、钾离子、乳酸、钙离子，而这些元素广泛存在于细胞外环境中，参与细胞新陈代谢生化反应，是比较接近人体内环境的理想清洁液体，具有对活体组织无有害影响、无色、无刺激的优点，可用于冲洗伤口创面和体腔。与生理盐水相比较，由于平衡液中的各种离子含量与人体内环境接近，用其清洗伤口更利于组织的修复，促进伤口愈合，可应用于绝大多数的伤口清洁。此外，平衡液温和的特性在与湿性敷料配合过程中使得效价降低的不良反应得到避免，特别是对于某些有特殊要求的敷料，如交互式清创敷料（如德湿威）就需要平衡液进行激活，才能让敷料发挥应有的作用。

（3）清水：指未经过灭菌处理的普通自来水或饮用水。通常在院前急救中清水冲洗伤口应用较多，往往对一些意外创伤如烧烫伤、爆炸伤、重度污染的车祸伤等，可使用清水先进行现场冲洗清除部分污物，降低烧烫伤部位的温度，使得创伤或感染降到最低。在临床处理中清水冲洗则常应用于被粪便污染的伤口周围皮肤或者异常污浊的大面积创面，车祸伤患者污浊的四肢。但是一定要评估患者全身情况和伤口状况，了解是否有潜行、窦道通向体腔或者伤口深部，否则在冲洗过程中可能将细菌逆行带入机体深部组织或者体腔内，造成感染。

（4）软皂液：软皂液是由软皂 200 g 加蒸馏水至 1 000 mL 配制而成的清洁溶液。临床上除了用来清洁灌肠外，还可用作不通向患者体腔的污浊创面清洗（如犬咬伤紧急处理时、擦伤、拖伤等）。但在软皂液清洗伤口后必须再用生理盐水或乳酸林格液等无菌溶液清洁伤口。

二、伤口包扎方法

伤口经过清洁处理后，要做好包扎。包扎具有保护伤口、压迫止血、减少感染、减轻疼痛、固定敷料和夹板、保护内脏和血管、神经、肌腱等重要结构等目的。

包扎时，要做到快、准、轻、牢。快，即动作敏捷迅速；准，即部位准确、严密；轻，即动作轻柔，不要碰撞伤口；牢，即包扎牢靠，不可过紧，以免影响血液循环，也不能过松，以免纱布脱落。

包扎伤口，不同部位有不同的方法，下面我们会介绍几种常用的包扎材料和包扎方法。

1.包扎材料　包扎的常用材料为无菌敷料、尼龙网套、各种绷带、三角巾、四头带或多头带、胸带、腹带、胶布、别针或夹子等（某些特殊部位可用丁字带等）。在紧急情况下可就地取材，用洁净的毛巾、衣服、领带、围巾、被单等代替。

最常用的是卷轴绷带和三角巾。卷轴绷带即用纱布卷成，一般长 5 m，三角巾是一块方巾对角剪开，即成两块三角巾，三角巾应用灵活，包扎面积大，各个部位都可以应用。

2.伤口包扎方法分类

（1）绷带环形法：这是绷带包扎法中最基本最常用的一种方法，一般小伤口清洁后的包扎都是用此法。它还适用于颈部、头部、腿部以及胸腹等处。方法：第一圈环绕稍做斜状，第二圈、第三圈环形包绕，并将第一圈斜出的一角压于环形圈内，这样固定更牢靠些。最后用胶布将尾固定，或将带尾剪开成两头打结（图 8-24）。

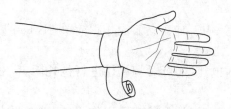
图 8-24　绷带环形法

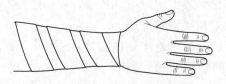
图 8-25　绷带蛇形法

（2）绷带蛇形法：多用在夹板的固定上。方法：先将绷带环形法缠绕数周固定，然后按绷带的宽度作间隔的斜着上缠或下缠绕即成（图 8-25）。

（3）绷带螺旋法：多用在粗细差不多的地方。方法：先按环形法缠绕数圈固定，然后上缠每圈盖住前圈的 1/3 或 2/3 成螺旋形（图 8-26）。

（4）"8"字形包扎法：适用于直径不一致的部位或屈曲的关节，如肩、髋、膝等部位伤口的包扎。方法：在伤处上下，将绷带由下而上，再由上而下，重复作"8"字形旋转缠绕，每周遮盖上周的 1/3～1/2（图 8-27）。

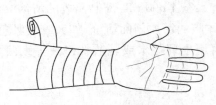

图 8–26 绷带螺旋法

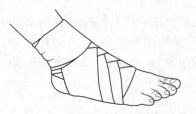

图 8–27 "8"字形包扎法

(5)三角巾头部包扎:先把三角巾底边折叠放于前额,两边拉到脑后,交叉后先打一半结,然后绕至前额打结、固定。普通面部包扎将三角巾顶角打一结,适当位置剪孔(眼、鼻处)。打结处放于头顶处,三角巾罩于面部,剪孔处正好露出眼、鼻。三角巾左右两角拉到颈后在前面打结。

(6)三角巾风帽式包扎:将三角巾顶角和底边各打一结,即成风帽状。在包扎头面部时,将顶角结放于前额,底边结放在后脑勺下方,包住头部,两角往面部拉紧,向外反折包绕下颌,然后拉到枕后打结即成。

(7)胸部包扎:如右胸受伤,将三角巾顶角放在右侧肩上,将底边扯到背后在右侧打结,然后再将右角拉到肩部与顶角打结。

(8)背部包扎:与胸部包扎的方法一样,唯位置相反,结打在胸部。

(9)手足的包扎:将手、足放在三角巾上,顶角在前,拉在手、足的背上,然后将底边缠绕打结固定。

(10)手臂的悬吊:如上肢骨折需要悬吊固定,可用三角巾吊臂。悬吊方法是:将患肢成屈肘状放在三角巾上,然后将底边一角绕过肩部,在背后打结即成悬臂状。

三、伤口包扎注意事项

1.三角巾包扎法 对较大创面、固定夹板、手臂悬吊等,需应用三角巾包扎法,其注意事项如下。

(1)一般家庭没有三角巾,但其在急救时用途较广,应配备。制作很简单,用 1 m 见方的布,从对角线剪开即成。

(2)三角巾除上述用法外,还可用于手、足部包扎,还可对脚挫伤进行包扎固定,对不便绑绷带的伤口进行包扎和止血。

(3)三角巾另一重要用途为悬吊手臂;对已用夹板的手臂起固定作用;还可对无夹板的伤肢起到夹板固定作用。

2.绷带包扎方法

(1)包扎卷轴绷带前要先处理好患部,并放置敷料。包扎时,展开绷带的外侧头,背对患部,一边展开,一边缠绕。无论何种包扎形式,均应环形起,环形止,松紧适当,平整无褶。最后将绷带末端剪成两半,打方结固定。结应打在患部的对侧,不应压在患部。有的绷带无须打结固定,包扎后可自行固定。

(2)夹板绷带和石膏绷带为制动绷带,主要用于四肢骨折、重度关节扭伤、肌腱断裂等的急救与治疗。可用竹板、木板、树枝、厚纸板等作为夹板材料,依患部的长短、粗细及形状制备好夹板。夹板的两端应稍向外弯曲,以免对局部造成压迫。

(3)包扎前先进行必要的局部处理,在骨折断端复位及创伤处理后,用卷轴带做螺旋形包扎 3～4 层,将凹陷处垫平,外加干净的软物垫于夹板处,最后用细铁丝或细绳捆绑固定。衬垫物的填充要适当,过多固定不牢靠,过少则会造成压迫。

(4)包扎石膏绷带时,应迅速。局部处理后先用卷轴带将患肢松松包扎一层,以免拆除时损伤皮肤。用 40～50℃温水浸泡绷带卷,无气泡逸出时取出并挤掉多余水分即可应用。应用一卷浸一卷,以免浸泡过久石膏硬化。包扎时一定要将绷带展平,轻轻地缠在患肢上即可,不要发生皱褶,也不可过紧。托举扶持患肢时要用手掌,不能用手指。绷带应与体表贴附,不可架空而过,绷带间不留空隙。两端应稍向外弯曲。包扎完毕取出盆中石膏泥,加在表面并抹光,待稍干后标明日期、骨折线及创口位置。

(5)如麻醉者,待完全苏醒后扶助站立,避免摔倒而使石膏松动或变形。无论是夹板绷带还是石膏绷带,包扎时一定要松紧适当,过松易滑脱而失去作用,过紧则造成压迫。骨折时其夹板或石膏绷带的长度最低应超过骨折部上、下两关节,否则达不到固定之目的,反而有害。

3. 石膏包扎

(1)石膏未干以前不得用手压迫、活动关节、搬运等,以免石膏变形、断裂。

(2)石膏包裹后应注意肢体血液循环(观察肢体末端皮肤有否发紫、苍白、知觉麻木或剧痛,如有以上情况速来医院复查)。

(3)如发现石膏断裂,应立即来院调换,以免影响治疗。

(4)注意石膏卫生,防止臭虫、跳蚤等进入,如固定肢体发痒只能用拍击方法,禁用硬器或手插入搔抓,以免造成压迫皮肤等意外。

(5)肢体在固定中应锻炼肌肉,增强血液循环,有利于伤口愈合。

(6)未经医生同意,不得自行拆除石膏。

(7)拆除石膏后应及早进行康复训练,消除局部肿痛,促使关节功能、肌力、神经达到最大限度地恢复。

4. 烧伤包扎疗法

(1)有下列情况不宜采取包扎疗法:大面积深度烧伤创面;头面及会阴等部位;包扎后对防治感染不利,特别是炎热季节不宜采用。

(2)松紧要适宜:包扎过程中切勿过紧,必须始终注意肢体远端血运,外层一旦被渗液浸湿,应及时更换。

(3)无菌操作:要求严格无菌操作,包扎要完善。

(4)更换敷料时间:应根据创面深浅、感染与否及感染程度而定。一般浅表创面,无感染征象时,于伤后 1 周换药,此时创面已基本愈合;达到真皮层的创面采用包扎疗法很难达到一期愈合的目的,一般情况下,即使没有感染,亦需通过换药,逐步清除坏死组织,上皮细胞方能再生扩展而修复创面。深层创面坏死组织于伤后 5～7 日开始溶脱时,容易发生感染,应开始换药和分次清除坏死组织。

(5)更换敷料指征:普通外伤患者更换敷料可根据渗液量或出血量来决定,一般认为,伤口渗液量超过外敷料的一半应予以更换敷料。而烧伤患者更换敷料指征为有感染可疑征象,外层敷料浸湿或闻有臭味,患者主诉持续性疼痛,体温及血白细胞数升高或低于正常。

第六节　急救搬运术

伤病员在现场进行初步急救处理后和在随后送往医院的过程中,必须经过搬运这一重要环节。规范、科学的搬运术对伤病员的抢救、治疗和预后都是至关重要的。从整个急救过程看,搬运是急救医疗不可分割的重要组成部分,仅仅将搬运视作简单体力劳动的观念是一种错误的观念。

一、搬运方法

有徒手搬运和器械(工具)搬运两种方法。现代各种灵巧、实用的搬运工具的问世,住房和道路交通条件的改善,为正确、规范和科学的院前急救搬运创造了良好的条件。

1.徒手搬运　它是指在搬运伤员过程中凭人力和技巧,不使用任何器具的一种搬运方法。该方法常适用于狭窄的阁楼和通道等担架或其他简易搬运工具无法通过的地方。此法虽实用,但因其对搬运者来说比较劳累,有时容易给伤病员带来不利影响。一般徒手搬运有以下几种。

(1)挽扶:由一位或两位救护人员托住伤病员的腋下,也可由伤病员一手搭在救护人员肩上,救护人员用一手拉住,另一手扶伤病员的腰部,然后与伤病员一起缓慢移步。挽扶法适用于病情较轻、能够站立行走的伤病员。作用是不仅给伤病员一些支撑,更主要能体现对伤病员的关心。

(2)背驮:救护人员先蹲下,然后将伤病员上肢拉向自己胸前,使伤病员前胸紧贴自己的后背,再用双手托扶伤病员的大腿中部,使其大腿向前弯曲,然后救护人员站立后上身略向前倾斜行走。呼吸困难的伤病员,如心脏病、哮喘、急性呼吸窘迫综合征等患者,以及胸部创伤者不宜用此法。

(3)手托肩捎:有两种方法:①将伤病员的一侧上肢搭在自己肩上,然后一手抱住伤病员的腰,另一手托起大腿,手掌托其臀部。②将伤病员捎上,伤病员的躯干绕颈背部,其上肢垂于胸前,搬运者一手压其上肢,另一手托其臀部。

(4)双人搭椅:由两个救护人员对立于伤病员两侧,然后两人弯腰,各以一手伸入伤病员大腿下面,而且相互十指交叉紧握,另一手彼此交替支持伤病员背部;或者救护人员右手紧握自己的左手手腕,左手紧握另一救护人员的右手手腕,以形成口字形。这两种不同的握手方法,都形似椅状而命名。此法要点是两人的手必须握紧,移动步子必须协调一致,且伤病员的双臂都必须搭在两个救护人员的肩上。

(5)拉车式:由一个救护人员站在伤病员的头部,两手从伤病员腋下抬起,将其头背抱在自己怀内,另一救护员面向前蹲在伤病员两腿中间,同时夹住伤病员的两腿,然后两人步调一致,慢慢地将伤病员抬起。

2.器械搬运　它是指用担架(包括软担架、移动床轮式担架)等现代搬运器械或者因陋就简利用床单、被褥、竹木椅、木板等作为搬运器械(工具)的一种搬运方法。

(1)担架搬运:这是院前急救最常用的方法。目前最常使用的担架有普通担架和轮式担架等。我国目前大多数住宅的楼道狭窄,高层建筑虽有电梯,但难以容纳平放的普通担架或轮式担架,给搬运伤病员带来了困难。用担架搬运伤病员必须注意以下几点:①对不同病(伤)情的伤员要求有不同的体位。②伤病员抬上担架后必须扣好安全带,以防止翻落(或跌落)。③伤病员上下楼梯时应保持头高位,尽量保持水平状态。④担架上车后应予固定,伤病员保持头朝前脚向后的体位。

(2)床单、被褥搬运:遇到窄梯、狭道,担架或其他搬运工具难以搬运,且天气寒冷,徒手搬运会使伤病员受凉的情况下所采用的一种方法。搬运步骤为:取一条牢固的被单(被褥、毛毯也可)平铺在床上,将伤病员轻轻地搬到被单上,然后半条被单盖在伤病员身上,露出其头部(俗称半垫半盖),搬运者面对面紧抓被单两角,脚前头后(上楼则相反)缓慢移动,搬运时有人托腰则更好。这种搬运方式容易造成伤病员肢体弯曲,故胸部创伤、四肢骨折、脊柱损伤以及呼吸困难等伤病员不宜用此法。应该强调的是,在目前软担架已逐渐在院前急救机构使用的情况下,我们提倡专业急救机构应该用软担架替代这一搬运方法。

(3)椅子搬运:楼梯比较狭窄和陡直时,可用牢固的竹木椅作为工具搬运伤病员。伤病员采用坐位,并用宽布带将其固定在椅背和凳上。两位救护人员一人抓住椅背,另一人紧握椅脚,然后以 45°角向椅背方向倾斜,缓慢地移动脚步。一般来说,失去知觉的伤病员不宜用此法。

二、危重伤病员的搬运

1. **脊柱、脊髓损伤**　遇有脊柱、脊髓损伤或疑似损伤的伤病员,不可任意搬运或扭曲其脊柱部位。在确定性诊断治疗前,按脊柱损伤原则处理。搬运时,顺应伤病员脊柱或躯干轴线,滚身移至硬担架上,一般为仰卧位,有铲式担架搬运则更为理想。

搬运时,原则上应有 2~4 人同时进行,用力均匀,动作一致。切忌一人抱胸另一人搬腿,双人拉车式的搬运法,因为它会造成脊柱的前屈,使脊椎骨进一步压缩而加重损伤。遇有颈椎受伤的伤病员,首先应注意不轻易改变其原有体位,如坐不行,马上让其躺下,应用颈托固定其颈部。如无颈托,则头部的左右两侧可用软枕、衣服等物固定,然后一人托住其头部,其余人协调一致用力将伤病员平直地抬上担架。搬运时注意用力一致,以防止因头部扭动和前屈而加重伤情。

2. **颅脑损伤**　颅脑损伤者常有脑组织暴露和呼吸道不畅等表现。搬运时应使伤病员取半仰卧位或侧卧位,易于保持呼吸道通畅;脑组织暴露者,应保护好其脑组织,并用衣物、枕头等将伤病员头部垫好,以减轻震动,注意颅脑损伤常合并颈椎损伤。

3. **胸部损伤**　胸部受伤者常伴有开放性血气胸,需包扎。搬运已封闭的气胸伤病员时,以座椅式搬运为宜,伤病员取坐位或半卧位。有条件时最好使用坐式担架、折叠椅或担架调整至靠背状。

4. **腹部损伤**　腹部损伤者应取仰卧位,屈曲下肢,防止腹腔脏器受压而脱出。注意脱出的肠段要包扎,不要回纳,此类伤病员宜用担架或木板搬运。

5. **休克患者**　患者取平卧位,不用枕头,或脚高头低位,搬运时用普通担架即可。

6. **呼吸困难患者**　患者取坐位,不能背驮。用软担架(床单、被褥)搬运时注意不能使患者躯干屈曲。如有条件,最好用折叠担架(或椅)搬运。

7. **昏迷患者**　昏迷患者咽喉部肌肉松弛,仰卧位易引起呼吸道阻塞。此类患者宜采用平卧、头转向一侧或侧卧位。搬运时用普通担架或活动床。

······· 案例分析与思考 ·······

案例 1 · 一名速滑运动员性,男性,20 岁,在进行全能速滑训练时突然受伤,左下肢胫骨开放性骨折,伴动脉出血,患者面色苍白,脉搏细速。

思考题 · 应如何开展急救? 选择何种包扎方式? 最优先的措施是什么?

案例 2 · 一位老人,女性,78 岁,既往有卒中病史,吞咽困难。护理员在给患者喂中餐时,患者突然发生呛咳,表现出特别慌张,喘气喘不上来。

思考题 · 当患者身边有照顾者时,应该立即进行什么操作排除异物?

（孟红燕　陈奕　胡化刚）

请扫描二维码
查看思考题答案

参考文献

［1］王一镗,陈彦.心肺脑复苏术操作训练规范［M］.上海：上海科学技术出版社,2019.

［2］王钰,王丽华,吴鹏飞.急救护理学［M］.镇江：江苏大学出版社,2020.

［3］许铁,张劲松,燕宪亮,等.急救医学［M］.南京：东南大学出版社,2019.

［4］张小红,程宝珍.急诊智慧分诊与急救技术［M］.合肥：中国科学技术大学出版社,2020.

［5］胡爱玲,郑美春,李伟娟,等.现代伤口与肠造口临床护理实践［M］.北京：中国协和医科大学出版社,2018.

［6］胡少华,陈永惠,张先翠,等.灾害救援与护理手册［M］.合肥：安徽大学出版社,2019.

［7］李惠玲,景秀琛.生命周期健康管理［M］.上海：上海科学技术出版社,2016.

第九章
健康营养的管理

导学目标

学习目标
> 识记：六大营养素的生理功能、人体需要量及食物来源。
> 理解：人体能量消耗的构成。
> 运用：能对自身的营养状态做出正确判断，日常生活中会运用中国居民膳食指南及平衡膳食宝塔。

思政目标
> 树立正确的营养观念，培养学生的社会责任感，能够将正确的营养学知识传播给大众。

第一节　营养状态的自我判断

营养状态的判断方法很多，一般分为主观指标与客观指标两个方面，具体包括膳食调查、人体测量、临床检查、实验室检查以及综合营养评价等，其中人体测量、临床检查比较简单，适合作为日常生活中营养状态的自我判断指标，本节将详细介绍。

一、人体测量

人体测量(anthropometry)包括身高、体重、皮褶厚度以及若干体成分指标等，受遗传、环境因素的影响，与营养状况、体育锻炼密切关系。人体测量指标改变虽然不是很敏感，但操作简便、无创，因此被广泛应用于营养筛查和营养状况评价中。

1. 身高(body height)　受遗传、营养、运动和疾病等因素影响。急性疾病与短期营养波动，一般不会明显影响身高。但对于生长发育期的婴幼儿、儿童、青少年的营养状态，身高测量具有重要的评价意义。

2. 体重(body weight, BW)　体重测量在历史上沿用已久，是反映机体营养状况的一个重要参数：①生长发育期，可反映机体生长发育与营养状况。②疾病状态下，可反映机体合成与分解的代谢状态。连续监测和记录体重变化是营养评价中最重要、最简便的方法。但对于水肿患者，由于受机体水分的影响，通常不能反映他们真实的营养状态。为减少测量误差，被测者可选择晨起空腹，排空大小便，着固定衣裤测定，赤足站立体重计中央，保持身体平稳,反复测量两次取平均值,数据精确到 0.1 kg。

体重的评价,主要有以下几个指标。

(1)理想体重(ideal body weight,IBW):也称标准体重,是最有利于健康的体重状态。根据不同的生长发育阶段、身高、年龄、性别等采用不同的公式计算。对于成年人,我国多采用 Broca 改良公式和平田公式进行计算。①Broca 改良公式:理想体重(kg)=身高(cm)−105。②平田公式:理想体重(kg)=[身高(cm)−100]×0.9。

一般按理想体重百分比来评价营养状况,理想体重百分比=[实际体重−理想体重]÷理想体重×100%。评价标准:80%~90%为轻度营养不良;70%~79%为中度营养不良;0~69%为重度营养不良;110%~120%为超重;>120%为肥胖。

(2)体重改变:通常将体重改变程度和时间结合起来分析,该指标可在一定程度上反映能量与蛋白质代谢情况,提示是否存在蛋白质-能量营养不良。由于身高与体重的个体变异较大,采用体重改变作为营养评价指标更为合理。其计算公式:体重改变=[通常体重−实测体重]÷通常体重×100%(评价标准见表 9-1)。

表 9-1　体重改变评价标准

时 间	中 度 丢 失	重 度 丢 失
1 周	1%~2%	>2%
1 个月	5%	>5%
3 个月	7.5%	>7.5%
6 个月	10%	>10%

体重改变公式实际应用中注意以下几点:

1)体重改变>0.5 kg/d,通常是人体内水分改变的结果,并非真正的体重改变。例如,患者发生水肿、腹水时,可引起细胞外液相对增加;使用利尿剂,也可造成体重丧失的假象。

2)存在巨大肿瘤或器官肥大时,可掩盖机体脂肪、肌肉组织的丢失。

3)相同体重的丢失,但丢失不同的体成分,可产生不同的预后影响。有的是脂肪丢失多,对机体影响小;有的是蛋白质消耗多(特别是内脏蛋白质),对机体影响较大。

4)不明原因的持续体重减轻,可能是肿瘤早期的非特异性表现,应该给予足够的重视。

(3)体重指数(body mass index,BMI):是目前公认的反映肥胖程度及营养状况的可靠指标。其计算公式:BMI=体重(kg)÷[身高(m)]^2(成年人评价标准见表 9-2)。

表 9-2　成人 BMI 评价标准

WHO 标准		中国标准	
等 级	BMI(kg/m^2)	等 级	BMI(kg/m^2)
重度营养不良	<16.0		
中度营养不良	16.0~16.9	营养不良	<18.5

续　表

WHO 标准		中 国 标 准	
等　级	BMI(kg/m^2)	等　级	BMI(kg/m^2)
轻度营养不良	17.0～18.4		
正常	18.5～24.9	正常	18.5～23.9
肥胖前状态	25.0～29.9	超重	≥24.0
一级肥胖	30.0～34.9		
二级肥胖	35.0～39.9	肥胖	≥28.0
三级肥胖	≥40.0		

3. 脂肪贮存

(1)皮褶厚度(skin fold thickness)：反映人体皮下脂肪的含量。通过测量不同部位皮褶厚度来推算全身的脂肪含量，主要包括：肱三头肌部、肱二头肌部、肩胛下角、髂前上部、髋部和腹部皮褶厚度，其中三头肌皮褶厚度(triceps skin fold thickness,TSF)是临床上最常用的测定指标。皮褶厚度测量误差较大，同时受肌肉量、年龄的影响，不能作为评价疾病预后的单一指标，但在大规模人群调查时，是较为理想的指标。

1)测量方法：采用专用的压力为 10 g/mm^2 的皮褶厚度测量仪。使用前须校正，指针调至"0"位。测定点位于上臂背侧中点，即肩峰至尺骨鹰嘴连线中点上约 2 cm 处。被测者上臂自然下垂，测量者用拇指和示指将被测部位皮肤连同皮下脂肪捏起(切勿夹提肌肉)，捏起处两侧皮褶的皮肤须对称，然后用皮褶厚度测量仪在距离手指捏起部位 1 cm 处测量其厚度，松开皮褶厚度测量仪钳柄，使钳尖部充分夹住皮褶，在指针快速回落后读数并记录，以mm 为单位，精确到 0.1 mm，同一部位反复测量三次取平均值。注意皮褶厚度测量仪应与上臂垂直。

2)评价标准：正常成年男性三头肌皮褶厚度参考值为 8.3 mm，正常成年女性三头肌皮褶厚度参考值为 15.3 mm。计算测量值占正常值的百分比，测量值为正常值的 90% 以上为正常；测量值为正常值的 80%～90% 为体脂轻度减少；测量值为正常值的 60%～80% 为体脂中度减少；测量值为正常值的 60% 以下为体脂重度减少；若<5 mm 表示体脂肪消耗殆尽；如果测量值超过标准值120% 以上，则为体脂过多。

(2)腰臀比(waist to hip ratio,WHR)：是反映身体脂肪分布的一个简单指标，通常用其来衡量人体是肥胖还是健康。该比值与心血管疾病发病率密切关系，保持合适的臀腰围比例，对于成年人的健康及其寿命有着重要的意义。

1)测量方法：腰围取被测者髂前上棘和第十二肋下缘连线中点，水平位绕腹一周，皮尺应紧贴软组织，但不压迫，测量值精确到 0.1 cm。臀围为经臀部最隆起部位测得身体水平周径。

2)计算公式：WHR=腰围(cm)÷臀围(cm)。

3)评价标准：男性<0.8,女性<0.7 为正常；男性>0.9、女性>0.8 为中央性(或内脏型)肥胖。

4.肌肉蛋白质含量

(1)上臂肌围(mid-arm muscle circumference,MAMC)：是反映肌肉蛋白质含量变化的良好指标,间接反映体内蛋白质储存的情况,可作为营养状况恶化或好转的指标。MAMC主要通过测量上臂围(mid-arm circumference,MAC)与三头肌皮褶厚度(TSF)进行推算。

1)测量方法：被测者立位,上臂自然下垂,在上臂背侧中点处(肩峰至鹰嘴突连线中点)做记号,用软尺上缘在记号处轻贴皮肤(不可使皮肤变形)测量臂围,其平面与上臂纵轴垂直,反复测量两次取平均值,即为上臂围,误差＜5 mm。

2)计算公式：$MAMC(cm)=MAC(cm)-\pi\times TSF(cm)$。

3)评价标准：目前我国 MAMC 评价标准的报道较少,但测量值在患者治疗前后可作为营养状况好转或恶化的参考值。美国男性为 25.3 cm,女性为 23.2 cm;日本男性为24.8 cm,女性为 21 cm。我国王海明等推荐成年男性正常 MAMC≥23.5 cm。

(2)握力(grip strength)：反映了前臂和手部肌肉静力的最大力量状况,是体现肌肉总体力量的一个指标,间接体现了机体营养状况的变化。目前我国尚无握力群体调查的理想值。但可通过连续监测,进行自身前后比较,达到评价患者肌力与营养状态变化的目的。

二、临床检查

临床检查是通过病史采集及体格检查来发现是否存在营养问题。

病史采集主要询问：①膳食史,包括能量与营养素摄入量,了解饮食习惯与嗜好,有无厌食、食物禁忌等。②已存在的影响营养的病理状态,包括传染病、内分泌疾病、慢性疾病(如肝硬化、肺病及肾功能衰竭等)。③用药及治疗史,包括类固醇激素、代谢药物、免疫抑制剂、放化疗、利尿剂、导泻剂等。④过敏史,是否对食物过敏及不耐受等。

体格检查,建议按照以下 14 个方面进行仔细检查,即头发、面色、眼、唇、舌、齿、龈、面(水肿)、皮肤、指甲、心血管系统、消化系统和神经系统等(表 9-3)。

表 9-3 营养缺乏的临床表现

部 位	临 床 表 现	可能缺乏的营养素
头发	干燥、变细、易断、脱发	蛋白质-能量营养不良、必需脂肪酸、锌
眼	眼干燥症、夜盲症、Bitor 斑	维生素 A
	睑角炎	维生素 B_2、维生素 B_6
鼻部	皮脂溢	烟酸、核黄素、维生素 B_6
牙	龋齿	氟
	齿龈出血、肿大	维生素 C
舌	舌炎、舌裂、舌水肿	核黄素、维生素 B_{12}、维生素 B_6、叶酸、烟酸
口腔	味觉减退、改变	锌
	口角炎、干裂	核黄素、烟酸
甲状腺	肿大	碘
指甲	舟状指、指甲变薄	铁

续　表

部　位	临床表现	可能缺乏的营养素
皮肤	干燥、粗糙、过度角化	维生素 A、必需脂肪酸
	瘀斑	维生素 C、维生素 K
	伤口不愈合	锌、蛋白质、维生素 C
	阴囊及外阴湿疹	维生素 B_2、锌
	癞皮病皮疹	烟酸
神经	肢体感觉异常或丧失、运动无力	维生素 B_1、维生素 B_{12}
	腓肠肌触痛	维生素 B_{12}
肌肉	萎缩	蛋白质-能量
骨骼	佝偻病体征、骨质疏松	维生素 D、钙
心血管	脚气病心脏体征	维生素 B_{12}
	克山病体征	硒
生长发育	营养性矮小	蛋白质-能量营养不良
	性腺机能减退或发育不良	锌

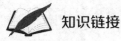 知识链接

膳 食 调 查

　　膳食调查,主要调查饮食习惯(包括地域特点、餐次、食物禁忌、软烂、口味、烹制方法)、饮食结构、食物频率、膳食摄入量(包括每日三餐及加餐的食物品种和摄入量),然后计算出每天能量和所需要各种营养素的摄入量,以及各种营养素之间的相互比例关系等。调查方法通常采用回顾性和前瞻性两种手段,前者常包括 24 小时膳食回顾法、食物频率法和膳食史法;后者包括食物记录法、化学分析法和记账法。

 知识链接

(营养学)实验室检查

　　实验室检查可提供客观的营养评价结果,并且可确定存在哪一种营养素的缺乏或过量,以指导临床营养治疗。临床上方便获取的指标是血浆蛋白中的白蛋白(albumin,ALB)与前白蛋白(prealbumin,PA),它们的水平可反映机体蛋白质的营养状况。评价标准:ALB 35～50 g/L 为正常,28～34 g/L 为轻度不足,21～27 g/L 为中度不足,<21 g/L 为重度不足。PA0.25～0.40 g/L 为正常,0.16～0.25 g/L 为轻度不足,0.12～0.15 g/L 为中度不足,<0.12 g/L 为重度不足。

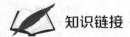

知识链接

综合营养评价

目前,多数学者主张采用综合性营养评定方法,以提高营养评价的灵敏性和特异性。其中比较常用的有营养不良风险筛查方法(NRS2002)和主观全面营养评价法(SGA),前者是营养风险的筛查工具(欧洲肠内肠外营养协会推荐),后者是营养不良的评估工具(美国肠内肠外营养协会推荐)。NRS2002得分由疾病状态、营养状态和年龄三者评分(若≥70岁加1分)相加而得,≥3分有营养不良的风险,需接受营养治疗。SGA则根据患者病史及体重等5个方面进行综合判断,具体包括体重下降程度、饮食变化、消化道症状、生理功能状态、皮下脂肪和肌肉消耗程度,每个方面分为3个等级(A级,营养良好;B级,轻-中度营养不良;C级,严重营养不良),最后综合判断为营养良好(1),轻-中度营养不良(2),重度营养不良(3)。

第二节　人体营养的正常需求

为了维持正常的生理功能并适应各项体力活动和生长发育的需要,人体必需每日从食物中摄取能量和各种营养素。营养素的主要生理功能是提供能量、促进生长、构成和修复机体组织、维持生理调节功能等。营养素可分为六大类,即蛋白质(protein)、脂类(lipids)、碳水化合物(carbohydrate)、矿物质(mineral)、维生素(vitamin)和水(water)。蛋白质、脂类、碳水化合物可在人体内经氧化分解释放能量,满足机体能量需要,所以又称为三大产能营养素(calorigenic nutrients),同时因人体对它们的需求量很大,又称为宏量营养素。维生素、矿物质不能产生能量,且人体对它们需求量很小,故称为微量营养素。水也是一种很重要的营养素,是生命之源,没有水就没有生命。

一、能量

机体的一切生命活动都需要能量(energy),人体通过摄取食物来获得能量。人体能量主要来源于食物中的产能营养素,包括碳水化合物、脂肪和蛋白质。人体每日消耗的能量主要是由基础代谢、体力活动和食物生热效应构成。健康人最佳的能量代谢状态是维持能量平衡,即能量的摄入与消耗相等。能量长期摄入不足,会影响机体正常生理功能,导致生长发育迟缓、消瘦、活力消失,甚至死亡;能量长期摄入过剩,将导致超重、肥胖及相关慢性病的发生。

1. 能量单位与能量系数　由于能量数值大,营养学中的能量常用单位为千卡(kilocalorie, kcal)或千焦(kilojoule, kJ),二者的换算关系为:1 kcal=4.184 kJ。1 g产能营养素在体内氧化产生的能量称为能量系数(calorigenic coefficient/calorific value)。三大产能营养素的能量系数分别为:碳水化合物4 kcal/g,蛋白质4 kcal/g,脂肪9 kcal/g。1 g乙醇在体内氧化产生的能量为 7.0 kcal,但人体不能利用,只是以热的形式出现并向外界散发,故称之为空热。

2. 人体的能量消耗 成年人的总能量消耗(total energy expenditure,TEE)主要用于维持基础能量消耗、活动能量消耗和食物的生热效应(diet-induced thermogenesis,DIT)三个方面的需要。一般来说,人体的能量需要与能量消耗保持动态平衡。一些特殊人群则需要增加额外的能量消耗,如孕育胎儿的孕妇、哺乳的乳母、生长发育期的儿童青少年、需修复受损组织的患者。

(1)基础能量消耗(basal energy expenditure,BEE):是指人体在清醒且安静,不受肌肉活动、环境温度、食物及精神紧张等因素影响状态下的能量消耗,是维持人体最基本生命活动所需的能量。BEE 的测定条件是:空腹 12~15 小时,周围环境安静舒适,温度适宜(一般 18~25℃),人体清醒和静卧状态。

单位时间内的基础能量消耗称为基础代谢率(basal metabolic rate,BMR)。BMR 对于个体来说相对恒定,但在个体之间差异很大,常见影响因素见表 9-4。在多数情况下,BMR 占人体每日能量消耗的 60%~70%。为方便计算,实际应用中我们可粗略地估计成人 BMR[男性 1 kcal/(kg·h),女性 0.95 kcal/(kg·h)]。

表 9-4 影响 BMR 的因素

因 素	影 响
年龄	随年龄增长,BMR 逐渐下降。成人低于儿童,老年人低于成年人
体型	瘦高的人 BMR 大于矮胖的人
生长	儿童、孕妇 BMR 高
机体组成	非脂肪组织多 BMR 高
发热	BMR 增高
应激	BMR 增高
环境温度	太高或太低都增加 BMR
饥饿/禁食	降低 BMR
营养不良	BMR 降低
甲状腺素	甲状腺激素、肾上腺素增加 BMR;去甲肾上腺素降低 BMR

(2)活动能量消耗(activity energy expenditure,AEE):是构成人体总能量消耗的重要部分,占每日能量消耗的 15%~30%。AEE 主要包括职业活动、社会活动和家务活动,其中以职业活动能量消耗的差别最大。AEE 的大小主要取决于活动的强度和持续时间,活动时间越长、强度越大、能量消耗越多。因此对于静坐职业者来说,如何在休息时间内增加活动的能量消耗,是达到能量平衡维持健康最有效的一种方式。

(3)食物的生热效应(diet-induced thermogenesis,DIT):是指人体摄食过程中引起的机体额外能量消耗。它以热能的形式损失,不能转变为生物学能,对人体来说单纯是一种能量损耗。摄入不同食物额外增加的能量消耗有所差异,其中蛋白质的 DIT 最大,相当于其本身产能的 30%~40%,碳水化合物为 5%~6%,脂肪为 4%~5%,混合膳食则相当于 BEE

的 10%。

(4)额外的能量消耗:是指人体特殊生理阶段的能量消耗。如孕期额外的能量消耗增加,主要包括胎儿生长发育和孕妇子宫、乳房与胎盘的发育、母体脂肪的储存以及这些组织的自身代谢等;哺乳期乳母产生乳汁及乳汁自身含有的能量等。婴幼儿、儿童和青少年阶段生长发育额外的能量消耗,主要指机体生长发育中合成新组织所需的能量,如出生后1~3个月,能量需要约占总能量的 35%,2 岁时约占总能量需要量的 3%,青少年期为总能量需要量的 1%~2%。此外,医院的患者为了修复受损的机体组织,也需要增加额外的能量消耗。

3. 能量需要量和食物来源

(1)能量的需要量:人体能量需求受年龄、性别、生理状态、劳动强度等因素的影响。一般来说,健康成人能量摄入量应与消耗量保持平衡,摄入过多/过少都不利于健康;特殊人群应额外增加能量供给量,如重体力劳动者的能量供给高于轻体力劳动者,儿童的千克体重能量需求高于成人,孕妇、乳母的能量供给量也相应增加。

(2)能量的食物来源:主要来源于三大产能营养素,即食物中的碳水化合物、脂肪和蛋白质,三者在总能量供给中应有一个恰当的比例。我国居民推荐比例为:碳水化合物占总能量的 55%~65%,脂肪占 20%~30%,蛋白质占 10%~15%为宜。年龄越小,蛋白质供能占比重越大。成年人脂肪摄入量不宜超过总能量的 30%。不同人群的能量推荐摄入量可参考中国营养学会制定的《中国居民膳食营养素参考摄入量》。

二、蛋白质

蛋白质(protein)是人体的必需营养素,是一切生命的物质基础,没有蛋白质就没有生命。人体内的蛋白质始终处于不断分解和合成的动态平衡之中,一般来说,成人体内每天约有 3%的蛋白质被更新。

1. 蛋白质的功能

(1)构成和修复人体组织:蛋白质是构成机体组织、器官的重要成分。机体蛋白质处于不断分解、重建及修复的动态过程中,每天都需要摄入一定量的蛋白质来维持组织蛋白的更新。身体受伤后也需要蛋白质作为修复的原料。

(2)调节生理功能:蛋白质在体内构成多种重要生理活性物质的成分,如酶、激素、抗体、载体等,并参与调节生理功能。

(3)供给能量:这是蛋白质的次要功能,1 g 食物蛋白质在人体内产生约 4 kcal 的能量。这种功能可以由碳水化合物、脂肪所代替,一般不希望蛋白质发挥供给能量的作用。

2. 蛋白质的组成 蛋白质是人体氮元素的唯一来源,因此具有不可替代的特殊作用。大多数蛋白质的含氮量比较接近(约为 16%),每克氮相当于 6.25(即 100÷16)克蛋白质。

(1)氨基酸(amino acid,AA):是蛋白质的基本构成单位,人类摄食蛋白质的最终目标是获得人体所需要的各种氨基酸。

1)必需氨基酸(essential amino acid,EAA):人体蛋白质由 20 多种氨基酸组成。人体不能合成或合成的速度不能满足机体需要,必须由膳食供给的氨基酸称为必需氨基酸。成人的必需氨基酸分别是异亮氨酸、亮氨酸、色氨酸、赖氨酸、苏氨酸、蛋氨酸、缬氨酸、苯丙氨酸;儿童的必需氨基酸在成人的 8 种基础上增加一个组氨酸。

2)条件必需氨基酸(conditionally essential amino acid,CEAA):可减少人体对某些必需氨基酸需要量的氨基酸,被称为条件必需氨基酸。如胱氨酸和酪氨酸,在人体内分别由蛋氨酸和苯丙氨酸转变而来,膳食中若能直接提供这两种氨基酸,可减少人体对蛋氨酸和苯丙氨酸的需求量。

3)非必需氨基酸:人体自身可以合成且合成的速度能满足机体需要的氨基酸。

(2)氨基酸模式(amino acid pattern):指蛋白质中各种必需氨基酸的构成比例。将色氨酸含量设定为1,分别计算出其他必需氨基酸的相应比值,这一系列的比值就是该种蛋白质的氨基酸模式。食物蛋白质与人体蛋白质的氨基酸模式越接近,食物中的必需氨基酸被机体利用的程度就越高,该食物蛋白质的营养价值也就越高,这类食物蛋白质通常被称为优质蛋白质,如动物性食物中的肉、蛋、鱼、奶等的蛋白质以及植物性食物中的大豆蛋白质。

(3)限制氨基酸(limiting amino acid):蛋白质中一种或几种必需氨基酸含量相对较低,导致其他必需氨基酸在人体内不能被充分利用而发生浪费,造成其营养价值的降低,这些必需氨基酸被称为限制氨基酸,其中含量最低的为第一限制氨基酸。如赖氨酸为米面的第一限制氨基酸,蛋氨酸为大豆的第一限制氨基酸。

(4)蛋白质互补作用(complementary action):不同的食物蛋白质间能够互相取长补短,补充其必需氨基酸不足,这叫蛋白质互补作用。为提高植物性蛋白质的营养价值,可将两种或两种以上的食物混合食用,从而达到以多补少的目的,如大豆和米或面混合食用时,大豆蛋白可以补充米、面赖氨酸的不足,米、面蛋白质也可补充大豆中蛋氨酸的不足,从而使米面和大豆蛋白质的营养价值都得到提升。

3. 蛋白质的消化与吸收 食物蛋白质水解成氨基酸及短肽后方能被吸收。因为唾液中不含水解蛋白质的酶,食物蛋白质的消化从胃开始,但主要在小肠进行。氨基酸通过小肠黏膜细胞膜上载体进行主动吸收,中性、酸性和碱性氨基酸分别使用不同的载体转运,同类型的氨基酸共用一种转运系统。如果膳食中某一种氨基酸过多,会造成竞争性吸收,导致同类型的其他氨基酸吸收减少。

4. 蛋白质的需要量及食物来源

(1)蛋白质的需要量:成人每天摄入蛋白质推荐摄入量,按 $0.8 \mathrm{~g/(kg \cdot d)}$ 计算为宜,我国传统膳食模式以植物性食物为主,可放宽至 $1.16 \mathrm{~g/(kg \cdot d)}$。按能量计算,蛋白质供能应占全天膳食总能量的 $10\%\sim12\%$,儿童青少年为 $12\%\sim14\%$。

(2)蛋白质的食物来源:蛋白质广泛存在于动/植物性食物之中。动物性食物蛋白质属于优质蛋白质,利用率高,但也富含饱和脂肪酸和胆固醇;植物性食物蛋白质利用率普遍较低,但大豆蛋白质是唯一植物性来源的优质蛋白质。进食时应注意适当搭配,充分发挥蛋白质的互补作用。

三、碳水化合物

碳水化合物(carbohydrate)又称糖类(glucide),由碳、氢、氧三种元素组成的一类化合物,是人类最安全、最主要、最经济的能量来源,也是维持人体生命与健康最基本、最重要的物质。碳水化合物根据不同糖分子数量,可分为糖、寡糖和多糖(表9-5),其中葡萄糖、果糖、半乳糖、蔗糖、麦芽糖、乳糖具有重要的营养作用。

表 9 - 5   碳水化合物的分类

分　类	亚　类	组　成
糖(1～2 个)	单糖	葡萄糖、果糖、半乳糖
	双糖	蔗糖、麦芽糖、乳糖、海藻糖
	糖醇	山梨醇、甘露醇、木糖醇、麦芽糖醇
低聚糖(3～9 个)	异麦芽低聚糖	麦芽糊精
	其他寡糖	低聚果糖、大豆低聚糖(棉籽糖、水苏糖)
多糖(≥10 个)	淀粉	淀粉、糖原
	非淀粉多糖	膳食纤维

1. 碳水化合物的生理功能

(1)体内碳水化合物的功能

1)贮存和提供能量:食物中 1 g 碳水化合物在体内氧化可产生 4.0 kcal 的能量。碳水化合物在体内消化后,主要以葡萄糖的形式被吸收,并以糖原的形式贮存在肝脏与肌肉内。一旦机体需要,肝糖原可迅速分解为葡萄糖进入血液循环供能,满足机体尤其是红细胞、脑和神经组织的需求。人体肝糖原贮存只能维持数小时,必须不断地从膳食中得到补充。肌糖原主要为肌肉运动时提供能量。

2)构成机体的重要成分:碳水化合物同样也是机体重要的构成成分,并参与细胞的多种活动。如糖脂、糖蛋白、黏蛋白,DNA 和 RNA 中也含有大量的核糖。

3)抗生酮作用:若体内碳水化合物不足,则脂肪酸不能被彻底氧化而转化为酮体。人体每天至少需摄入 50～100 g 碳水化合物才可防止酮血症的产生。

4)糖节省蛋白质作用:摄入足够的碳水化合物,可以防止体内或膳食中的蛋白质发生糖异生作用,避免机体蛋白的消耗。

(2)食物碳水化合物的功能:膳食中的碳水化合物是来源最广泛、最经济的产能营养素,具有以下功能:①改变食物的色、香、味、形。②提供膳食纤维:增强肠功能,促进排便;控制体重,利于减肥;降低血糖和血胆固醇,预防心血管疾病,预防癌症。③其他的特殊生理功能:具有免疫调节、保护肝脏、抗衰老、肿瘤抑制等多方面的功能。

2. 碳水化合物的消化吸收   食物中的碳水化合物主要是单/双糖、低聚糖、淀粉及膳食纤维。其中单糖可以直接吸收,双糖以上的碳水化合物需要消化成单糖才能被吸收。膳食纤维及在小肠内未被消化的碳水化合物(如低聚糖),在结肠内被结肠菌群发酵,产生的气体可排出体外,其他产物则被吸收入血。

3. 碳水化合物的需要量及食物来源

(1)碳水化合物的需要量:碳水化合物的推荐摄入量占总能量的 50%～65%,限制精制糖的摄入量占总能量 10%以下;应来自不同来源,包括淀粉、非淀粉多糖、低聚糖等,推荐每天摄入谷类食物 200～300 g,其中包含全谷物和杂豆类 50～150 g、薯类 50～100 g。同时,膳食纤维的推荐摄入量为成人每天 25～30 g。

一般情况下,人类不易发生碳水化合物缺乏。膳食缺乏碳水化合物时,容易出现酮血症,影响脑、神经、红细胞等组织的正常功能,还可造成食物蛋白质的浪费和机体蛋白质的消耗。膳食碳水化合物摄入过多，造成能量摄入过多，长期可导致肥胖等慢性病的发生。因此，膳食碳水化合物占比长期大于总能量的 80％ 或小于总能量的 40％ 都是不利于人体健康的。

（2）碳水化合物的食物来源：膳食中淀粉主要来自粮谷类（含量 60％～80％）和薯类食物（含量 15％～29％）。单糖和双糖的来源主要是蔗糖、蜂蜜、糖果、甜食、糕点、甜味水果、含糖饮料等。膳食纤维主要存在于谷、薯、豆类及蔬菜、水果等植物性食物中。谷类加工越精细所含膳食纤维就越少，植物成熟度越高纤维含量也越多。

四、脂肪

又称甘油三酯或中性脂肪，由 1 个甘油分子和 3 个脂肪酸结合而成。食物中的脂类 95％ 为甘油三酯。人体内贮存的脂类中，甘油三酯高达 99％，主要分布于腹腔、皮下和肌肉纤维之间。

1.脂肪的生理功能

（1）贮存和提供能量：体内每 1 g 脂肪可产生约 9 kcal 的能量。人体摄入能量不能及时被利用或过多时，就转变为脂肪贮存；当机体需要能量时，脂肪分解产能满足需要。体内脂肪细胞贮存和供能具有两个特点：①脂肪细胞可以持续不断贮存脂肪，因此人体没有最胖只有更胖。②脂肪不能给脑、神经细胞以及血细胞提供能量。人在饥饿时，就必须消耗肌肉组织中的蛋白质与糖原来供能，这就是节食减肥的危害性之一。

（2）维持体温、保护脏器：脂肪是热的不良导体，皮下脂肪组织有隔热保温的作用，保持体温的正常与恒定。脂肪组织对内脏还有支撑和衬垫作用，可保护内部器官免受外力伤害。

（3）机体重要的构成成分：细胞膜中含有大量的脂肪酸，是维持细胞正常结构和功能必不可缺的重要成分。

（4）发挥内分泌样作用：脂肪组织可分泌各种活性因子，如瘦素、肿瘤坏死因子、白细胞介素、胰岛素样因子等，这些脂肪组织来源的因子参与机体的代谢、免疫、生长发育等生理过程。

（5）有效地利用碳水化合物和节约蛋白质作用：脂肪的代谢产物可促进碳水化合物的能量代谢。充足的脂肪还可以保护体内蛋白质（包括食物蛋白质）不被用作能源物质，保证其重要生理功能的发挥。

（6）供给必需脂肪酸，促进脂溶性维生素吸收：人体所需的必需脂肪酸，主要靠食物脂肪提供。脂溶性维生素不溶于水，只溶于脂肪或脂肪溶剂。脂肪还可刺激胆汁分泌，协助脂溶性维生素的吸收与利用。

2.脂肪的组成与分类

（1）必需脂肪酸（essential fatty acid，EFA）：是指人体不可缺少而自身又不能合成，必须通过食物供给的脂肪酸。包括亚油酸（linoleic acid）、α-亚麻酸（α-linolenic acid）。必需脂肪酸缺乏可引起生长迟缓、皮肤损伤（出现皮疹等）、生殖障碍，以及肝脏、肾脏、神经和视觉方面的多种疾病。

（2）脂肪分类

1）根据碳链长度分类：分为长链脂肪酸、中链脂肪酸、短链脂肪酸。

2）根据碳键饱和程度分类：可分为饱和脂肪酸（saturated fatty acid，SFA）、单不饱和脂肪酸（monounsaturated fatty acid，MUFA）、多不饱和脂肪酸（polyunsaturated fatty acid，PUFA）。脂肪酸的熔点与碳链长度、碳键饱和度成正比。一般植物油和鱼类脂肪中多不饱和脂肪酸的含量比畜、禽类高。

3）根据双键位置分类：①n－3（或 ω－3）系列不饱和脂肪酸，如 α-亚麻酸等。②n－6（或 ω－6）系列不饱和脂肪酸，如亚油酸等。

4）根据空间结构分类：分为顺式脂肪酸、反式脂肪酸。天然的不饱和脂肪酸，基本上都是顺式脂肪酸，具有不稳定，易变质的特点。反式脂肪酸可使血中低密度脂蛋白升高，同时还能降低血高密度脂蛋白水平，增加心血管疾病的风险。

3. 脂肪的食物来源及供给量

（1）脂肪的供给量：易受饮食习惯和季节的影响，变动范围较大，并没有统一标准。每日膳食中，脂肪供给能量占总能量的比例，建议儿童和少年为 25%～30%，成年为 20%～25%为宜，一般不超过 30%。同时必需脂肪酸的摄入量应不少于总能量的 3%，饱和脂肪酸∶单不饱和脂肪酸∶多不饱和脂肪酸＝1∶1∶1，而多不饱和脂肪酸（n－6）∶（n－3）＝（4～6）∶1 为佳。胆固醇的每日摄入量应在 300 mg 以下。一般每天摄入 50 g 脂肪就能提供所需的必需脂肪酸，且有利于脂溶性维生素的吸收。脂肪摄入量过多会造成肥胖、高血压、心血管疾病和某些癌症发病率升高，因此应减少脂肪的摄入量。

（2）脂肪的食物来源：来源是植物性食物和动物性食物。植物性食物的脂肪来源是各种植物油和坚果，如核桃、花生、芝麻、葵花籽及豆类等，植物油的特点是含不饱和脂肪酸多。动物性食物来源主要有猪、羊、牛等的动物脂肪及骨髓、肥肉、乳类及蛋黄等，动物脂肪含饱和脂肪酸和单不饱和脂肪酸相对较多，而多不饱和脂肪酸含量较少。胆固醇主要存在于动物性食物，以动物内脏尤其是脑中含量最高，蛋类、鱼子和蟹子含量也较高，其次为蛤贝类，鱼类和奶类含量较低。

五、维生素与矿物质

维生素与矿物质是人体必需营养素，参与多项代谢与功能，且大多数为人体无法自身合成，必须每天补充。

1. 维生素 是维持人体正常功能的一类小分子有机化合物。人体内不能合成或合成的量不能满足机体需要，需由外源性供给。维生素既不是构成各种组织的主要原料，也不是体内的能量来源，但在机体物质和能量代谢过程中发挥着重要作用。

根据维生素的溶解性，可分为以下两大类。①脂溶性维生素：包括维生素 A、D、E、K，其吸收与肠道脂质吸收有关，大部分贮存在脂肪组织中，通过胆汁缓慢排出体外。②水溶性维生素：包括 B 族维生素（B_1、B_2、烟酸、B_6、叶酸、B_{12}、泛酸、生物素等）和维生素 C，人体无法储存水溶性维生素，需每日从饮食中摄入，否则容易出现缺乏。

2. 矿物质 人体除碳、氢、氧、氮元素组成碳水化合物、脂肪、蛋白质、维生素等有机化合物外，其余元素均称为矿物质（mineral），亦称无机盐或灰分。含量大于体重 0.01%者称为宏量元素或者常量元素（macroelement），如钙、磷、钠、钾、氯、镁、硫等。含量小于体重 0.01%者称为微量元素（microelement）。微量元素分为三类：①人体必需的微量元素，包括铁、碘、锌、硒、铜、钼、铬、钴 8 种。②人体可能必需的微量元素，包括锰、硅、镍、硼、钒 5 种。③具有潜在毒性，但在低剂量时，对人体可能是有益的微量元素，包括氟、铅、镉、汞、砷、铝、锂、锡 8 种。

3.维生素和微量元素的作用

(1)体内物质代谢的辅酶或辅因子：许多维生素或维生素的代谢产物在复杂的生化反应中作为必需的活性成分。例如，核黄素和烟酸参与电子传递链，叶酸作为转甲基反应的成分之一。许多微量元素具有调节酶活性的作用，只有在这些微量元素参与的情况下，这些代谢酶才具有活性。例如，锌是许多酶的辅因子，而硒是以硒代半胱氨酸的形式，构成谷胱甘肽过氧化物酶。

(2)基因调控：锌指作为转录调控因子，可调节基因表达，而锌元素则是锌指的主要组成成分。

(3)构成蛋白质空间结构：某些元素是维持蛋白结构的必需成分，可保证蛋白质分子的适当折叠。

(4)抗氧化作用：氧化代谢的副产物可与其他物质进一步发生过氧化反应，氧化处于相对还原状态的细胞有机成分（如细胞膜、核酸），从而造成细胞损伤。抗氧化维生素（如维生素 E 和维生素 A）可通过一系列复杂分子反应机制猝灭氧化活性，而一些微量元素则通过酶系统（如依赖锌、铜或锰的超氧化物歧化酶以及依赖硒的谷胱甘肽过氧化物酶）清除氧化产物。

4.食物来源　蔬菜是我国居民膳食中矿物质的重要来源。蔬菜含有丰富的无机盐，如钙、磷、铁、钾、钠、镁、铜等，其中以钾最多，钙、镁含量也丰富。绿叶蔬菜一般含钙、铁比较丰富，如菠菜、雪里蕻、油菜、苋菜等；但蔬菜中存在的草酸，不仅影响本身所含钙与铁的吸收，还影响其他食物中钙与铁的吸收。

新鲜的蔬菜、水果是我国居民膳食中维生素的良好来源：①胡萝卜素：在人体内可转变成有生理活性的维生素 A 和维生素 A 原。胡萝卜素在各种绿色、黄色以及红色蔬菜中含量较多，如胡萝卜、菠菜、辣椒、韭菜、菠菜和南瓜等。②维生素 B_2：在绿叶蔬菜和豆类蔬菜中含量较多，每 100 g 约 0.1 mg，如油菜、芹菜、菠菜、蒜薹等。③维生素 C：维生素 C 在各种新鲜绿叶蔬菜中含量丰富，其次是根茎类蔬菜（如萝卜），而瓜类蔬菜中的含量则相对较少（如冬瓜、西葫芦、黄瓜等），粮食和肉类中含量不高，动物性食品中除肝、肾以外大多不含维生素 C。④维生素 E：在绿叶蔬菜和豆类中的含量比较丰富。⑤其他：蔬菜中还含有丰富的维生素 K、泛酸、叶酸等人体必需的维生素。

六、水

水不仅构成身体成分，还具备调节生理功能的作用。水是组成体液的主要成分，体内水的平衡对于体温调节、将营养素或激素输送到各个细胞、将废物由细胞中带出以及润滑和催化生理化学反应，均具有重要的意义。一旦失去体内水分的 10%，生理功能即会发生严重紊乱。失去体内水分的 20%，人很快就会死亡。

长期腹泻、连续呕吐及高热等均可导致水的大量丢失。相反，充血性心脏病、肝硬化和肾炎等疾病可致体内水钠潴留，容易发生水肿。烧伤和手术等引起的损伤可导致大量失水，如不及时予以补充，可引发一系列严重的病变，甚至导致死亡。

人体对水的需求受年龄、体力活动、环境温度、膳食、疾病和损伤等多方面的影响。建议：足量饮水，少量多次。在温和气候条件下，低身体活动水平成年男性每天喝水

1 700 mL,成年女性每天喝水 1 500 mL。推荐喝白水或茶水,少喝或不喝含糖饮料,不用饮料代替白水。

第三节　合理营养与平衡膳食

《中国居民膳食指南(2022)》第 5 版在国家卫生健康委员会的组织和领导下,于 2022 年发布。该指南是在《中国居民膳食指南(2016)》的基础上修订,紧密结合我国居民膳食消费和营养状况的实际情况,根据营养学原理制定,用于指导生命全周期的各类人群,分别对健康人群和有疾病风险的人群提出健康膳食准则,鼓励科学选择食物,终身追求膳食平衡和合理运动,实现维持适宜体重,保持健康生活状态,预防或减少膳食相关慢性病发生的目标,从而提高我国居民整体健康素质。该指南由一般人群膳食指南、特定人群膳食指南和平衡膳食模式三部分组成。

一、一般人群膳食指南

一般人群膳食指南共有 8 条指导准则,适合于 2 岁以上的健康人群,提供有关食物类别和平衡膳食模式的建议,以促进全民健康和慢性疾病预防。主要包括:①食物多样,合理搭配。②吃动平衡,健康体重。③多吃蔬果、奶类、全谷、大豆。④适量吃鱼、禽、蛋、瘦肉。⑤少盐少油,控糖限酒。⑥规律进餐,足量饮水。⑦会烹会选,会看标签。⑧公筷分餐,杜绝浪费。

二、特定人群膳食指南

特定人群膳食指南,是根据生命周期不同阶段人群的生理特点和膳食营养需求而制定的。该指南主要包括:孕妇/乳母膳食指南、婴幼儿喂养指南、儿童膳食指南、老年人膳食指南和素食人群膳食指南,其中各特定人群的膳食指南是在一般人群膳食指南的基础上形成的建议和指导。

1. 孕妇/乳母膳食指南　适用于准备怀孕、处于妊娠状态,以及产后母乳喂养的妇女,分为备孕和孕期妇女、哺乳期妇女两个人群的膳食指南。

(1)备孕和孕期妇女膳食指南:①调整孕前体重至正常范围,保证孕期体重适宜增长。②常吃含铁丰富的食物,选用碘盐,合理补充叶酸和维生素 D。③孕吐严重者,可少量多餐,保证摄入含必需量碳水化合物的食物。④孕中晚期适量增加奶、鱼、禽、蛋、瘦肉的摄入。⑤经常户外活动,禁烟酒,保持健康生活方式。⑥愉快孕育新生命,积极准备母乳喂养。

(2)哺乳期妇女膳食指南:①产褥期食物多样不过量,坚持整个哺乳期营养均衡。②适量增加富含优质蛋白质及维生素 A 的动物性食物和海产品,选用碘盐,合理补充维生素 D。③家庭支持,愉悦心情,充足睡眠,坚持母乳喂养。④增加身体活动,促进产后恢复健康体重。⑤多喝汤和水,限制浓茶和咖啡,忌烟酒。

2. 婴幼儿喂养指南　适合于出生后至满两周岁的婴幼儿,是独立于一般人群膳食指南之外的针对婴幼儿的喂养指南,分为 0~6 月龄、7~24 月龄两个阶段。

(1)0~6 月龄婴幼儿喂养指南:①母乳是婴儿最理想的食物,坚持 6 月龄内纯母乳喂养。②生后 1 小时内开奶,重视尽早吸吮。③回应式喂养,建立良好的生活规律。④适当补充维生素 D,母乳喂养无须补钙。⑤一旦有任何动摇母乳喂养的想法和举动,都必须咨询医生或其他专业人员,并由他们帮助做出决定。⑥定期监测婴儿体格指标,保持健康生长。

(2)7～24 月龄婴幼儿喂养指南:①继续母乳喂养,满 6 月龄起必须添加辅食,从富含铁的泥糊状食物开始。②及时引入多样化食物,重视动物性食物的添加。③尽量少加糖盐,油脂适当,保持食物原味。④提倡回应式喂养,鼓励但不强迫进食。⑤注重饮食卫生和进食安全。⑥定期监测体格指标,追求健康生长。

3. **儿童膳食指南**　适用于满 2 周岁至不满 18 周岁的未成年人,分为 2～5 岁学龄前儿童和 6～17 岁学龄儿童两个阶段。

(1)学龄前儿童膳食指南:①食物多样,规律就餐,自主进食,培养健康饮食行为。②每天饮奶,足量饮水,合理选择零食。③合理烹调,少调料少油炸。④参与食物选择与制作,增进对食物的认知和喜爱。⑤经常户外活动,定期体格测量,保障健康成长。

(2)学龄儿童膳食指南:①主动参与食物选择和制作,提高营养素。②吃好早餐,合理选择零食,培养健康饮食行为。③天天喝奶,足量饮水,不喝含糖饮料,禁止饮酒。④多户外活动,少视屏时间,每天 60 分钟以上的中高强度身体活动。⑤定期监测体格发育,保持体重适宜增长。

4. **老年人膳食指南**　适用于年龄在 65 周岁及以上的老年人,分为 65～79 岁的一般老年人和 80 岁及以上的高龄老年人两部分。

(1)一般老年人膳食指南:①食物品种丰富,动物性食物充足,常吃大豆制品。②鼓励共同进餐,保持良好食欲,享受食物美味。③积极户外活动,延缓肌肉衰减,保持适宜体重。④定期健康体检,测评营养状况,预防营养缺乏。

(2)高龄老年人膳食指南:①食物多样,鼓励多种方式进食。②选择质地细软,能量和营养素密度高的食物。③多吃鱼禽肉蛋奶和豆,适量蔬菜配水果。④关注体重丢失,定期营养筛查评估,预防营养不良。⑤适时合理补充营养,提高生活质量。⑥坚持健身与益智活动,促进身心健康。

5. **素食人群膳食指南**　素食人群是指饮食方式为不食畜禽肉、水产品等动物性食物的人群,主要包括蛋奶素和全素。该指南主要包括:①食物多样,谷类为主,适量增加全谷物。②增加大豆及其制品的摄入,选用发酵豆制品。③常吃坚果、海藻和菌菇。④蔬菜水果应充足。⑤合理选择烹调油。⑥定期监测营养状况。

三、平衡膳食模式

平衡膳食模式(balanced diet mode)是根据居民膳食营养素参考摄入量,居民营养与健康状况所推荐的食物种类和比例,能最大限度地满足不同年龄阶段人群的生理和营养健康需要而设计的膳食。为了方便记忆和理解,《中国居民膳食指南(2022)》制作了膳食指南的宣传图形,包括中国居民膳食宝塔、中国居民平衡膳食餐盘和中国儿童平衡膳食算盘,以阐释平衡膳食的主旨思想和食物组成结构。

1. **中国居民平衡膳食宝塔**　中国居民平衡膳食宝塔(Chinese food guide pagoda,以下简称"宝塔")是根据《中国居民膳食指南(2022)》的准则和核心推荐,把平衡膳食原则转化为各类食物的数量和所占比例的图形化表示。宝塔共分 5 层,各层面积大小不同,体现了 5 大类食物和食物量的多少。宝塔旁边分别注释文字,提示成人每天每人各类食物摄入量的平均范围参考(图9-1)。

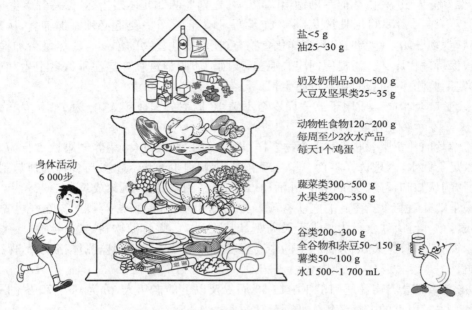

盐<5 g
油25～30 g

奶及奶制品300～500 g
大豆及坚果类25～35 g

动物性食物120～200 g
每周至少2次水产品
每天1个鸡蛋

蔬菜类300～500 g
水果类200～350 g

谷类200～300 g
全谷物和杂豆50～150 g
薯类50～100 g
水1 500～1 700 mL

身体活动
6 000步

图9-1　中国居民平衡膳食宝塔(2022)

2. 中国居民平衡膳食餐盘　中国居民平衡膳食餐盘(food guide plate)按照平衡膳食原则,展示了一人一餐中膳食的食物组成和大致比例。餐盘分为四部分,分别是谷薯类、蔬菜类、水果类和鱼肉蛋豆类,同时餐盘边的一杯牛奶提示其重要性(图9-2)。

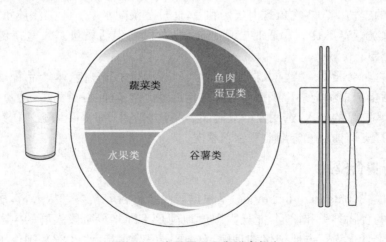

蔬菜类

鱼肉蛋豆类

水果类

谷薯类

图9-2　中国居民平衡膳食餐盘

3. 中国儿童平衡膳食算盘　中国儿童平衡膳食算盘(food guide abacus)是根据平衡膳食原则,用算盘简单勾画了膳食结构,一目了然,易于儿童理解。如跑步的儿童背着水壶,寓意从小培养喝白开水、天天运动的好习惯。算盘有六层,不同颜色算盘珠表示各类食物,不同算珠个数表示各类食物的分量,食物分量按照8～11岁儿童需要量的平均值估算(图9-3)。

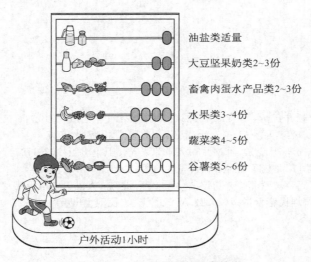

油盐类适量

大豆坚果奶类2~3份

畜禽肉蛋水产品类2~3份

水果类3~4份

蔬菜类4~5份

谷薯类5~6份

户外活动1小时

图9-3 中国儿童平衡膳食算盘

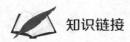 知识链接

膳 食 指 南

膳食指南是营养专家根据营养学原则,结合国情,教育居民采用平衡膳食,以达到合理营养促进健康目的的指导性意见和公共政策基础。其作用一方面在于引导居民合理消费食物,保护健康。另一方面,这些原则可以成为政府发展食物生产及规划、满足居民合理的食物消费的根据。

在世界范围内,膳食指南作为公共卫生政策的组成部分已有百年以上历史。它是由早期食物指南,历经膳食供给量和膳食目标等阶段演变而来。其背景是在工业化后群众体力活动减少、脂肪摄入增多及其他营养素摄入量的改变导致心血管等慢性疾病增加而对膳食模式提出建议。可登录中国居民膳食指南网站(网址 http://dg.cnsoc.org/),查看各国的膳食指南。

案例分析与思考

案例·李某,女性,25岁,喜欢吃油炸食品、喝饮料和吃夜宵,不爱运动。近年来因为贪吃,体重狂增了25 kg。最近李某的健康更是出现了一些问题,她明显感到自己上下楼梯很容易喘气,经期也变得非常紊乱。"请你们帮我减减肥吧,我不能再这么胖下去了。"

体检结果如下:身高160 cm,体重76.80 kg,体脂百分比45.5%;腰围102 cm,臀围100 cm;严重脂肪肝,激素水平失调。

思考题·请评价李某的营养情况,分析肥胖原因,并为其制订减肥计划。

(景秀琛)

请扫描二维码
查看思考题答案

参考文献

［1］蒋朱明. 临床肠外与肠内营养［M］. 2 版. 北京：科学技术文献出版，2010.

［2］王希成. 营养学：概念与争论［M］. 13 版. 北京：清华大学出版社，2017.

［3］焦广宇，李增宁，陈伟. 临床营养学［M］. 3 版. 北京：人民卫生出版社，2017.

［4］张爱珍. 医学营养学［M］. 4 版. 北京：人民卫生出版社，2020.

［5］石汉平，李薇，齐玉梅，等. 营养筛查与评估［M］. 2 版. 北京：人民卫生出版社，2021.

［6］中国营养学会. 中国居民膳食指南（2022）［M］. 北京：人民卫生出版社，2022.

第十章
健 康 心 理

导学
目标

学习目标

> 识记：心理学的概念及主要研究领域。
> 理解：个体心理的主要内容；大学生、住院患者常见的心理健康问题。
> 运用：心理学的研究方法；大学生、住院患者常见心理健康问题的评估方法及健康管理。

思政目标

> 将爱国主义和时代担当以及抗逆力培养融入大学生心理疏导和自我管理中。

第一节　心理学概述

一、心理学的概念

心理学(psychology)是一门研究心理现象的本质和规律的科学，介于自然科学和社会科学之间，称之为中间科学或边缘科学。心理学以人的心理现象为主要研究对象，既研究正常人群，也研究特殊人群；既研究个体心理，也研究群体心理。

二、个体心理的主要内容

人作为个体生活在一定的社会环境中，个体所具有的心理现象称为个体心理。个体心理十分复杂，主要包括认知、动机和情绪、能力和人格三个方面。

1. 认知　认知是指个体对获得的信息进行加工的过程，是人最基本的心理过程。认知主要包括感觉、知觉、意识、注意、记忆、思维和语言。

(1)感觉是人脑对事物的个别属性和特性的认识，如人们可以感觉到苹果的红、圆、甜等个别属性。感觉是一切较复杂、较高级的认知活动的基础，也是个体所有心理现象的基础，在人的生活和工作中具有重要的作用。

根据刺激的性质和其所对应的感官性质，将其分为外部感觉和内部感觉。

1)外部感觉：感受来源于外部世界的刺激和作用，其感受器位于身体表面或接近身体表面，如视觉、听觉、嗅觉、味觉、肤觉等。

2)内部感觉：感受身体的位置、运动以及内脏的不同状态，其感受器位于身体的内部器官和组织内，包括运动感觉、内脏感觉、平衡感觉等。

(2)知觉：是指人脑对直接作用于感觉器官的客观事物整体的认识。知觉是在感觉的基础上发生的，是对事物察觉、分辨和确认的过程。

根据人脑所认识的事物特性，可分为空间知觉、时间知觉和运动知觉。

1)空间知觉：是指对物体的大小、形状、深度、距离、方位等空间特性的认识，穿过马路、驾驶汽车等都需要依靠空间知觉的判断。

2)时间知觉：是指对客观事物延续性、周期性、顺序性的认识。时间知觉主要包括时序知觉、时距知觉和时间点知觉。时序知觉是指能分辨事件发生的前后顺序，如星期一上课前，全体在校师生需要去操场升国旗，能认识到升国旗在前，上课在后，即时序知觉。时距知觉是指能估计出某事件的持续时间，如一节课是 50 分钟。时间点知觉是知道某事件发生的具体时间，如 9 月 25 日是新生报到的日子。

3)运动知觉：是指对物体在空间位置移动的认识。参与运动知觉的包括视觉、听觉、平衡感觉等，其中视觉起重要作用。

(3)意识：意识的概念十分复杂，可以从不同的角度进行理解。例如，从心理状态的角度来看，意识意味着清醒、警觉、觉察和注意等；从心理内容的角度来看，意识包括可以用语言描述出一些事物；从行为水平来看，意识是指受意愿支配的动作或活动。主要包括以下几种不同的意识状态。

1)睡眠：睡眠是一种与觉醒对立的意识状态，约占人生的 1/3 时间。

2)催眠：催眠状态是一种好像睡着，但其实并未入睡的状态。在催眠状态下，人们会轻易地对指示或指引做出反应。

3)白日梦：白日梦是个体在清醒状态下的一种意识状态，大多是基于人的记忆或想象的内容自发产生的。

(4)注意：是指人的心理活动或意识对一定对象的指向和集中。注意具有指向性和集中性。注意的指向性是指人的心理活动或意识在某一个方向上活动。例如，在看街舞表演的时候，人们的心理活动或意识选择了舞台中央的舞者，而忽略了其他的观众。注意的集中性是指人的心理活动或意识在一定方向上的活动。例如，在英语听力测试时，考生的注意会高度集中在听力广播和考卷上。

1)选择性注意：指个体在面临两种或两种以上的刺激时，会选择其中一种进行注意，而忽略其他刺激。例如，在一场聚会中，只注意自己感兴趣的对象的言行。

2)持续性注意：指在一定的时间内注意保持在某一个客体或活动上。例如，在上课时，学生将注意力在 50 分钟内集中于课堂。

3)分配性注意：指个体在同一时间对两种或两种以上的刺激进行注意。例如，驾驶汽车时，司机要操控方向盘，同时控制油门，还要注意路况。

(5)记忆：是过去经历过的事物在头脑中的积累和保存。从信息加工角度来看，记忆是对外界信息进行编码、存储和提取的过程。

根据信息保持的长短分为瞬时记忆、短时记忆和长时记忆。

1)瞬时记忆：也叫感觉记忆，是指刺激停止作用后其印象在人脑中持续一瞬间的记忆，其特点是储存时间极短，通常为 0.25~4 秒。

2)短时记忆:也称操作记忆,是感觉刺激和长时记忆的中间阶段,保持在5秒至1分钟。

3)长时记忆:又称永久记忆,是指信息通过充分且有深度的加工后,在头脑中长时间地保存下来。信息储存超过1分钟直至多年,甚至保持终身的记忆。

(6)思维:是人脑借助语言、表象或动作对客观事物的本质属性和事物之间规律性联系的认识,主要表现在概念形成、问题解决和决策等活动中。

根据思维任务的性质、内容和解决问题的方法分为直观动作思维、形象思维和逻辑思维。

1)直观动作思维:依赖于实际的动作来解决问题。例如:正在使用的电脑黑屏了,我们首先检查其是否断电。

2)形象思维:解决问题的方式依赖于头脑中的具体形象。例如,出去旅游,我们会事先在头脑中规划出最优路线。

3)逻辑思维:运用概念、判断、推理等形式来解决问题。例如,做一道几何题目。

(7)语言:语言是一种社会现象,是人类使用高度结构化的声音组合,或使用书写的符号、手势等形成的一种符号系统,同时运用这些符号系统进行交流。

1)对话语言:两个或两个以上的人进行的语言活动,如聚会、辩论、茶话会等。

2)独白语言:个人独自进行的,较长而连贯的语言活动,如演讲、汇报等。

3)书面语言:借助文字符号表达思想,如写信、写日记等。

4)手势语:通过手、手臂、肢体、面部表情等传递信息的一种形式。

5)内部语言:自问自答、自言自语或不出声的语言活动。

2. 动机和情绪

(1)动机:是指激发、维持和指引人的活动,并使活动导向某一目标的内部动力。人类的各种需要是动机的基础,不同的需要形成了人的不同动机。

根据动机的性质不同,可将其分为生理性动机和社会性动机。

1)生理性动机:是满足有机体自身的生物学需要,维持生命的基本动机。例如,饥饿、口渴、疼痛、性欲等。

2)社会性动机:是以人的社会学需要为基础的动机。例如,权力动机、交往动机、成就动机等。

(2)情绪:是以主体的愿望和需要为中介的一种心理活动,由主观体验、外部表现和生理唤醒三种成分组成。

1)从生物进化的角度,情绪可以分为基本情绪和复合情绪。基本情绪包括:高兴、悲伤、恐惧、愤怒、厌恶、惊讶、期待、信任。复合情绪是由一种或多种基本情绪混合产生。

2)情绪还可分为积极情绪和消极情绪。积极情绪包括高兴、满足、爱等。消极情绪包括悲伤、愤怒、厌恶等。

3. 能力和人格

(1)能力:能力是一种心理特征,是顺利实现某种活动的心理条件。

1)能力可分为一般能力和特殊能力。一般能力是指在不同类型的活动中都可以表现出来的能力,如记忆力、想象力、观察力等。特殊能力是指在某种专业活动中所表现出的能力,如感受音乐节奏的能力、跳舞时的律动能力等。

2)能力也可分为模仿能力和创造能力。模仿能力是通过观察他人的行为、活动来学习各种知识,然后以相同的方式做出反应的能力,如临摹字帖、幼儿学习说话等。创造能力是指可以产生新的思想、新的物品的能力,如写作中产生的新人物、发明的新产品等。

(2)人格:人格是构成一个人的思想、情感和行为的独特模式,这种独特模式包含了一个人区别于他人的稳定而统一的心理品质。

人格主要由气质、性格、自我调控系统构成。

1)气质:表现在心理活动的速度、强度、指向性和灵活性等方面的一种稳定的心理特征,即脾气、秉性。

2)性格:体现了人们对现实及周围事物的态度,并表现在其行为举止中。

3)自我调控系统:包括自我认知、自我体验和自我控制。自我认知是对自己的洞察和理解;自我体验是伴随自我认识而产生的内心体验;自我控制是自我意识在行为上的表现。

三、心理学的研究方法

1.观察法　在自然情境中,对被观察者的外部活动进行系统、有计划地观察记录以了解其心理现象产生和发展的规律性。

(1)适用范围:①对所观察的对象无法加以控制。②控制条件可能影响其某种实际行为的出现。③出于伦理道德的考虑,不能对某种现象进行控制。

(2)分类

1)根据观察者是否参与被观察者的活动,可分为参与观察法和局外观察法。①参与观察法:观察者通过隐藏自己的身份,将自身置于被观察者中参与被观察者的活动,从而记录被观察者的言行。②局外观察法:观察者以局外人的身份观察和研究被观察者。

2)根据观察的要求不同,可分为长期观察法和定期观察法。①长期观察法:在一段时间内进行系统的观察,并有计划地收集和积累资料。②定期观察法:在某一特定的时间内进行观察和记录。

2.调查法　是指以提问的方式,了解被调查者心理活动的方法。

(1)适用范围:了解个体、群体的基本情况。

(2)分类

1)书面调查法:也叫问卷法,根据研究目的,以问卷的形式将所需要收集的资料列成明确的、应回答的问题,要求被调查者根据要求填写问卷,最后对问卷结果进行整理和分析。

2)口头调查法:也叫访谈法,以面对面、通信、电话采访、视频会议等方式,向被调查者提出事先列好的问题,以问答的形式进行调查。

3.测验法　是指用一套预先经过标准化的量表来测量被试者的某种心理品质的方法。

(1)适用范围:存在与研究目的相符的量表。

(2)分类

1)根据参加一次测验的人数,可分为个别测验和团体测验。

2)根据测验的内容可分为智力测验、成就测验、态度测验、人格测验等。

3)根据测验形式可分为文字测验和非文字测验。

4.实验法　是指根据研究目的,在严格控制条件下观察研究被试的某种心理现象。

(1)适用范围:进行因果关系的研究。

(2)分类

1)实验室实验法:借助专门的实验设备,严格控制各种因素进行的实验。此方法有助于发现事件之间的因果联系,实验结果客观可靠,实验过程可重复进行。

2)自然实验法:在被试日常生活场景中,通过增加或者改变某些条件来观察其心理变化。此方法具有较高的生态效应,其结论更容易推广到现实生活中。

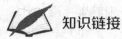 **知识链接**

心理学的研究领域

近年来,心理学获得了迅速的发展,其研究领域日渐扩大。心理学家将他们的研究集中于行为与经验的各个不同方面,形成了不同的心理学领域。下图列出了心理学的主要研究领域。

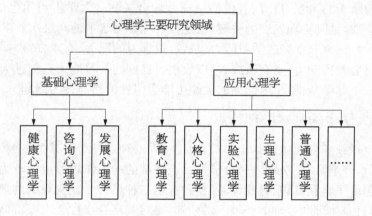

第二节　大学生心理健康与管理

心理健康是指人的各种心理状态保持正常或良好水平,且自我内部以及自我与现实环境之间保持和谐一致的良好状态。大学生作为年轻一代最有活力和创造力的群体,其心理健康不仅关系到自身的成长和发展,更关系到整个民族和国家综合素质的提高。因此,关注当代大学生的心理健康,了解并分析其心理健康状况,并有针对性地采取合理、科学的教育对策,改善其不良心理状态,使大学生能够以健康的心理去面对生活和学习,不仅对个人成长意义重大,而且对国家人才的培养、经济文化的事业发展乃至民族的复兴都起着至关重要的作用。

一、大学生心理健康的标准

大学生心理健康的标准在促进大学生心理健康的行动中起着方向标的作用。然而,心理健康与否没有一个绝对的界限,心理健康的评判是十分复杂和困难的,目前尚无统一的标准。我国的一项实证研究针对新时期大学生,从专家和学生的两个角度探讨衡量新时期大学生的心理健康标准。该标准包含 5 个维度，22 个评价要素。

1. 基本心理能力 基本心理能力包括安全感、有抗压能力、自主性、有独处和自主的需要、建立亲密关系的能力、自我认识与接纳。这些是大学生基本心理能力的基本反映指标。

2. 内外协调适应 内外协调适应包括良好的社会适应、与现实环境保持接触、人格完整与协调、人际关系和谐、心理特点符合年龄特征。内外协调适应体现了心理健康标准的社会性和个体性的统一，既要满足自我的基本需求，还应与他人和社会保持一种亲和关系。

3. 情绪情感稳定 情绪情感稳定包括心境稳定平衡、情绪适度表达与控制、心态积极。情绪是否稳定是衡量人心理健康的核心标准。大学生情绪情感稳定是指其在正常情况下保持心理平衡或愉悦，在平时的生活中保持平稳的情绪，在适当的情况下表现出相应的情绪，较少出现狂喜或过度悲伤的情况。

4. 角色与功能协调 角色与功能协调包括智力正常、符合社会规范、满足基本需要、符合社会家庭学校赋予的角色、自尊、有生活目标并切合实际。大学生与角色的和谐，体现其心理健康的社会性，是其心理发展的关键，也是其心理健康水平的高层次要求。

5. 良好的学习能力 良好的学习能力包括有效学习的能力、有求知欲和学习兴趣、学习上有所成就的决心和行动力、学有所成、学以致用。良好的学习能力是促进大学生潜能开发和自我实现的一个基础条件，学习能力的欠缺可能会引发情绪与行为问题。

二、当代大学生的基本心理特点

1. 自我意识增强 自我意识是个体对自身生理、心理及社会关系的理解水平，是对自身价值观念的评价，普遍具有主观性，是个体与社会环境的动态作用形成的较为稳定的心理结构。自我意识包含了自我认识、自我体验、自我控制三种形式。自我意识的第一步是自我认识，是大学生对自身生理和心理的一种主动认知，是对其自身在社会以及群体环境中角色的定位。自我意识的第二步是自我体验，大学生的自我体验主要表现为自尊心强烈，渴望得到关注，希望得到认可等方面。自我意识的第三步是自我控制，主要表现为大学生对自己行为与思想言语的控制，大学生的自律性增强，自我管理能力有所提高。

独立意识是自我意识的重要表现形式。随着社会大环境中思想的不断解放以及对青年人自我意识觉醒的鼓励，当代大学生更注重自身价值的实现，具有较强的独立意识。主要表现为：不盲目服从权威，具有初步判断是非的能力以及一定的思辨能力和批判精神；过度以自我为中心，对于学校、班级的集体活动漠不关心，个人意识逐渐超过了集体意识；强烈的被认同需求，是大学生成长成才过程中的积极因素，需要正确地引导才能发挥正面作用。

2. 竞争意识增强 当代大学生受到父母期望高、就业形势严峻、人才竞争激烈等各种因素的影响，有着较大的心理负担和前所未有的压力。在这样的社会环境中，他们深刻意识到只有通过不断努力，才能提高自身的竞争力。然而，他们往往缺乏对未来发展目标的清晰认识和理性规划，很少付诸实际行动。从而导致他们处于一方面紧张未来发展，一方面享受当下的矛盾中，使得焦虑在当代大学生中普遍存在。

3. 政治热情高 当代大学生大多出生于 2000 年前后，生长在改革开放深入推进和扩大的环境中，受大环境的影响，其思想较为开放。在刚步入大学校门时，很多学生斗志昂扬，很快就会向党组织递交入党申请书，积极向党组织靠拢。大多数大学生了解并高度认可中国新时代的新目标、新使命和新理论，具有较高的政治热情。然而，面对网上的信息爆炸性传播,大学生政治理解力和判断力还不够成熟,缺乏对中国国情和民情的系统认识和深入了解,容易被社会评价与舆论所影响。

4. 认知能力发展较快　当代大学生正处于青春期,朝气蓬勃,对外界事物具有较强的好奇心和求知欲。走进大学校园,逐步实现了相对独立的生活,对于周围环境和事物的认知也具有了一定的独立性。他们开始独立思考和认识,逐渐适应大学校园生活,不断提升认知能力和水平。然而,部分大学生适应校园生活的节奏较慢,导致其在自理能力方面走向另一个极端。此外,当代大学生具有强烈的自信意识,但这种对自我认知的肯定有时会存在一定的偏差,导致一部分大学生出现了一些心理问题。

5. 情感需求的变化　当代大学生的价值取向更加多元化,这种价值观直接导致大学生在情感需求上的多元化,既有低层次的与生理、物质相关的情感需求,又有高层次的与心理、精神相关联的情感需求。首先是大学生对于生存安全的需求,这种需求促使其用心去维护自身生存安全的基本权利。大学生进入校园,远离了亲人和家庭,更期望拥有亲情、友情和爱情,希望跟同学、朋友、老师、爱人多交流,一起分享快乐,宣泄情绪,彼此陪伴。大学生平等、尊重的情感需求一旦得到满足,会表现出自信、积极进取的精神状态,主动营造愉快的学习生活氛围。此外,学习知识和锻炼能力也是大学生内心深处真切的情感需求,这促使其保持良好的心态,积极进取,努力成才。

综上所述,当代大学生自我意识增强,但过分以自我为中心;竞争意识强,但行动力差;政治热情高,但鉴别能力低;认知能力发展较快,但易走向极端;情感需求多元化且复杂化。这些心理特征对于心态尚未完全成熟的大学生来说,容易引发一些心理问题,从而影响其学业投入和学业表现,降低其生活质量和幸福感,甚至阻碍其社会适应和职业生涯发展。因此,大学生的心理健康已成为家庭、学校以及整个社会关注的焦点。

三、大学生常见的心理健康问题

1. 自我认知障碍　自我认知是自我意识的主要内容。大学生在自我意识完善过程中,有时不能客观地认识和评价自我,出现自我认知偏差,甚至造成自我认知障碍。

(1)主要行为表现

1)自傲:自傲是个体由于认识到了自身的长处,而产生的过高估计自己的一种自我认知。自傲者常表现为以自我为中心,有很强的优越感,固执,炫耀自己,装腔作势,盛气凌人。自傲是建立在以自我为中心基础上的一种超现实的自我评价与自我态度,它使大学生孤傲离群,人际关系不协调,社会适应不良,而且严重阻碍了自己的学业发展和健康成长。

2)自卑:自卑是个体由于自我认知偏差等原因,导致其对自己的能力和品质做出过低的评价而产生的一种消极的情绪体验。不少大学生存在不同程度的自卑心理,或认为自己其貌不扬,担心被人歧视;或认为自己天资愚钝,将来不能成才;或认为自己出身贫寒,担心被人瞧不起等。对那些稍加努力就可以完成的任务,也往往因自叹无能而轻易放弃。在他们身上常常伴随着一些特殊的情绪体验,如害羞、不安、内疚、忧伤、失望等,并出现自鄙、自怨、自馁、自弃等心理现象。

3)虚荣心:虚荣心是以不适应的虚假方式来保护自尊心的一种心理状态。虚荣心是自尊心的过分表现,是为了取得荣誉和引起普遍注意而表现出来的一种不正常的社会情感。在虚荣心的驱使下,许多大学生往往一味追求物质生活,互相攀比,不顾现实的条件,最后造成危害。在强烈的虚荣心驱使下，有时会产生可怕的动机，带来非常严重的后果。

（2）主要原因

1）自身原因：大学生自我认知偏差是重要原因之一，自我认知偏差，使其对自己的评价过高或过低，由此而产生自卑或自傲的不健康心理。个人的成长经历、成长环境以及自身性格也是影响其自我认知的关键因素。

2）学校环境的影响：大学生进入校园之后，学校是其学习、生活的主要环境。学校的校风、规章制度是影响大学生心理健康的直接因素。

3）社会风气的影响：当代大学生生活在信息爆炸的时代，互联网成为其学习、生活不可或缺的一部分。然而，网络上的信息繁多且复杂，大学生易受网络上的社会评价和舆论所影响。社会上一些错误的价值观容易误导大学生，对其自我认知产生负面影响。

4）家庭的影响：家庭中父母的文化程度、经济状况、职业、社会地位，以及父母之间的关系在很大程度上也会影响大学生的自我认知。

（3）健康管理

1）树立正确的自我意识

• 客观的自我评价：客观、全面地自我认识，准确地进行自我评价是消除自我认知障碍的基础。自我评价主要包括直接自我评价和间接自我评价。直接自我评价是通过自己的行为、活动的结果来评价自身的品质和能力。大学生在进行直接自我评价时，应选择与自身各方面相似的人做比较，不可将自己的优点与他人的缺点相比较，也不可用自己的缺点与他人的优点进行比较，以免产生自傲或自卑的心理。另外，需要全方位地评价自己。不仅要看到自己的长处，也要看到自己的短处；不仅要想到自己曾经的成功经历，也不要忘记自己曾经的失败；不仅要愉悦地接受自己的长处，也要坦然地接受自己的短处。间接自我评价是借助于他人、社会对自身的评价而做出的自我评价。大学生在进行自我评价的过程中在一定程度上会受到他人看法的影响。因此，大学生应积极参加各种社会实践活动，在活动中充分展示自我的才能，从而让老师、同学、家长、朋友更好地认识自己，做出客观、公正的评价，从而寻找自信，做出正确的自我评价。

• 有效的自我控制：有效的自我控制是消除自我认知障碍的主要方法。自傲的人应摒弃以自我为中心的观念，注意他人的长处，尊重和关爱他人。自卑的人应经常进行积极的自我暗示，如可以对着镜子大声说"我是最棒的！"，从而建立并强化自信心。如果能长期地进行积极的心理暗示，则会在心理形成一种积极的力量，并会在实际行动中转化成自信和勇气。

• 积极的自我调节：积极的自我心理调节也有助于消除自我认知障碍。大学生在遇到挫折或在适应新的环境时，要保持积极乐观的心态，逐步增强自我调节的能力，进而优化自我意识水平，更好地认识自我，从而建立良好的人际关系。

2）充分发挥高校的教育优势

• 高校要及时关注大学生心理变化：大学生思想尚未完全成熟，易受外界信息的影响。高校要及时关注大学生的思想动态，加强对大学生心理健康状况的监测，在不同的时期，应开展有针对性地调查，并针对不同时期可能出现的心理问题采取相应的措施，及时解决大学生存在的心理问题。

• 高校要加强大学生心理健康教育师资队伍建设：高校可以针对教师、管理者进行心理健康理论和方法的培训,提高心理健康教育工作人员心理健康水平。加强辅导员、班主任等学生管理人员的心理健康相关培训,建立一支具有丰富的心理健康知识的学生管理队伍,积极引导大学生树立正确的人生观、价值观和世界观。

3)优化外部环境

• 营造良好的社会心理环境:良好的社会心理环境对大学生的心理健康将产生重大影响,社会应努力为大学生营造良好的社会心理环境。社会要用发展变化的眼光看待当代大学生,根据其不同的时代特点,正确认识大学生存在的优点与不足,积极主动地关爱大学生的心理健康成长。

• 坚持正确的社会舆论导向:社会应为大学生心理健康教育营造良好的社会舆论,良好的社会舆论氛围能帮助大学生提高修养和品位,促进大学生的心理健康。社会传媒应为大学生营造积极向上的、科学的舆论氛围,为大学生创造良好的社会生活环境。

4)注重家庭因素的影响

• 家长要认识到家庭教育的重要性:家长比教师更了解大学生,更易沟通且能更好地观察孩子内心发展变化,从而能够及时采取有效措施。家庭教育比学校教育更为持久和长远,家庭心理健康教育有助于大学生人格的健康发展。其次,父母的教育方式也影响着子女心理健康状况,不同教化方式将产生不同的教育效果。

• 加强与子女的沟通:网络的普及,使得家长与子女的沟通越来越少,心理距离随着时间的向后推移而越来越大。家长应多与子女互动,减少代沟,时刻关注子女的动态,对出现的问题及时解决。

• 家长应提高其应对心理问题的能力:家长要丰富自身的心理知识结构,加强相关理论知识的学习,不断提高自身的认识和分析事物的能力,掌握科学的教育方法。家长需要了解子女心理发展规律和特点,认识孩子间个性的不同和差异,掌握家庭健康教育的方法和方式,为孩子创造良好的心理健康发展环境。另外,应及时发现孩子存在的心理问题,并给予合理的建议,做出相应的处理。

2.情绪障碍　情绪障碍是指影响个体正常行为和活动效能的情绪问题或情绪状态。情绪障碍会带来一定的生理和心理问题,若不能及时调节,将会影响大学生的学习和生活,甚至影响其身心的健康发展。大学生发生情绪障碍主要体现在焦虑、抑郁、嫉妒、冲动等。

(1)主要行为表现

1)焦虑:焦虑是日常生活中较常见的一种情绪状态,是一种类似担忧的反应或是自尊心受到潜在威胁时产生担忧的反应倾向,是个体对未来不确定的事物感到威胁时而产生的紧张、害怕、担忧等复杂的情绪状态。

随着社会的高速发展,社会竞争愈发激烈以及受新冠疫情的影响,当代大学生的精神生活呈现焦虑化。适当的焦虑情绪有助于个体应对突发事件,而长期被焦虑困扰的大学生常表现出烦躁不安、思维受阻、睡眠障碍、坐卧难安、食欲不振等生理特征,甚至表现出自伤、自杀等行为。

大学生常见的焦虑有社交焦虑、自我形象焦虑、学习焦虑与情感焦虑。社交焦虑是个体在面对社交情景时表现出的不安和担心。大学生社交焦虑主要表现为回避社交,社交时伴随脸红、心跳过速等生理反应,从而导致其社会资源较少,而影响其自身的发展。大学生自我形象焦虑是担心自己不够漂亮、没有吸引力,身材过胖或矮小等,也有的因为粉刺、雀斑等影响自我形象而引起焦虑,这类焦虑主要与自我认知有关,需要通过调整自我认知重新接纳自我,建立新的自我形象。大学生与学习有关的焦虑如学习焦虑、考试焦虑、科研焦虑、技能焦虑等,其中考试焦虑最为普遍,有的学生因为担心考试而无法进行正常的学习生活,甚至无法参加考试。大学生情感焦虑多数由于恋爱受挫而引发自我否定,认为自己不具备爱人与被爱的能力,因而过度担心引起焦虑。

2)抑郁:抑郁情绪是一种常见的情绪障碍,最明显的症状是压抑的心情,消极的自我观念(自我抱怨与负罪感),表现为仿佛掉入了一个无底洞或黑洞之中,正在被淹没或感到窒息。抑郁常常伴随着焦虑,对所有活动失去兴趣,喜欢一个人独处。大学生抑郁的症状主要包括:自责、注意力不集中、记忆力衰退、选择困难、悲观厌世等。最常见的表现:情绪低落,对学习、生活失去兴趣,逃课、缺乏自信,不愿与人交流,对未来比较迷茫,对生活没有信心、反应迟缓、上课注意力无法集中等。同时,还伴随身体症状,常常感到乏力、睡眠障碍等。也可能出现饮食紊乱,厌食或暴饮暴食,随之而来的体重剧减或激增可能加重其抑郁情绪。严重者可能会出现自伤、自杀行为。

3)嫉妒:嫉妒是自尊心的一种异常表现,在大学生中普遍存在。具体表现为:当看到他人学识能力、品行、荣誉甚至穿着打扮超过自己时,内心产生不平、痛苦、愤怒等感觉;当别人身陷不幸或处于困境时则幸灾乐祸,甚至落井下石,在人后恶语中伤、诽谤。嫉妒是一种情绪障碍,它扭曲人的心灵,妨碍人与人之间正常真诚地交往。

4)冲动:冲动是一种强烈的、不顾后果的情绪体验,容易导致一些失常的行为。当代大学生正处于青春期,刚刚离开家庭,缺乏社会经验及控制情绪的能力,因此容易产生冲动情绪。大学生常因一些小事与他人发生冲突,或因胜负欲过强而发生一些打架斗殴事件。这些均因为大学生尚缺乏冷静客观分析问题的能力,容易感情用事。

(2)主要原因

1)人际关系处理不当:与高中时期不同,大学生大学期间基本需住校,同学之间在一起的时间较长,若不能处理好同学之间的关系,不仅会引发矛盾,也会让一些同学不知所措、互相戒备,长此以往可能会导致焦虑、抑郁、嫉妒等负性情绪的出现,甚至引发一些冲突。

2)学习压力大:大学里的课程较多,课业繁忙,考试竞争压力大。大学时代学习主要靠自学,有些学生没有养成自学习惯,到了考试时突然发现自己被落下了,开始变得焦虑。有些学生除了专业课,还自学一些辅修专业,再加上计算机、英语的过级考试,使得大学生处于超负荷的运转中。长此以往会产生焦虑、抑郁等负面情绪。

3)网络过度依赖:大学生是使用网络并可能建立网络依赖关系的高危人群,从而造成网络成瘾,网络成瘾会导致明显的社会、心理功能损害。大学生沉溺于网络,会对现实生活产生怀疑和不满,会放大社会的负面信息,影响身心的健康发展。

4)缺乏科学的人生观:大多数大学生的生活经历仅存在于校园,生活中的主要任务就是学习,但尚缺乏系统科学的人生理论教育。由于缺乏相关理论知识,使大学生对一些人生问题认识不深刻,甚至在大是大非面前无所适从。大学生常常因缺乏奋斗目标对未来发展感到迷茫,在确立自己的人生观时不知如何选择,进而引发大学生在情绪上的障碍。

(3)健康管理:有效的健康管理,将有助于缓解大学生的情绪障碍。

1)自身健康管理:面对负性情绪,大学生应提升自身抗逆力。所谓抗逆力是指一个人处于困难、挫折、失败等逆境时的心理协调和适应能力。当遭遇挫折和逆境时,个体自身的抗逆力对于缓解压力及解除危机有着不可忽视的作用。提升自身抗逆力水平,应做到如下几点:首先,大学生应建立正确的自我意识,提高自我意识水平,正确地评价自己和别人。以积极、乐观向上的心态面对生活和学习。其次,大学生应开阔视野和心胸,不要给自己过多的压力,要有"知足常乐"的心态。另外,大学生应养成良好的生活和学习习惯,避免沉溺网络,杜绝吸烟、酗酒等不良嗜好。同时应注意调整好心态,学会控制自己的情绪,积极参加各种有益身心的社会活动,掌握良好人际交往技巧,学会释放和减压。当面对困境或存在心理困惑时,及时与老师、同学、家人沟通,主动寻求帮助,疏导心理,调整心态,提高心理健康水平。

2)学校健康管理:高校可设立专门的学生心理健康管理部门,通过专业人员为学生制定心理健康管理方案,利用专业方法和知识为有需要的大学生提供帮助,促进抗逆力水平的提高。对于存在焦虑、抑郁、嫉妒、冲动等情绪障碍的大学生,专业心理老师可以为学生制定个性化的治疗方案,找到其不良情绪的原因,积极应对,及早改善心理状况,避免发展为更严重的心理问题或引起不良的行为后果。此外,高校还可以通过选修课、专家讲座、校园网络、宣传栏、宣传材料等定期开展抗逆力教育,为大学生普及抗逆力的有关知识,引导同学们树立正确的态度对待逆境事件并激发其自身的潜能。

3)行为干预:根据学生不同的心理特征,采用不同的方法来帮助学生克服或缓解情绪障碍。常用的行为干预手段包括认知行为疗法和系统脱敏疗法等。认知行为疗法是一组有时间限制、以问题为中心的心理治疗措施,用来改变人们的错误认知和行为,主要通过改变信念、思维模式和行为的方法来去除负性情绪和不良行为。系统脱敏疗法主要是诱导受试者缓慢地暴露于导致神经症焦虑、恐惧的情境,并通过心理的放松状态来对抗这种焦虑情绪,从而达到消除焦虑或恐惧的目的。

3. 学习障碍　对大学生来说,学习是首要任务。大学生的心理健康水平对大学生的学习过程和效果产生直接的作用。越来越多的研究表明,在影响大学生正常学习的各种因素中,学习相关的心理健康状况占重要位置。

(1)主要表现

1)学习动机不当:学习动机不当包括学习动机不足和学习动机过强,这两者都会影响大学生的学业效能感。学习动机不足的主要表现为:无明确的学习目标,为学习而学习甚至厌倦学习和逃避学习;学习动机过强的主要表现为:成就动机过强,奖励动机过强,学习强度过大。

2)注意力不集中:注意是心理活动对一定对象的指向,具有指向性、选择性和集中性。大学生注意力不集中的主要表现:一是上课不能专心听讲,大脑常常开小差,自己不能控制思维飘逸;二是易受环境的干扰,教室外的小小动静都能引起注意力的转移,而且长时间不能静心;三是参加活动如体育运动或看一场电影后,久久沉浸在情节的回忆之中。

3)考试焦虑:考试焦虑是一种严重影响考试水平发挥的情绪反应。考试焦虑的具体表现:一是情绪上表现出焦虑、烦躁不安;二是认知上表现为注意力不集中,记忆力下降,看书效率低;三是行为上表现为坐立不安,手足无措;四是身体上表现为头痛、食欲下降、心慌、睡眠障碍等。临考时心慌气短、呼吸急促、手足出汗、频频上厕所、发抖、判断力下降、大脑一片空白;个别学生在考场上还会出现视力障碍,如看不清题目、看错题目、动作僵硬、手不听使唤、出现笔误等。

（2）主要原因

1）自身原因：大学生思想、心理的不够成熟是造成大学生学习障碍的内在的、根本性的因素，包括学习动机、学习态度、时间规划和学习控制能力、信息素养、学习交流体验等心理因素。其中学习动机不足会导致大学生学习兴趣的缺失，易引起分心，导致学习效率不高，而学习态度正向影响学生的学习适应性。信息素养是学习技能和学习经验的搜集、获取、传递、内化能力。

2）外部因素：高校教师对学生的学习可能缺乏的认知、情感和自主支持。认知支持有助于提高学生的专业技能。情感支持通过对学生的关注、激励促进学生自主学习。自主支持为学生自学引导和创造条件。课程的设计、内容的质量、呈现形式等也会影响大学生的学习情况。另外，学习氛围、学习条件也是大学生产生学习障碍的主要因素。

（3）健康管理

1）学习动机不足的管理：一是教师要帮助学生认识学习的价值与大学的目标，重新规划学业与人生；二是调整心态，以积极的心态对待学习，特别是学习中遇到的挫折与困难，用自身的意志战胜惰性；三是改进学习方法，提高学习效率与学业自我效能感，提高学生的自我价值与社会价值。

2）学习动机过强的管理：一是正确认识自己的潜质，制订恰当的学业目标与学业期望，调整成就动机。与此同时，脚踏实地，循序渐进，不好高骛远；二是转换表面的学习动机为深层学习动机，淡化外在奖励特别是学业成就的诱因，正确对待荣誉与学业成绩；三是端正学习态度，树立远大理想，保持旺盛的学习热情，坚持不懈，便会取得预期效果。

3）注意力不集中的管理：①学会注意力转移，遇到生活应激事件与挫折，能够尽快从中解脱出来。②适当强化学习动机，保持适当的学习压力与学习焦虑，并进行积极的自我激励与自我暗示。③养成良好的学习习惯与生活习惯，保持旺盛的精力。④选择理想的学习环境，减少与学习无关的活动，并进行适当的自我监控。

4）考试焦虑的管理：①有充分的复习准备：80％的人考试焦虑是由复习准备不充分引起的，因此牢固掌握知识是克服考试焦虑的根本途径。要教导学生正确评价自我，确立恰当的学业期望，培养自信心。②要正确对待考试结果：不以一次成败论英雄；过于担心、焦虑不仅于事无补，而且还会影响考试水平的正常发挥。③开展考前心理辅导：对一些敏感、焦虑、抗挫折能力差、有心理障碍的学生，在考试前进行有针对性的心理辅导以缓解其心理压力；对高度考试焦虑的学生进行集体辅导，使学生客观地认识自己，提高心理素质，增强自我心理调整能力，提高考试技巧，有效地化解外来压力，发挥出应有的水平。④学会放松：放松有许多方法，例如：以舒服的姿势坐好，保持身体两边的平衡；用鼻子深深地、慢慢地吸气，再用嘴巴慢慢地吐出来。

4. 社交障碍　　大学生对人际关系的追求往往带有较多的理想化色彩，无论是对同龄朋友，还是对师长，一旦发现对方某些不好的品质就深感失望。因此，和其他人群相比，大学生人际关系的挫折感较强，容易由于交往受挫引发社交障碍。具有社交障碍的大学生表现出明显地、持续地害怕各种社交场景，或害怕出现在使其尴尬的社交活动中。社交障碍是当代大学生面临的严重的心理问题，严重危害其身心健康。

（1）主要表现

1）孤独型：基本不与同伴进行交往，进而不能解决交往中产生的问题，视同伴交往为畏途。从个性特征上来说,此类型的大学生通常比较孤僻、冷漠或者害羞,"不善于与同伴交往"是这类学生的主要社交障碍。

2)完美型:以自我为中心,自命不凡,他们主观上对同伴交往期望过高。而这种高期望容易造成失望的心理,因而一旦出现不顺,对其影响是长期的,甚至会出现逃避现实的倾向。

3)厌恶型:厌恶学校的人际关系,不喜欢和同学交往,不善言谈、交往不主动,常通过各种途径逃避学校人际困扰。

4)情绪型:情绪型包含的内容是最复杂的,它包括自卑、嫉妒、猜疑、害羞等一系列不良情绪所导致的同伴社交障碍。此类型的大学生通常不只怀有一种不良情绪,而是几种不良情绪混杂在一起,导致出现较为严重的同伴社交障碍。

(2)主要原因

1)个人因素:当代大学生多数是独生子女,在家庭中备受呵护,他们或多或少形成了以自我为中心的"唯我意识",从而影响其社会交往。另外,大学生的主观认识、人生观和社会适应能力尚不成熟,在认知上的缺失和人格发展的缺陷容易导致其对人际交往中出现的人际关系缺乏整体的理性认识,以主观想法代替客观事实,在现实社会交往中易受挫,从而造成社交障碍。

2)家庭因素:父母的性格和日常社交行为能力以及对孩子的态度会影响孩子的社交行为和处事方式。父母在生活中的过度保护,也容易导致他们社交能力的萎缩。另外,社会竞争加剧,使得家庭教育普遍重视的是孩子智育的发展,而轻视了思想与心理的教育,这会导致他们自身人格、情感和心理障碍,从而不能很好地处理社交关系。

3)学校因素:当代大学生在进入大学之前,往往将学习视为自己的全部生活,这就很大地限制了他们社交的机会。进入大学后,学校提供其相对较为宽松和自由的时间,而大学生不能很好地进行时间管理,而导致其沉迷于网络的虚拟世界,不愿把时间花费在社会交往上。

4)社会因素:随着互联网的迅猛发展,网络已成为大学生日常生活中不可或缺的一部分。大学生更愿意与网络上的陌生人谈天说地,也不愿意与现实社会中的人进行交流。同时受市场经济发展的影响,功利思想的滋生与膨胀,也影响了大学生的处世理念和行为方式,不少大学生认为现实交往太耗费精力而不愿社交。

(3)健康管理

1)自我管理:①提高认识,掌握技巧:自尊是人们的普遍需要,当自尊心得到高度满足时,人们就会产生最大程度的愉悦,在这种状态下会易于接受交往中对方的态度、观点。因此在交往中应学会肯定对方,尊重对方。另外,在人际交往中,应做到热情且真诚。②充分实践,改善交往措施:在日常的学习生活中,大学生应加强交往的实际锻炼。首先应做到主动交流,其次在锻炼说话时寻找双方感兴趣话题的本领,另外还要学会倾听。③培养良好的交往品质:要做到真诚、信任、克制、自信、热情,这些品质将有助于沟通交流,促进人际交往。

2)高校管理:高校应充分利用自身资源,多开展各种校园活动,为大学生创造更多的社交机会,帮助锻炼其社交能力。同时在学生的管理过程中,注意加强与学生的沟通,在学生的交往能力的培养和个人修养上多提供指导和帮助。

3)家庭管理:父母应积极地为孩子创造社交机会,鼓励其多参加社交活动;为孩子提供一个和谐、温馨的家庭氛围,锻炼其表达能力和社会交往能力,促进其形成正确的自我评价。

第三节　住院患者心理健康与管理

一、住院患者常见心理问题

人的生理与心理是相互联系、相互影响的,疾病导致患者的生理功能发生改变的同时也使患者的认知、情绪、意志等心理活动过程发生了一系列的变化。尤其是患者离开其所熟悉的环境,进入陌生的病房环境,周围都是陌生的人,加之角色的改变,一时难以适应,会出现不同程度的心理问题。住院患者的心理问题主要有以下几个方面。

1.焦虑　焦虑是人们过分担心发生威胁自身安全和其他不良后果时产生的一种心态。住院患者焦虑可分为以下 3 类。

(1)期待性焦虑:是指面临发生但又不能确定的重大事件时的不安反应。住院患者可能担心疾病相关的治疗和预后而产生期待性焦虑。

(2)分离性焦虑:患者因住院而被迫与自己的家人、朋友、同事及熟悉的环境分离,暂时离开了维持心理平衡和生活需要的环境和条件而产生的焦虑。

(3)阉割性焦虑:是一种自我完整性破坏和丧失时所产生的心理反应。住院患者常因疾病本身带来的身体不适而产生阉割性焦虑。

从某种意义上说,焦虑是一种保护性反应,适当的焦虑有利于激发机体的潜能,保持心身平衡。过度焦虑则可使人进一步进入应激状态而影响健康。对于患者而言,过度焦虑可导致病情加重,增加诊疗负担。

2.抑郁　抑郁是患者因可能丧失和实际丧失引起的闷闷不乐、压抑的消极心态。在抑郁状态下,表现为悲观失望、无助、冷漠、绝望等不良心境,并伴有消极的自我意识产生,如自我评价下降、丧失自信心、有自卑感;在行动方面有活动水平下降、寡言少语、兴趣减弱。

对于一些病情较重的患者,需长期卧床,甚至生活不能自理,常因担忧病情给家庭带来经济和照护负担而产生抑郁心理。长期严重的抑郁对患者是不利的,一方面影响医生对疾病的诊断和治疗,另一方面也会降低患者的免疫力从而不利于康复,甚至引发新的疾病。

3.恐惧　恐惧是由自认为对自己有威胁或危险的刺激所引起的紧张情绪,是一种常见的心理反应。住院患者常因缺乏疾病相关知识,或对治疗过分担忧而产生恐惧心理。随着病情的加重,这种恐惧的心理越严重。恐惧心理严重的患者常丧失疾病恢复的信心,甚至出现配合治疗意识降低或拒绝治疗。

4.孤独感　孤独感是与分离相联系的一种消极心理反应,也称社会隔离。主要是因患者离开了自己所熟悉的生活、工作、学习环境,进入一个全新的、陌生的、特定的医院环境,再加上医院各种规章管理的约束使住院生活单调无聊,以及身体和心理所遭受的病痛折磨而产生的孤独心理。

5.依赖心增强　患者往往都非常害怕受到冷落,期待得到家人、朋友、同事的关心与关注,产生依赖心态。行为变得幼稚、被动、顺从、依赖;生活自理能力明显低下,被动性增强,能胜任的事情也不愿去做;对事物缺乏主见,自信心下降,要求周围的人更多地关心、呵护自己。严重的依赖心理对疾病的康复是十分不利的。

6. 愤怒 愤怒是由于个人在追求目标愿望受限时出现的一种负性情绪反应。住院患者会因一些小事而发火,或为生活不能自理而恼怒。这种愤怒来自患者常常认为自己得病是不公平的,是倒霉的事,再加上疾病的痛苦折磨。有时患者自己也说不清为什么发火,这种莫名的怒火可能是潜意识的。

面对有愤怒情绪的患者,医护人员应给予体谅和理解,冷静面对患者,正确引导患者,帮助患者进行有效宣泄,平息其愤怒情绪。

7. 否认 否认心理是指患者怀疑和否定自己患有疾病的心理状态,具体表现为不承认自己有病或忽视疾病的严重性。否认可以在一定程度上缓解内心的压力,减少内心的恐惧与担忧,是一种好的心理防御。但一味地持有否认心理,而不敢正确面对疾病,则会对疾病的诊断和治疗起到贻误和消极作用。

因此,面对不同程度存在否定心理的患者,医护人员应耐心、细致地做好患者的解释工作,帮助患者树立对待疾病的科学态度,有效合理地使用这种心理防御机制。

8. 猜疑 患者的猜疑大多是一种消极的自我暗示,缺乏根据的猜测常常影响患者对客观事物的正确判断。一些患者变得特别敏感,主观上不认可自己会得病,对诊疗、护理有猜疑的心理。当听到或者看到别人在谈话时,误认为是谈论自己的病情,感到自己病情在加重。甚至有时曲解别人的好意,怀疑诊断的正确性,怕吃错药、打错针,在治疗中不能遵守医嘱用药,对诊断和治疗心存疑虑,出现不遵医行为。还有的患者因缺乏医学常识和科学态度,加之文化水平低,对疾病胡乱猜疑,甚至存在迷信的认识。

对待这样的患者,医护人员应耐心细致地向患者交代病因及各种检查和辅助检查的结果,帮助患者相信诊断的正确性,消除患者猜疑的心理和错误的认识,激发自觉的遵医行为,使其积极主动地配合治疗。

9. 自我概念变化与紊乱 自我概念对个人的心理与行为起着重要的调控作用,它包括自我认识(自我评价)、自我体验(自信与自尊感)和自我监控。由于患病,个体常会发生自我概念变化,对自我以及自我能力的评价处于紊乱状态,出现情境性自我贬低,主要表现为自尊心和自信心下降,自我价值感丧失。

医护人员应鼓励患者表达自己的感觉,指导患者正确地评价自己,应用心理治疗的方法,帮助患者分析自身的优缺点、客观评价自身状况;改变不正确的思维模式,学会在面对挫折时变通地看问题;接受真实自我,改变过分的自我要求。

二、住院患者常见心理健康问题的健康管理

1. 医护人员支持

(1)塑造良好的医护形象:医护人员仪表端庄,稳健大方。与患者接触时,目光亲切热情,态度和蔼,使患者感到亲切、温暖,增加其安全感。

(2)营造舒适的环境:医护人员应营造积极的治疗氛围,鼓励患者多与他人交流,平衡身心状态。帮助患者适应医院环境,适当与患者一起开展娱乐活动,建立良好的医患关系及病友关系。

（3）应用医学知识解除患者的疑虑：医护人员可以根据患者的特点，有针对性地进行耐心地解释。特别是在为患者做特殊检查和特殊治疗时，医护人员可以向患者详细说明各类检查和治疗的必要性和可能出现的副作用，让患者权衡利弊，做出正确选择，减轻其恐惧心理，积极主动地配合检查和治疗。

（4）加强治疗原发病：原发病的改善必然能增强患者的心理承受能力及信心，改善心理健康水平。

（5）充分尊重理解患者：医护人员应充分尊重患者的思维方式及性格特点，注意患者的感受，多肯定患者的长处、优点，保持目光接触，对于患者的问题要接纳、包容、尊重，以取得患者的信任，解除防御和阻抗，充分了解患者问题的成因及发展，为心理问题的诊断和治疗打下基础。

（6）适当选用认知行为疗法：根据患者的文化水平和接受能力，可采取认知疗法，使其了解到疾病的治疗转归情况，接受自己的健康状态，对自身有客观正确的认识。注重行为疗法，培养其良好的生活习惯，应用放松训练、作业训练、音乐疗法，或对暗示性好的患者采用催眠治疗，可以达到缓解或消除患者的紧张焦虑情绪的作用。

2. 家庭支持

（1）家属应多探视陪伴患者，帮助其消除紧张、恐惧、焦虑等不良心理。对待患者要有足够的耐心，保持冷静，切忌语言指责等。

（2）家属除了帮助患者进行日常的生活护理外，还应多与患者交谈，使用鼓励安慰性语言，使患者感到时刻受到家属的关注，从而使患者从消极变积极，保持心情愉快，促使其尽快恢复健康。

（3）家属应充分了解患者病情，学会站在患者的位置上思考问题，给予足够的关心，协助医护人员稳定患者情绪。

3. 自我管理

（1）可以自行查阅一些与疾病有关的资料，或向医护人员了解自己的病情，缓解焦虑、恐惧的心理。

（2）要积极配合医护人员进行治疗，树立战胜疾病的信心和勇气。

（3）在病情允许的情况下，多与病友进行沟通交流，互相鼓励，保持积极乐观的心态。

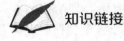 知识链接

认知行为疗法

认知行为疗法（cognitive behavior therapy，CBT）是焦虑、抑郁的有效的心理治疗手段，其以问题为导向，具有结构化和时间限制的特点。CBT 可改变焦虑、抑郁患者的不合理认知和问题行为，实现认知、行为的良性循环。CBT 包括正念认知疗法（mindfulness based cognitive therapy，MBCT）、接纳与承诺疗法（acceptance and commitment therapy，ACT）、辨证行为疗法（dialectical behavior therapy，DBT）等。MBCT 可帮助人们解析不健康的信念、思想或情绪，并引导其减少对外来刺激的反应，且对这些持好奇和接受的态度。ACT 鼓励人们接受自己的念头和感受，而不是挣扎或羞愧。DBT 是一种基于证据的心理疗法，其

强调对情绪的关注以及情绪的调节。

························**案例分析与思考**························

案例·孙某,女性,19 岁,某大学一年级学生,来自陕西。在某门课上,老师请同学们进行小组汇报,孙某代表该小组发言,但由于有些紧张,加上普通话不是很好,在汇报时突然说出了方言,引得全班哄堂大笑,孙某瞬间脸蛋绯红,觉得十分丢人。课后,有同学拿此事与她开玩笑,这更让她觉得羞愧难堪。此后,她就很害怕在众人面前讲话,特别不敢上台汇报。每次想起当时的情景,她便觉得紧张不安、口干、心跳加快、手脚冰凉。马上面临期中考试,需要大家每个人上台发言,孙某得知此消息后便没了精神,坐立不安,食欲不振,晚上无法入睡。

在学校心理咨询老师的帮助下,孙某使用焦虑自评量表进行自评(附表 10 - 1)。

思考题·①孙某有哪些焦虑表现? ②如何帮助其缓解焦虑状态?

(龚兵艳)

请扫描二维码
查看思考题答案

附表 10 - 1
请扫描二维码

参考文献

[1] 彭聃龄. 普通心理学[M]. 北京:北京师范大学出版社,2021.

[2] 张朝,李天思,孙宏伟. 心理学导论[M]. 北京:清华大学出版社,2017.

[3] 梁宁建. 心理学导论[M]. 上海:华东师范大学出版社,2013.

[4] 桑志芹,魏杰,伏干. 新时期下大学生心理健康标准的研究[J]. 江苏高教,2015,(5):25 - 30.

[5] 张茜,程君菡,丁红丽,等. 青少年自我意识与校园欺凌角色的关联性[J]. 中国学校卫生,2022,43(3):403 - 406.

[6] 陈平,黄婷婷,卢南熹,等. 新时代大学生思想行为特点及变化规律研究[J]. 教育教学论坛,2020,(42):297 - 298.

[7] 高平平,张军琪,于博伦. 基于遵循"00 后"大学生心理成长规律的思想政治教育策略探析[J]. 马克思主义学刊,2021,9(2):36 - 43.

[8] 姚敏磊,殷美,王雨彤. 刍议新时代大学生思想特点与行为规律[J]. 教育现代化,2020,(37):133 - 137.

第十一章
运动管理技术与睡眠管理技术

**导学
目标**

学习目标

> 掌握：对不同种类和需求的人群进行合理体能评定以及
制定合适运动处方的方法；睡眠管理的方法和技术。
> 理解：体能评估的意义、运动对健康的益处与重要性；睡
眠管理的重要性。
> 了解：体能评估和运动处方的组成内容；睡眠障碍的常见
类型及不良后果。

思政目标

> 以积极主动的态度学习和应用运动健康管理相关的知识
和技能，通过科学合理运动锻炼，促进个体和全民主动
健康。
> 对睡眠障碍患者的痛苦能做到感同身受，以积极主动的态
度学习和应用睡眠相关健康管理知识和技能，对自身和他
人进行恰当的睡眠管理，促进睡眠健康。

第一节　运动与健康技术

一、概述

众所周知，良好的生活方式是保证人体健康的重要因素，而运动和饮食是良好生活方式的
核心内容。运动是人体与生俱来的生理功能和本能。生命在于运动。人类身体的肌肉组织遵
循用进废退的原则，运动不足不仅会带来肌肉萎缩和无力，还会带来其他很多不利的影响。由
于多方面原因，运动不足已经成为当前影响人们健康的重要问题。由于现代人运动不足，加上
精神上经常处于高度紧张状态，使得冠心病、肥胖病、高血压、低血压、糖尿病、颈椎病甚至癌症
的发病率大为增高。经常从事体育锻炼，则可以有效促进身体健康、预防疾病和对抗衰老。

关于运动的防病治病作用，在我国古代医学文献中早就有过生动的记载。战国时期的
名医扁鹊，曾用导引术来预防和治疗疾病。导引术可以视为一种特殊形式的医疗体操，除了
锻炼四肢、五官、内脏与筋骨、皮毛等部位，它还强调对呼吸功能与精神因素的锻炼修养。我
国古代导引术的医疗价值早已被世界医学界所共知，例如19世纪末英国医生J. Dudgeon就

曾将我国明代名医高濂在其著作《遵生八笺》中所记述的导引法译成英文广为流传,书名为
Kung Fu, or Taoist Medical Gymnastics(《功夫,道家的医疗体育》)。汉代名医华佗也把
导引术作为防病治病的良方,他把锻炼身体比作"流水不腐,户枢不蠹"。他反对不管有了什
么病都采取卧床和单纯休息,创造了"五禽之戏"就是模仿五种禽兽(虎、鸟、熊、鹿、猿)的动
作来锻炼身体,他主张身体感到不舒服时就开始做"一禽之戏"等到沾濡汗出(微微出汗),这
样就觉得轻松,同时思食。华佗的弟子吴普每日练"五禽之戏"结果活到 90 多岁还"耳聪目
明,牙齿完坚"。此外,在我国南宋初年又创造了以"锦"命名的导引术——"八段锦"用以健
身治病。①五劳七伤往后瞧;②两手擎天理三焦;③调理脾胃单举手;④左右开弓似射雕;⑤
攒拳怒目增气力;⑥两手攀足固肾腰;⑦摇头摆尾去心火;⑧背后七颠百病消。上述情况表
明,我国是最早应用体育锻炼来预防和治疗疾病的国家之一。当前,我国体育事业迅速发
展,用于健身和治病的锻炼方法如太极拳、太极剑、气功、易筋经、游泳、跑步、体操等更是形
式多样,丰富多彩。

目前,国内外大量研究已经证实了运动对健康的多方面益处,包括改善心血管功能、加
强血液抗凝系统的活性、降低血中尿酸水平、预防血小板聚集、避免血管栓塞发生、改善糖脂
代谢、促进骨骼和肌肉健康、预防肿瘤、改善情绪和睡眠、延缓衰老等。但运动锻炼必须在运
动医学专业人员的指导下进行,按照运动处方,有计划地长期坚持。

二、体能评估方法与技术

1. 体能概述　在运动处方制定过程中,对体能水平的评估既是实现个体化运动处方的
先决条件,也是检测运动效果的重要手段。

关于体能的概念,许多学者从不同的角度对其进行了界定。日本相关学者最开始把"体
能"定义为"体力",德国学者初期称之为"工作能力",法国学者则定义为"身体适能"。美国
运动医学会指出体能主要由心肺功能、肌肉功能、柔韧性、身体成分所构成。WHO 专家认
为,体能就是人们在日常学习与工作中不会出现疲劳感,能享受休闲娱乐、应对突发事件的
能力。在我国,体能概念是一个不断深化和演变的过程。1980 年,我国香港特区和台湾地
区的运动人体与科学专家利用西方的科学理念和思维方式把"physical fitness"翻译为"体
能",并赋予了定义,体能是"健康"这一词的延伸,它能够更全面、更客观地对机体是否健康
以及机能处于怎样的水平做出评价。中国的《体育大辞典》和《体育大词典》都将体能定义
为:体能是在运动中机体的各系统所表现出的能力,具体有基本身体素质、基本活动能力和
运动能力。季浏等学者认为:"体能也称体适能,依靠体育锻炼而形成",并把体能分为与健
康有关的体能,以及与动作技能有关的体能。吴东明等认为:"体能指人类为适应学习、劳
动、生活应具备的身体能力,通常可划分为有关身体健康的体能和有关运动表现的体能"。

综上所述,体能总体来说包含了身体形态、身体机能、身体素质加上心智以及机体的健
康水平,其中身体素质中耐力素质、力量素质、速度素质、灵敏素质、柔韧素质等是体能的最
主要部分。

2. 心肺耐力　心肺功能是指人体心脏泵血及肺部吸入氧气的能力。它影响全身器官和
肌肉。机体的任何组织器官均需要氧气,以燃烧体内的能源物质,为机体提供能量。心肺功
能能力指的是人体摄取氧气并转化成为能量的能力。

心肺耐力(cardiorespiratory fitness,CRF)或有氧耐力(aerobic endurance),指个体在进

行大肌肉群参与长时间中等至大强度运动时涉及心脏泵血、肺部摄氧以及气体交换能力、血液循环效率的能力,是反映个体身体活动能力的重要客观指标。

临床上的肺功能测试、屏气试验和心动超声检测结果等可以反映安静状态的肺脏和心脏功能,但并不能准确反映心肺运动耐力。

心肺耐力的评价指标较多,一般用最大摄氧量(VO_{2max})作为心肺耐力的评价指标。VO_{2max} 指的是一个人在进行运动中,身体达到极限水平时消耗或所能利用的最大氧气量的值。它代表人体氧化能力的最高水平,不仅与心肺功能有关,还与氧的运输能力、肌肉摄取和利用氧的能力密切相关,体现机体的整体耐力水平和耐力的最高发展潜力。VO_{2max} 的单位为:L/min;相对 VO_{2max} 的单位为:$mL/(kg \cdot min)$。在一些老年、慢病和衰弱人群中,测量其 VO_{2max} 可能存在一定的困难,这时也可以测量峰值摄氧量(VO_{2peak})代替。VO_{2peak} 用于表示当氧气(O_2)趋于稳定但局部肌肉因素或血流动力学因素受限时的最高摄氧量。

VO_{2max} 的测试被称为运动心肺耐力测试(CPET),包括直接法和间接法。

(1)直接法为利用带有气体分析仪的功率跑台或功率自行车和通过逐渐递增强度的运动进行测试。在递增负荷运动过程中,受试者佩戴呼吸面罩,或夹住鼻孔,通过一个低阻阀门呼吸,通过气体分析仪分析呼吸气体中氧气(O_2)和二氧化碳(CO_2)的浓度,直接测量 VO_{2max} 或 VO_{2peak}。在直接测试法中,达到 VO_{2max} 的判定标准包括以下几方面:心率达到180 次/分(少儿达到 200 次/分);呼吸商(RQ)达到或接近 1.15;摄氧量随运动强度增加而出现平台;受试者已经发挥最大力量并无力保持规定负荷量即达到筋疲力尽。此测试方法准确可靠,但并不适于所有人,某些健康/体适能状态稍差的人群需要选用次大强度运动测试或间接法来评估运动心肺耐力。某些心血管疾病患者进行症状限制性运动心肺耐力测试则更安全和可行。

(2)间接测试法主要包括:定时跑,如 12 分钟跑;定距跑,如 1 600 m(1 英里)跑和耐力折返跑(如 20 m 折返跑)。这些测试方法,对测试条件的要求不高,且易于管理,很快被人们所接受。但由于这些测试运动强度较大,通常只适合年轻人或体能水平较高者。

对于老年人或虚弱人群,通常采取一些强度较小的功能性测试以反映其心肺运动耐力。常见的测试方法包括 6 分钟步行和 2 分钟踏步测试等。

6 分钟步行测试(6 - minute walk test,6MWT)方法如下:在水平地面上选择一条 30 m 的走廊,每隔 3 m 放置彩色小圆锥进行标记。测试前,研究对象静坐休息 10 分钟,在此期间由研究者测量血压、心率,并主观疲劳感觉(RPE)评分。测试时,研究者使用平缓的语调及标准化统一鼓励用语鼓励研究对象尽其最大能力快走,但不可小跑、跳跃,同时提醒时间。研究者及时记录研究对象每一分钟的步行距离,测试结束后,立即对其进行血压、心率及RPE 的复测。若出现受试者身体不能耐受,无法继续测试,可记录下步行距离及时间,提前结束测试。具体操作流程及指导鼓励语见美国胸科协会(ATS)规定原则。

2 分钟踏步测试(2 - minute step test)方法如下:先让受试者靠墙站立,用卷尺或绳子从髂骨度量到髂嵴处,然后向下对折,在墙上标记卷尺或绳子顶点对应高度。听到"开始"口令后,以能达到的最快速度完成 2 分钟原地踏步(避免跑),要求尽可能保持两膝关节达到要求高度,但只记录右侧膝盖达到的次数(图 11 - 1)。当膝盖抬高不能达到要求高度时,让受试者适当减慢速度或暂停,直至能重新达到要求的膝盖抬高高度,中途保持计时。达到要求高度的抬腿次数越多提示心肺耐力水平越好。

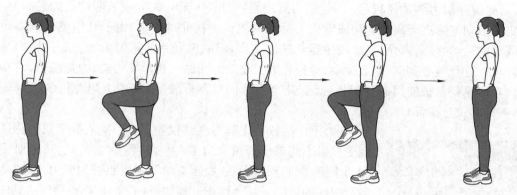

图 11 - 1　2 分钟踏步

在风险筛查后,应在运动测试前确定要监测的指标。在测试过程中至少监测心率、血压和 RPE。RPE 评分用于评价运动者运动时的主观疲劳感觉(表 11 - 1),其数值会受到心理、情绪、环境、运动模式、年龄以及渴感等的影响。

表 11 - 1　RPE 评分表

评　分	主　观　疲　劳　感　觉
6	毫不费力
7	非常轻松
8	
9	很轻松
10	
11	轻松
12	
13	有些吃力
14	
15	吃力(沉重)
16	
17	很吃力
18	
19	非常吃力
20	竭尽全力

　　3.*肌肉力量*　肌肉力量指的是施加在某一特定肌肉或肌群的外力,通常用抗阻这一术语表示。力量可以是静态的(如某一关节或某一组关节无明显肌肉运动)或动态的(如外部负荷或身体某一部分运动使肌肉长度改变)。静态或等长力量可以方便地用多种设备进行测量,包括电子拉力计和握力计。一次最大重复次数,即在正确姿势和一定规则下全关节活动范围所遇到的最大阻力值,已成为动态力量的标准评价指标。多次最大重复力量也可作为肌肉力量的评价指标。目前,肌肉力量的测定主要通过以下几种方法实现。

（1）等速肌力测试仪测定：等速肌力测定是针对身体某一关节或肌群设定固定的速度、固定的活动范围进行离心运动或者向心运动的测试。在此过程中，由于利用测试仪器设定好固定的运动速度，因而，在运动中运动速度不变，但肌肉受到的阻力可变。等速肌力测试仪器可以进行向心运动、离心运动、等长和等张收缩的测试。相对峰力矩、力矩峰值、总功和平均功率是经常被使用的分析指标，这几个指标的可信度较高，其中力矩峰值的可信度最高，被称为黄金指标。

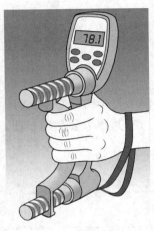

图 11 - 2　Jamar 握力计

（2）手持的数字化肌力测试仪测试：手持的数字肌力测试检测受试者不同部位的肌肉力量，主要检测肱二头肌、三角肌中部和冈上肌、髂肌和腰大肌、股四头肌等主要肌群的肌力，并评估其运动损伤的风险。具体操作过程如下：受试者熟悉操作的具体要求后，根据要测量的肌群选取对应的体位、肢体摆放位置和仪器放置部位进行测定。在操作者发出开始的指令后受试者开始逐渐用力，测量过程中鼓励受试者进行最大收缩，持续时间为 5 秒（图 11 - 2）。

（3）徒手肌力测定：徒手肌力测试（manual muscle testing, MMT）指患者配合专业人员指示，在减重力、抗重力、抗阻力状态下，采取不同体位，要求肌肉做出特定的标准动作，观察完成度。肌力分为 0～5 级，分级越高提示肌力水平越佳（表 11 - 2）。

表 11 - 2　徒手肌力检查分级法

级别	相当于正常肌力的比例（%）	评定标准
0	0	无肌肉收缩
1	10	肌肉可收缩，但不能引起任何关节活动
1^+	15	肌肉可收缩，可完成 50% 范围内关节活动
2^-	20	非抗重力可完成关节 50%～100% 范围内活动
2	25	非抗重力可完成关节全范围内活动
2^+	35	能抗重力完成关节 50% 范围内活动
3^-	45	能抗重力完成关节 50%～100% 范围内活动
3	50	能抗重力完成全范围内活动
3^+	60	能抗重力及小阻力完成全范围活动
4^-	70	能抗重力及中阻力，完成 50%～100% 范围活动
4	75	能抗重力及中阻力完成所有范围内活动
4^+	85	能抗重力及大阻力完成 50% 全范围内活动
5^-	95	能抗重力及大阻力完成 50%～100% 范围内活动
5	100	能抗重力及大阻力完成所有范围内活动

4.平衡功能　平衡功能是指人体在静止或运动状态下自行调整并维持稳定的能力。总体来说,平衡功能是反映机体对本体感受器、前庭器官及视觉系统等多方面应激刺激的协调控制能力。人体平衡功能可分为静态平衡和动态平衡功能。静态平衡功能是指人的身体保持一个静态的姿势时所具备的能力;动态平衡功能是指人的身体在活动时或受到外力作用时,能够自动调整和保持稳定姿势的能力。动态平衡功能又可分为自我动态平衡以及他动态平衡功能。自动态平衡功能是指机体在自主状态下进行不同姿势间转换时不断保持平稳状态的能力,他动态平衡功能是在受到推拉等外界环境的被动干扰时,机体可以快速做出平衡反应并恢复正常状态的能力。良好的平衡功能对于执行多项日常生活活动有着重要的作用。

(1)静态平衡功能

1)闭眼单脚站立测试:受试者保持站立姿势,双上肢自然下垂于身体的两侧,双眼合闭。在测试人员发出"开始"的口令后,受试者一只脚保持静止站立,另一只脚抬离地面,开始计时。当受试者抬离地面的脚落地或者身体摇摆不能维持站立时,停止计时(图 11-3)。

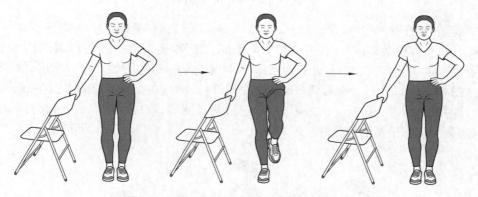

图 11-3　闭眼单脚站立(可扶或不扶椅子)

2)强化 Romberg 检查法:受试者一只脚的脚尖顶着另一只脚的脚后跟,双脚一前一后站立,在测试人员发出开始口令后开始计时,记录站立时间。两个脚开始移动或者身体出现摇摆现象时停止计时(图 11-4)。

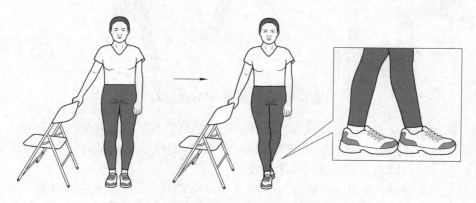

图 11-4　强化 Romberg 检查法(可扶或不扶椅子)

（2）动态平衡功能

1）闭目原地踏步：选择合适的位置，在平地上画一个圆，直径为 40 cm。受试者站在准备好的圆正中心，两脚并拢。当测试人员发出"开始"口号后，受试者以每分钟 120 步的频率进行原地踏步，同时双眼闭合。当受试者睁开眼睛或者走出圆时，停止计时（图 11 - 5）。

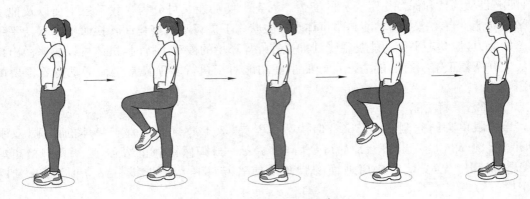

图 11 - 5　闭目原地踏步

2）"起立-步行"计时测试（time-up and go test，TUGT）：受试者坐在椅子中央，双手放在大腿上，一只脚稍微靠前一点，身体稍微向前倾。听到"开始"口令，受试者从椅子上站起来，尽量快速走，绕过约 2.44 m 处的圆锥体（从圆锥体的最远边开始测量），然后返回来坐到椅子上（图 11 - 6）。计时者在听到"开始"口令时开始计时，在受试者返回落座在椅子上的瞬间停止计时。受试者先进行一次练习，然后进行两次测试，取成绩较好的一次为测试结果。时间越短提示动态平衡能力越好。

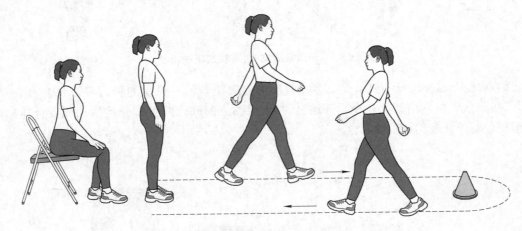

图 11 - 6　"起立-步行"计时测试

这个测试在不同文献中的测试方法稍有不同，主要区别在于绕行的距离，存在 2.44 m、3 m 和 5 m 等不同区别。因此在比较不同研究结果时，需要注意测试方法是否有区别。另外，亟须统一标准，以利于不同研究间的比较。

3）前庭感受测试：选取合适场地，在地面上画一条直线，在直线的左端再画一条与之垂直且 50 cm 左右长的相交线。受试者左脚脚后跟平行且相切于第一条直线，左脚的外侧平行且相切于垂直线。在测试人员发出口号后,受试者两眼目视前方,先出右脚,按正常走路习惯向前走十步后停止不动。测试人员用尺子测量受试者左脚左外沿与垂直线的最短距离,测量的距离越短,说明受试者的前庭感觉就越好。

5. 柔韧性　柔韧性是活动某一关节使其达到最大关节活动范围(range of motion, ROM)的能力。因为身体柔韧性是针对某个关节及周边组织的,对整个身体的柔韧性没有有效的测试方法。实验室测试通常用 ROM 量化柔韧性,用度数表示。常用测量仪器包括多种量角器、电动量角器、Leighton 曲率计、倾角计及测量尺。遵循正确的测试流程,并正确使用量角器,可更加准确地测量大多数解剖学 ROM。表 11 - 3 提供了常见解剖学 ROM 的正常范围。

表 11 - 3　常见解剖学 ROM 的正常范围

部　位	运动方式	度　数	运动方式	度　数
肩带运动	屈	90°～120°	伸	20°～60°
	外展	80°～100°		
	水平外展	30°～45°	水平内收	90°～135°
	内旋	70°～90°	外旋	70°～90°
肘关节运动	屈	135°～160°		
	旋后	75°～90°	旋前	75°～90°
躯干运动	屈	120°～150°	伸	20°～45°
	侧屈	10°～35°	旋转	20°～40°
髋关节运动	屈	90°～135°	伸	10°～30°
	外展	30°～50°	内收	10°～30°
	内旋	30°～45°	外旋	45°～60°
膝关节运动	屈	130°～140°	伸	5°～10°
踝关节运动	背屈	15°～20°	跖屈	30°～50°
	内翻	10°～30°	外翻	10°～20°

此外,抓背试验和坐位体前屈是用于评估上半身和下半身的柔韧性的常见功能性测试。

(1)抓背试验:受试者将一只手从肩膀向下伸触及后背,另一只手臂从后腰向上伸,尽量触及后背中部。让受试者更换两侧手臂练习动作,以便确认其优势位置(从肩膀向下伸的优势手)(图 11 - 7)。完成两次动作作为热身运动后进行 2 次测试,测量两手中指间的距离。负数得分代表双手中指未能触及对方;正数得分代表双手中指交叠。以两次测试中的较好成绩作为最终结果,双手中指重叠越多(测量数据越大)说明上肢柔韧性越好。

(2)坐位体前屈:测试过程大体如下。

1)受试者脱鞋坐下,脚底平放于坐位体前屈测试箱的表面,零刻

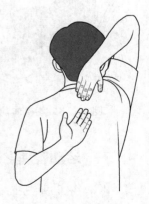

图 11 - 7　抓背试验

度线标记在 26 cm 处，双脚内侧缘相距 15.2 cm。

2) 受试者双手应尽可能缓慢向前伸，保持这个姿势大约 2 秒，确保两手臂平行，不能仅一只手前伸或依靠向前的弹性触及。指尖可重叠并应触及测量部分或坐位体前屈的测试箱体上的码尺。

3) 根据指尖触及的最远点记分（cm），应记录两次测试中最好的结果。为获得更好结果，受试者在双手前伸时应呼气并使头下垂置于两臂之间。测试人员应保证受试者膝关节尽力伸展，但是不能下压。受试者在测试中保持正常呼吸，任何时候都不要憋气。加拿大人群测试的正常值见表 11 - 4。注意其正常值采自零点设在 26 cm 标记处的坐位体前屈测试箱，如果使用的测试箱的零点标记在 23 cm 处，此表中的数值相应要减去 3 cm。

表 11 - 4　不同年龄人群坐位体前屈测试(cm)躯干柔韧性分级

| 分级 | 年龄（岁） | | | | | | | | | |
| | 20～29 | | 30～39 | | 40～49 | | 50～59 | | 60～69 | |
	男性	女性	男性	女性	男性	女性	男性	女性	男性	女性
出色	≥40	≥41	≥38	≥41	≥35	≥38	≥35	≥39	≥33	≥35
优秀	34～39	37～40	33～37	36～40	29～34	34～37	28～34	33～38	25～32	31～34
良好	30～33	33～36	28～32	32～35	24～28	30～33	24～27	30～32	20～24	27～30
一般	25～29	28～32	23～27	27～31	18～23	25～29	16～23	25～29	15～19	23～26
差	≤24	≤27	≤22	≤26	≤17	≤24	≤15	≤24	≤14	≤22

不同人群或不同测试体系中，坐位体前屈的做法也可以有所不同。例如，在老年人体适能测试(senior fitness test, SFT)中使用座椅体前倾(chair sit-and-reach)，具体方法如下。

受试者坐在椅子的前缘，大腿根部的折叠处应与椅子的前缘对齐。一条腿向前伸直，脚后跟平放在地板上，踝关节屈曲向上 90°；另一条腿弯曲，稍偏向外侧，脚跟放在地板上。双手交叠中指对齐，手臂伸直从髋关节向脚趾方向慢慢前伸，至自身可触及的最大幅度，伸直腿的膝盖必须保持挺直(图 11 - 8)。记录双手中指与鞋脚趾端的距离。测试前，让受试者两侧腿交换练习，确定优势腿（练习中得分高的那条腿）。测试时，使用优势腿进行两次测试，记录得分精确到 1 cm。鞋脚趾端中点的位置代表零点。如果没有够到这个位置，将得分记为负数；如果中指能够伸过鞋脚趾端的点，那么将距离得分记为正数。中指超过该位置距离越远（测量数据越大）说明下肢柔韧性越好。

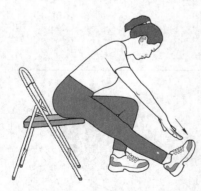

图 11 - 8　座椅体前屈

三、运动管理之运动处方技术

2020 年世界卫生组织(World Health Organization, WHO)发布的《关于身体活动和久坐行为指南》和 2021 年我国发布的《中国人群身体活动指南》中均指出，任何人，不论年龄、性别或身体状况,规律运动都是有益的。运动是良医,经常运动不仅有助于降低多种慢病的风险,还能舒缓神经紧张、改善睡眠质量,促进心理健康。

运动的益处是建立在科学合理运动基础上的,过量运动反而会带来对健康不利的影响。运动处方是保证科学运动的有效途径,运动处方是指针对个人的身体状况,采用处方的形式规定健身者锻炼的内容和运动量的方法。20 世纪 50 年代,美国生理学家卡波维奇提出了运动处方的概念,1960 年日本的猪饲道夫教授首先用了运动处方术语,1969 年 WHO 使用了运动处方术语,在国际上得到确认。

制定运动处方的完整过程应该包括健康体检、体能测定和运动负荷测定、制定运动处方、效果检查这几个步骤。健康体检的主要目的在于排除运动禁忌证和高风险;体能测定和运动负荷测定可以帮助制定适宜强度的个体化运动方案;制定的运动处方应该包含运动目的、运动方式、运动强度、运动时间、运动频率及注意事项等内容;效果检查是在运动处方实践中及时检查运动效果,从而利于对处方进行必要的修正,以保证锻炼的效果。

下面我们就运动处方中所应包含的运动目的、运动方式、运动强度、运动时间、运动频率及注意事项等内容逐一进行阐述。

1. 运动处方之运动方式　在运动处方中,为锻炼者提供最合适的运动方式关系到锻炼的有效性和持久性。选择运动方式,要考虑运动的目的、运动条件,还要结合个体的兴趣爱好等。

运动方式总体来说可分为三大类,即有氧运动、抗阻运动及牵拉和平衡运动。

(1)有氧运动:也被称为耐力运动,指的是以机体有氧代谢供能为主的运动方式,是最主要和最基本的运动方式之一。有氧运动一般以长时间(一般至少 20 分钟)中低强度运动为主,对改善和提高心血管、呼吸、内分泌等系统的功能具有显著的益处,尤其在增强心肺运动耐力方面效果显著。常见的有氧运动项目有较长距离的步行、慢跑、游泳、自行车、滑雪、球类运动等。

(2)抗阻运动:也叫力量运动,指的是机体对抗阻力而进行的运动。抗阻运动是增长肌肉力量、体积和耐力的有效方法,是全面身体锻炼不可缺少的一部分。在对抗阻力的过程中,肌肉收缩产生机械力,刺激肌肉增生。研究发现,抗阻训练能延缓肌肉老化,改善速度、平衡性、协调性、弹跳力、柔韧性及其他运动方面的素质,提高基础代谢率,促进能量消耗,减少身体脂肪堆积,从而有效地预防和减少随年龄增长而易于出现的摔倒和骨折等现象。同时,它在预防慢性病方面的作用也被大量的研究发现,并被日益重视。

抗阻运动中,肌肉对抗的阻力可以来自外部重量,也可以来自自身体重。外部重量包括健身器械的固定阻力和哑铃、杠铃、拉力器、弹力带等的自由重量阻力。

固定阻力轨迹是固定的,动作全程阻力方向平衡稳定,当练习者发力时,阻力方向始终固定在一条线上,沿着固定方向完成动作即可。利用健身器械的固定阻力锻炼具有安全、方便等特点。健身器械种类繁多,涵盖了锻炼胸、背、肩、腿、臀、腹等身体各个部位的单一动作或组合动作的设备;利用健身器械进行的抗阻运动动作包括双上肢高位下拉、坐姿推胸、坐姿划船、蝴蝶机夹胸、器械卷腹、坐姿腿屈伸等多种多样的运动(图 11-9、图 11-10)。

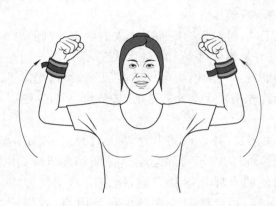
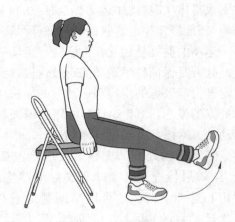

图 11-9　上臂水平弯举　　　　　　　　　　图 11-10　坐姿伸膝

　　自由重量的特点是阻力的方向和轨迹是自由、不稳定和不平衡的。当练习者发力时，要靠自身能力控制好重物，避免前后左右的晃动，将重物稳定在正确的运动轨迹里。自由重量阻力种类也较为繁多，常用的包括哑铃、杠铃、拉力器、弹力带等，但实际生活中涉及的很多物品也都可以作为自由重量加以利用，例如瓶装矿泉水、书包等。

　　自身体重作为阻力的抗阻运动动作包括仰卧起坐、俯卧撑、平板支撑、引体向上、蹲跳等。这种锻炼无须额外设备，简单方便，但动作和锻炼部位有限。此外，每个个体自身体重大小不同，很多时候需要额外增加负重以达到合适的运动强度。

　　(3)牵拉运动和平衡运动：也叫伸展运动，是指将肌肉缓慢牵拉至特定位置，并保持一定时间的运动方式(图 11-11)。瑜伽就是一种包含了大量牵拉运动的锻炼方式。广义来讲，牵拉运动分为静态牵拉、动态牵拉和收缩前牵拉。细分来讲，静态牵拉分为主动牵拉(自我牵拉)和被动牵拉(他人牵拉)；动态牵拉分为主动牵拉和弹震牵拉；收缩前牵拉分为本体感觉神经肌肉促进(proprioceptive neuromuscular facilitation,PNF)技术及其他技术。静态和动态牵拉通常用于每次运动前后热身和放松，收缩前牵拉多用于神经、骨骼和肌肉疾病的康复。在目前的研究中，牵拉运动对呼吸系统、循环系统、消化系统、内分泌系统、运动系统和神经系统的作用均有涉及。其主要的作用有放松精神、消除疲劳、改善体形、防治高血压、神经衰弱等疾病。

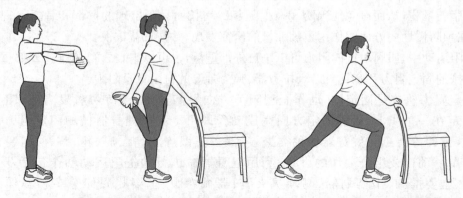

图 11-11　牵拉动作(从左到右依次为直臂压腕、单腿站立后侧拉伸、小腿后侧拉伸)

平衡运动包括多种可以改善机体平衡能力的运动动作。常见的平衡运动锻炼动作包括单腿站立、站在软枕上、走平衡木(图 11 - 12)等。由于平衡能力降低而发生的跌倒是导致老年人死亡的重要原因之一,因此在老年人群中尤其推荐增加进行平衡运动锻炼。

2. 运动处方之运动强度　运动强度是运动的剧烈程度,是运动处方的核心,是影响运动效果的关键因素之一,也是设计运动处方中最困难的部分。运动强度是衡量运动量的重要指标之一,运动量是运动强度和运动时间的乘积。运动强度需要有适当的监测来确定运动强度是否适宜。不同的运动方式中,强度表示或衡量方法也有所不同。

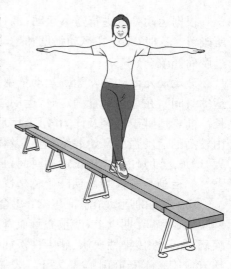

图 11 - 12 走平衡木

(1)有氧运动的强度:有氧运动强度可根据最大摄氧量(VO_{2max})的百分比、心率、代谢当量、主观费力程度等指标来确定。

1)最大摄氧量(VO_{2max})的百分比。

2)最大心率的百分数:在运动处方中常用最大心率(HR_{max})的百分数来表示运动强度,通常提高有氧适能的运动强度宜采用 70%～85% HR_{max}($HR_{max}=220-$年龄),这一运动强度的范围通常对应的是 55%～70% VO_{2max}。

3)代谢当量:它是指运动时代谢率对安静时代谢率的倍数。1 梅脱(MET)是指每千克体重,从事 1 分钟活动消耗 3.5 mL 的氧,其活动强度称为 1 MET:1 MET=3.5 mL/(kg·min)。1 MET 的活动强度相当于健康成人坐位安静代谢的水平。任何人从事任何强度的活动时,都可测出其吸氧量,从而计算出 MET 数,用于表示其运动强度。

4)RPE:RPE 是根据运动者自我感觉疲劳程度来衡量相对运动强度的指标,是持续强度运动中体力水平可靠的指标,可用来评定运动强度。RPE 评分与摄氧量、心率、通气量、血乳酸等心肺代谢指标密切相关。

实际使用过程中,可以使用一些简单的判断标准。中等强度的运动为运动者呼吸急促但仍然可以说话为宜。另外,运动后睡眠食欲好,次日晨起精力充沛,表明运动量合适。

(2)抗阻运动的强度:抗阻运动的强度以局部肌肉反应为准,而不是以心率等指标为准。在常见的抗阻运动中,运动量由所抗阻力的大小和运动次数来决定。在增强肌肉力量时,宜逐步增加阻力,而不是增加重复次数或持续时间(即大负荷、少重复次数的练习);在增强肌肉耐力时,宜逐步增加运动次数或持续时间(即中等负荷、多次重复的练习)。在康复体育中,一般较重视发展肌肉力量,而肌肉耐力可在日常生活活动中得到恢复。

3. 运动处方之运动持续时间　根据美国运动医学会和美国心脏病学会推荐的成人运动标准,有氧运动每次应该进行 30 分钟以上,力量训练每次 20～30 分钟,并在每次运动前后各进行 5～10 分钟的牵拉练习。

4. 运动处方之运动频率　根据美国运动医学会和美国心脏病学会推荐的成人运动标准,有氧运动应该每周 5 次以上,力量练习每周 2～3 次。伸展性练习则在每次运动前后进行。

根据运动处方进行适量运动,经过一段时间的运动练习后(6~8星期),心肺功能应有所改善。这时,无论在运动强度和运动时间方面均应逐渐加强,所以运动处方应根据个人的进度而修改。

5. **运动处方之运动量**　运动量由运动强度和运动时间共同决定(运动量＝运动强度×运动时间),在总运动量确定时,运动强度较大则运动时间较短,运动强度较小则运动时间较长。前者适宜于年轻及体力较好者,后者适宜于老年及体力较弱者。年轻及体力较好者可由较高的运动强度开始锻炼,老年及体力较弱者由低的运动强度开始锻炼。运动量由小到大,增加运动量时,先延长运动时间,再提高运动强度。

6. **运动禁忌证和高风险等特殊情况**

(1)常见的运动禁忌证包括:①合并严重心、脑、肾、眼、足和神经病变并发症(增殖性视网膜病、肾病Ⅳ期以上,严重心脑血管系统疾病、自主神经病变)。②患有恶性肿瘤。③急性疾病,如急性传染性疾病、感染性疾病、化脓性疾病,急性心、肺、肾、胃、肠、肝、胆、胰疾病,创伤未愈等。④安静时心率大于120次/分或血压高于160/100 mmHg。⑤空腹血糖大于16.7 mmol/L。⑥糖尿病足、严重关节病变。⑦糖尿病急性并发症(糖尿病酮症酸中毒、乳酸酸中毒)。⑧骨折8周内者,未愈合或骨折对位对线未完全者。此外,严重贫血、有出血倾向、月经过多、严重痛经、未能控制的代谢性疾病(包括甲状腺功能亢进)等,均应暂时停止运动。某些畸形伴有功能障碍者或严重精神障碍者不能从事一般体育运动。

(2)某些慢性病患者中病情严重、预后不良者,如慢性肾炎、心肾功能受损时不宜参加体育运动,但可以配合医疗体育,减慢病情发展,防止肾功能急剧恶化。医疗体育活动必须在专人指导下进行。慢性病患者中,特别是那些病情稳定,各系统和器官功能处于代偿阶段,能正常学习、工作和生活的患者,不仅可以进行体育运动,甚至能参加比赛。

7. **运动处方之注意事项**　在按运动处方进行锻炼时,要根据各类疾病的病理生理特点、每个参加锻炼者的具体身体状况,提出有针对性的注意事项,以确保运动处方的有效原则和安全原则。

运动过程中,尤其应该注意的是安全性方面的问题,其次科学合理地安排运动处方中的相关内容,以提高运动效果。常见的注意事项如下。

(1)运动前注意排除运动禁忌证和识别高风险。有运动禁忌证的人群需要避免运动;急性疾病(如严重感冒、发烧、严重腹泻)期间暂停运动,待缓解后再继续。运动高风险的人群可以考虑在专业医务人员监督下运动,全程做好风险防范工作。

(2)在运动过程中出现不宜进行运动的指征时,应该立即停止运动,并做必要的观察和处理。在运动过程中,出现胸痛、胸闷、头晕、心悸、异常的呼吸困难和(或)疲劳、关节肌肉明显疼痛等不适感觉,应立即降低运动强度或停止运动,采取对应措施,必要时就医。心脏病患者在运动中出现运动时上身不适,运动中无力、头晕、气短,运动中或运动后关节疼痛或背痛等指征时应停止运动。

(3)运动前要求做充分的准备(热身)活动,可适当地进行一些动态牵拉运动以及低强度有氧运动,可以更好地防止运动损伤和提高运动表现;运动后进行放松(整理)运动,可进行适当的静态牵拉运动,以促进机体疲劳恢复,减轻运动后肌肉酸痛程度。

(4)循序渐进、量力而行。避免相互攀比和盲从,基于自身的体能水平选取合适的运动强度和量等。

（5）抗阻运动的注意事项：抗阻运动不应引起明显疼痛。抗阻运动时保持正确的身体和动作姿势，这对产生运动益处效果和预防损伤非常重要，必要时可有他人给予保护和帮助。注意肌肉等长收缩引起的血压升高反应及闭气用力时心血管的负荷增加。有轻度高血压、冠心病或其他心血管系统疾病的患者，应慎做力量练习；有较严重的心血管系统疾病的患者忌做力量练习。经常检修抗阻运动的器械、设备，确保安全。

（6）具有慢性病或者老年人群尤其需要注意避免一些危险性动作，如高血压患者、老年人等应尽可能不做或少做过分用力的动作及幅度较大的弯腰、低头等动作。运动中注意正确的呼吸方式和节奏。

（7）对于慢性病患者来说，由于疾病种类不同，病情轻重不等，患者身体机能状况各异，既往运动习惯有差别，运动项目和运动量不同，因此，慢性病患者的运动方式和运动量具有显著的个性特点，安排体育运动时要严格遵守个别对待原则，一般只能从事有氧运动和运动量较小的技巧性项目。

（8）疾病患者根据自身病情在运动疗法同时结合临床药物治疗以及饮食治疗等。糖尿病患者的运动应避开降糖药物血浓度达到高峰的时间，在运动前、中或后，可适当增加饮食或补充热量，以避免出现低血糖等。

四、不同种类人群运动保健方法

1. 儿童、青少年　儿童在成长和发展的过程中，可能会受到环境、营养、疾病、遗传等因素的影响，表现出不同的形态、机能和性成熟，各个组织、器官都在发生着变化，功能也在逐步完善。根据 WHO 发布的《5 岁以下儿童的身体活动，久坐行为和睡眠指南》，幼儿增加身体活动，减少久坐时间，确保睡眠质量，将促进他们的身心健康。不足 1 岁的幼儿应每天以多种方式进行身体活动，进行地板上的互动游戏；对于尚不能自主行动的婴儿，可在成人看护下进行每天至少 30 分钟的俯卧位伸展；1～2 岁的儿童应每天进行至少 180 分钟各种类型、各种强度的身体活动，包括中高强度的身体活动且越多越好；2～4 岁的儿童在此基础上应至少包括 60 分钟的中高强度的身体活动。活动类型可包括日常活动、玩耍游戏和体育活动。

青春期是身心发展趋于成熟的阶段，进行适当的体育活动可以改善身体、心理和认知健康状况。在 16～18 岁以后，可以增加肌肉力量和耐力的锻炼。WHO 推荐每天平均进行 60 分钟中高强度的体育活动，以及每周至少 3 天高强度的有氧运动及增强肌肉和骨骼的力量训练。青少年应针对自己的弱点进行重点锻炼，坚持进行耐力和力量训练。运动强度推荐从最大心率 60% 开始，每两周增加 5% 负荷，直到 85%。运动时间从 15 分钟开始，每两周逐渐增加 5 分钟，直到 45～50 分钟。

2. 孕期妇女　怀孕期间多做一些运动，不仅对改善神经系统、增强心肺功能、促进消化代谢有很大的帮助，还能促进血液循环，减轻腰酸腿疼、下肢水肿等症状。孕妇进行运动前，应接受产科及内科的规范检查，了解基础心、肺功能及能量代谢情况。对于合并有血流动力学障碍性心脏病、前置胎盘、先兆子痫等情况的孕妇不能进行运动，但可下床活动以防静脉血栓的形成。孕期运动要在不引起胎儿窘迫和子宫收缩的前提下，维持孕妇体质的合理增长。孕妇在整个怀孕期间及产后应该进行规律的运动，推荐每周进行 150 分钟的中等强度有氧运动，同时结合肌肉强化运动。对于孕前保持高强度运动的女性，可以在孕期及产后继续进行该水平运动。孕妇在进行运动时应密切关注身体表现，一旦出现阴道流血、宫缩疼痛、呼吸困难等情况，应立即停止活动。目前推荐适宜孕妇进行的形式丰富的运动：盆底肌锻炼能够增强盆底肌肌力、缩短产程，能够改善阴道分娩结局；有氧运动有利于减少孕期腰腿痛，提高分娩疼痛耐受；孕妇体操结合营养膳食结构治疗可使妊娠期糖尿病孕妇更为理想地控制血糖，降低妊娠并发症发生率。但是孕妇应避免进行有危险的运动方式，如爬山、篮球、快跑等，因这些运动存在跌倒的风险。

 知识链接

妊娠中的运动禁忌证

绝 对 禁 忌 证	相 对 禁 忌 证
• 伴血流动力学异常的心脏病	• 严重贫血
• 宫颈功能不全/宫颈环扎术后	• 未经诊治的心律失常
• 限制性肺部疾病	• 慢性支气管炎
• 有劳力性早产风险的多胎妊娠	• 未得到有效控制的 1 型糖尿病
• 妊娠中期或晚期持续性出血	• 极度肥胖
• 妊娠 26 周后胎盘前置	• 极度低体重
• 本次妊娠有劳力性早产风险	• 极度静坐少动的生活方式
• 胎膜破裂	• 本次妊娠胎儿宫内发育迟缓
• 先兆子痫/妊娠高血压	• 未得到有效控制的高血压
	• 限制运动的骨关节疾病
	• 未得到有效控制的癫痫
	• 未得到有效控制的甲状腺功能亢进症
	• 重度吸烟者

3. 老年人　运动对于老年人健康促进大有益处，包括减少高血压、心理疾病的发生，改善认知功能和睡眠，减少身体机能下降和降低跌倒发生率。考虑到老年人有一定的疾病或者风险，在运动保健前进行仔细的体检非常关键。在运动过程中，必须注意老年人身体状态的差异，确保锻炼时的安全。运动计划要兼顾持久性和渐进性，在确保有足够运动量的前提下注意可实现性，使老年人能够更好地进行体育锻炼，逐步提高自身体能。

WHO 运动和久坐行为指南推荐：①所有的老年人均应进行规律的运动，每周进行 150～300 分钟中等强度有氧运动；或 75～150 分钟高强度有氧运动；或相同运动当量的中高强度有氧运动结合。②每周至少进行 2 天中等或高等强度主要肌群的肌肉强化运动。③每周至少进行 3 天中等或高强度着重于功能平衡和力量训练的复合运动，以加强身体机能并防止跌倒。④可以增加至每周中等强度有氧运动至少 300 分钟；或高强度有氧运动至少 150 分钟；或相同运动当量的中高强度有氧运动结合。老年人运动强度的设置应视健康状况和体力强弱的不同而定，在运动中靶心率维持在最大心率的 60%～80%。一般每周运动 3～5

次效果最好,体能较差的老人每周健身 2~3 次即可。

4.心血管疾病人群 体育运动对于心血管疾病人群,不仅可以改善心血管系统的功能,还可以改善机体代谢、降脂减压。欧洲心脏协会在 2020 年公布的心血管病患者运动指南中明确指出,适当的锻炼可以对心血管患者产生明显的健康影响,并给予不同心血管疾病针对性的运动建议。高血压患者应每天进行至少 30 分钟的中等强度有氧运动,每周 5~7 天,建议结合每周 3 天的力量锻炼,血压控制效果更佳。高血压人群进行运动前应监测血压控制情况,如果收缩压>160 mmHg,则应推迟运动,直到血压得到控制。如需参与高强度运动,需要评估心血管情况,以确定是否有运动诱发的症状、对运动的过度血压反应等。对于稳定心力衰竭的患者来说,运动更是一种必不可少的治疗方法。在为心力衰竭患者开出运动处方前,必须对其进行系统的医疗评价。要排除运动禁忌情况,如疾病处于不稳定状态或者恶化期、显著的心肌缺血或伴随有严重的肺部疾病等;要开展基础功能评估,包括心脏功能的全面检测最大运动能力和运动风险等的评估。对心力衰竭的患者,在排除了运动危险后,应及早进行运动治疗,由医师或其他专家进行指导和评价,对运动过程中心律失常、血压异常等进行监控和记录。大多数心衰患者适合采用有氧运动,每周 3~5 天,运动强度为 40%~80%的最大耗氧量,每次 20~60 分钟。此外,抗阻运动适合低风险的心衰患者,能够改善其肌肉状态和机体稳定性,通常每周 2~3 天,每次采用 40%~60%的最大肌力(one-repetition maximum,1RM)训练。但抗阻运动不能替代有氧运动,可作为有氧运动的补充。

5.糖尿病人群 运动疗法是治疗糖尿病的重要手段,它不但能明显减少糖尿病的发生率,而且能明显改善血糖、血脂、糖化血红蛋白等代谢指标,并对胰岛素的分泌产生积极作用,提高生活质量。

运动评估是确保糖尿病患者运动方案有效性和安全性的必要前提,要充分评估其疾病发展情况、机体基础状况、运动可行性等。糖尿病人群的运动方案应在专业医护人员评估和指导下个体化制订。

美国运动医学会(ACSM)发布了针对 2 型糖尿病患者身体运动的最新专家共识,其主要内容包括:①定期有氧运动可以改善成人 2 型糖尿病患者的血糖管理,减少每日高血糖时间,降低血糖 0.5%~0.7%。②高强度抗阻训练比低-中强度抗阻训练更加有利于血糖管理和胰岛素水平衰减。③餐后运动有利于降低血糖水平,持续时间≥45 分钟的运动获益最大。④每周进行 4~5 天的中等强度运动(约 500 kcal)有利于减少 2 型糖尿病患者的内脏脂肪。⑤使用胰岛素或胰岛素促分泌剂的 2 型糖尿病患者,为了防止运动期间和运动后出现低血糖,应根据需要补充碳水化合物或减少胰岛素量。

推荐糖尿病人群运动方式种类丰富,可以包括:①有氧运动:每周 3~7 次,共 150~300 分钟中等强度活动或 75~150 分钟剧烈活动。可选择步行、慢跑、游泳、骑自行车等。②抗阻运动:每周 2~3 次,运用器械、弹力带或自身体重作为阻力对主要肌群进行 8~10 次锻炼。建议先增加阻力,后增加组数,最后增加训练频率。③牵拉运动:每周 2~3 次以上,每次每组拉伸维持 10~30 秒,重复 2~4 次,伸展到紧绷且可忍受的最大范围。可选择拉伸运动、平衡练习、瑜伽和太极等。建议在肌肉和关节热身完成以后进行。④平衡运动:每周 2~3 次以上,进行下半身和核心肌群的阻力练习,应尽量减少跌倒的风险。其中有氧运动可以提高胰岛素的吸收能力,而抗阻训练则可以提高肌肉的吸收能力,两者结合,可以使心脏、肺的耐力和力量都得到充分的发挥。在选择运动强度方面,糖尿病人群进行适度的锻炼是最安全且有效的。运动强度低时,其能量代谢主要集中在脂肪的利用上,而不能有效地调控血糖,过于剧烈的运动会引起身体的应激反应,导致儿茶酚胺等对抗胰岛素作用的激素分泌增多,从而升高血糖引发糖尿病酮症酸中毒。此外,糖尿病人群进行运动保健时还须注意要在咨询医生后进行有计划的合理运动,在运动前后加强血糖监测。不宜空腹运动,最好选择进食1小时后进行,以免发生低血糖。

6.骨质疏松人群　原发性骨质疏松症是一种由于骨量减少,骨质量下降而引起骨折的危险增加的疾病,在绝经后女性和老年人中很普遍。目前,针对骨质疏松症的药物有很多,但是在防治骨质疏松的过程中不能忽略运动的关键作用。如何进行适合自己的身体健康状况的运动锻炼,对于骨质疏松症患者是至关重要的。在开展针对骨质疏松患者运动保健前,要仔细评估其健康情况,视患者的肌肉力量、运动范围、骨密度、既往骨折病史以及跌倒的风险等而制定运动处方。骨质疏松患者身体活动的总体原则是减少久坐,每周至少进行150~300分钟中等强度运动,或者每周75~150分钟高强度有氧运动,或者效果相当的中等强度和高强度组合有氧运动。对于运动方式,鼓励骨质疏松患者进行多元身体活动,包括有氧运动、渐进式抗阻训练、平衡训练等。

骨质疏松患者运动时应尽量在室外,可适当进行日光浴,有助于维生素D浓度的升高和体内钙的吸收。运动期间还应加强饮食营养,尤其注意钙等物质的补充。需注意的是,无论是户外还是居家活动,骨质疏松人群都要量力而行,应根据自身健康水平,酌情调整运动强度,按照适应期-提高期-稳定期进阶,循序渐进,以不超过患者耐受力为原则,防止运动损伤的发生。

对骨质疏松症状较轻,身体素质较好的患者,可以考虑适当进行体操、跳绳、羽毛球、网球等冲击性运动。冲击性运动会使肌肉快速有力地收缩,这种相对较大强度的多方向负荷刺激能够促进骨重塑且增加抗骨折的能力。但运动时需注意强度适宜,过大负荷的冲击性运动可能会增加前交叉韧带损伤或其他损伤发生的风险。此外,应尽量减少躯干屈曲、旋转、挤压脊柱的动作,因其易引起骨质疏松性骨折。

7.膝关节炎人群　膝关节炎是由于创伤、扭伤等机械因素或遗传、发育、代谢所导致的软骨细胞、细胞外基质和软骨下骨的降解等生理变化所引起。临床上以膝关节疼痛、僵硬、活动受限、身体功能减退等症状为主,造成患者生活质量下降。

适当的运动治疗可以降低由多种原因造成的骨骼肌损害和机能失调。膝关节炎人群应每周定期锻炼2~3次,逐渐养成规律运动的习惯。运动强度要与患者耐受程度一致,尽量减少膝关节负重。通过低强度和中等强度的运动来提高伸、屈肌力量,减轻疼痛和改善躯体功能。目前,有氧运动、力量锻炼、水中运动等是膝关节骨关节炎的主要运动项目。患者可酌情选择游泳、快走等有氧运动方式,但不宜进行登山、爬楼梯等加大膝关节负重的运动。力量锻炼方面,可进行股四头肌多角度收缩练习或者静态肌肉收缩练习,使膝关节活动范围内肌群均得到增强。膝关节周围肌肉因受损或炎症等无法主动锻炼者,可在旁人辅助下进行被动的屈伸锻炼。水中运动可以增强肌肉力量,提高关节的灵活性和功能,同时减少疼痛、水肿和关节积水。由于水中存在阻力,运动中心率和氧气摄入量可能会大幅提高,使得运动者在低速前进时消耗更多的能量,而水中的浮力则可以减少膝关节负担,减少摩擦造成的疼痛。

8.COPD人群　慢性阻塞性肺病(chronic obstructive pulmonary disease,COPD)是一

种以不可逆性气流受限所致的持续性呼吸道症状为特征的疾病。COPD 患者通过加强呼吸控制、提高胸廓顺应性和提高运动耐力的康复训练能够有效改善改善心肺功能。可以根据心肺运动试验评估和无氧阈值的心率确定运动强度，制定个体化运动处方。针对 COPD 的运动保健，中国传统的健身方法推荐进行有氧运动，尤其是下肢的锻炼，并配合腹式呼吸和缩唇训练。中国传统的健身项目如太极拳、八段锦、气功等都是非药物疗法的主要方法。八段锦由八个基本动作组成，具有提高人体正气、御邪防病的作用。太极拳是一种更强调呼吸为主的有氧运动，并且肢体动作更加丰富，能够改善 COPD 患者在第一秒内的用力呼气体积（$FEV_1\%$）和呼吸困难指数等指标。此外，阻力训练能够提高 COPD 患者骨骼肌力量，耐力训练能够提高运动能力，二者结合能有效缓解其肌肉功能障碍。美国运动医学学会建议 COPD 患者的运动最小强度为 40%～50%最大摄氧量。此外，对于无法耐受高强度耐力训练的 COPD 患者，可以 1～3 分钟的短时间高强度训练和短时间恢复交替的间歇性训练作为代替的训练方法。

除了以上运动方式外，COPD 患者可以通过呼吸肌训练，增加呼吸肌的肌肉力量和（或）肌肉耐力，从而减少呼吸困难的严重程度，进而提高日常活动能力。常见的呼吸肌训练包括缩唇呼吸和腹式呼吸。缩唇呼吸通过缩唇形成微弱阻力来延长呼气时间，增肌气道阻力，延缓气道塌陷。具体为：患者闭嘴经鼻吸气，然后通过缩唇（吹口哨样）缓慢呼气，同时收缩腹部。吸气和呼气的时间比为 1：2 或 1：3 为宜。腹式呼吸时，患者两手分别放于前胸部和上腹部，用鼻缓慢吸气时，膈肌最大程度下降，腹部松弛，手感到随腹部向上抬起。呼气时经口呼出，腹肌收缩，手感到随腹部下降。

五、常见慢性病运动处方举例

高血压和消化性溃疡患者的运动处方可参考表 11-5 和表 11-6。

表 11-5　高血压患者的运动处方

项　目	内　容
运动种类	• 快步走或慢跑，速度 120 步/分（约 7 km/h 或 2 m/s）； • 缓慢上下自家楼梯或蹬功率自行车
强度	心率为 120 次/分，或最大费力程度的 50%，或 RPE 达到 13～15
时间	30～60 分钟/次
频率	每周 3～6 次
时间和频率组合方法	• 隔日 1 次，每次 60 分钟 • 每日 1 次，每次 30 分钟 • 隔日 1 次，每次 30 分钟或 60 分钟交替 • 以上方法均可
注意事项	• 运动前后监测血压变化 • 运动过程中出现血压异常升高或下降，需要停止运动，并注意做好意外防范

表 11-6　消化性溃疡患者的运动处方

项　目	内　容
运动种类	太极拳,五禽戏,八段锦
强度	中等以下强度,心率为 110～140 次/分为宜,一般冬天运动后身体微微发热或出汗
时间	20～40 分钟/次
频率	每日 1～2 次
时间和频率组合方法	隔日 1 次,每次 60 分钟 每日 1 次,每次 30 分钟 隔日 1 次,每次 30 分钟或 60 分钟交替 以上方法均可
注意事项	若运动时疼痛加重,则应停止或减缓运动,适当休息; 若溃疡伴有穿孔、出血或癌变等可能,暂停运动

第二节　睡眠与健康技术

一、概述

睡眠是人类最重要生理活动之一,在人一生中,至少有 1/3 时间是在睡眠中度过的。睡眠是一种周期发生的知觉的特殊状态,由不同时相组成,睡眠时视、触、嗅、听等感觉减退,骨骼肌反射和肌肉紧张度减弱,自主神经功能可出现一系列改变,如血压下降、心率减慢、呼吸变慢、瞳孔缩小、尿量减少、代谢率降低、胃液分泌增多、唾液分泌减少、发汗增强等,对周围环境可相对的不做出反应。睡眠是休息的一种重要形式,任何人都需要睡眠,通过睡眠可以消除疲劳、使人的体力和精力得到恢复,这样人才能精力充沛地从事劳动或其他活动。睡眠还可以整合和巩固记忆、提高机体免疫力,对儿童还具有促进生长发育的特殊意义。国际精神卫生和神经科学基金会于 2001 年发起了一项全球睡眠和健康计划,并将每年的 3 月 21 日,即春季的第一天定为"世界睡眠日",旨在使人们关注睡眠的重要性和睡眠质量。

《中国睡眠研究报告(2022)》数据显示,国民睡眠健康不容乐观,超 3 亿中国人存在睡眠障碍。睡眠障碍主要包括睡眠失调(失眠、嗜睡、睡眠-觉醒节律紊乱)及睡眠失常(在睡眠中出现异常的发作性事件,即睡行症、夜惊、梦魇)。睡眠障碍会给人的健康和正常生活带来很多负面影响。长期睡眠不足时,会出现头疼、头晕、记忆力衰退、食欲不振等现象,年轻女性还会出现面色灰黄、皱纹增多等早衰现象。有些失眠者免疫力受到很大程度的损害,最终可能引发高血压、溃疡病等严重健康问题。总之,睡眠障碍会影响人的学习、记忆、情感等,导致心理疾病发生率的增加,长期睡眠障碍还可导致高血压、糖尿病、心脑血管等疾病。

二、睡眠障碍分型及常见原因

1. **失眠**　失眠是临床上最常见的一种睡眠障碍,是一种持续相当长时间的睡眠质和

(或)量令人不满意的主观体验,以入睡及睡眠维持困难为主要表现。患者一般进入睡眠时间延长,睡眠时间缩短,在入睡过程中生理性觉醒增多。轻者表现为入睡困难,睡眠中易醒,并难以再次入睡,清晨还会过早醒来。每周出现3次并持续3个月及以上为慢性失眠,病程或频率未达上述标准为短期失眠。重者彻夜难眠,常伴有头痛头晕、神疲乏力、心悸健忘、心神不安、多梦等情况。一个反复失眠的人,会对失眠越来越恐惧,并且过分关注失眠的后果,这就容易形成恶性循环,使得失眠者的问题持续存在。

失眠症是指入睡困难、睡眠维持困难、早醒或在适当的时间不愿意上床睡觉,并影响日间功能,失眠往往发生于生活应激增加时,多见于妇女、老年人及心理功能紊乱和社会经济状况较差人群。引起失眠的原因包括生理、心理、精神、药物和环境等方面。

(1)生理性原因:如疼痛、心悸、气短、咳嗽、尿频等。

(2)心理性原因:焦虑和抑郁等均可导致失眠,焦虑导致的失眠以入睡困难为主,抑郁导致的失眠以凌晨早醒为主。

(3)精神性原因:包括精神分裂症、反应性精神病等精神疾病。

(4)环境性原因:如时差、强光、噪声、室温过高或过低、睡眠环境变化等。

(5)药物性原因:中枢兴奋药如苯丙胺、哌甲酯等易导致失眠。长期服用安眠药一旦戒断也会出现戒断症状,如睡眠浅、噩梦多等。

《中国精神障碍分类与诊断标准第3版》(CCMD-3)对原发性失眠的诊断标准是:一种以失眠为主的睡眠质量不满意状况,其他症状均继发于失眠,包括难以入睡、睡眠不深、易醒、多梦、早醒、醒后不易再睡、醒后不适感、疲乏或白天困倦。失眠可引起患者焦虑、抑郁或恐惧心理,并导致精神活动效率下降、妨碍社会功能。

(1)症状标准:①几乎以失眠为唯一症状,包括难以入睡、睡眠不深、多梦、早醒,或醒后不易再睡,醒后不适感、疲乏,或白天困倦等。②具有失眠和极度关注失眠结果的优势观念。

(2)严重标准:对睡眠数量、质量的不满引起明显的苦恼或社会功能受损。

(3)病程标准:至少每周发生3次,并至少已1个月。

(4)排除标准:排除躯体疾病或精神障碍症状导致的继发性失眠;如果失眠是某种躯体疾病或精神障碍(如神经衰弱、抑郁症)症状的一个组成部分,不另诊断为失眠症。

2.嗜睡症　嗜睡症被定义为白昼睡眠过度及睡眠发作(并非由睡眠量不足引起)或醒来时达到完全觉醒状态的过渡时间延长的一种状况。根据是否由明确的器质性原因引起的嗜睡,将嗜睡症分为非器质性嗜睡症与器质性嗜睡症,非器质性嗜睡症通常与精神障碍有关,通常是双向情感障碍,目前可见于严重的抑郁、焦虑等心理疾病,患者通常通过睡眠逃避日常生活的紧张和压力。器质性嗜睡症一般由明确的器质性原因引起,如脑炎、脑膜炎、脑肿瘤、脑血管疾病、脑外伤及其他神经疾病、代谢障碍、中毒、内分泌异常、放射后综合征等。

嗜睡症与发作性睡眠的鉴别十分重要,发作性睡眠是指不可抗拒的突然发生的睡眠,并伴有猝倒症、睡眠瘫痪和入睡幻觉,是一种特殊的睡眠障碍,特点是睡眠发作时无法抗拒且夜间睡眠是片段的、缩短的。而嗜睡症在白天发作次数较少,但持续时间较长,患者常能阻止其发生,夜间睡眠通常是延长的,在转醒时,要想达到完全觉醒的状态相当困难。

3.睡眠-觉醒节律紊乱　睡眠-觉醒节律紊乱可定义为:人体睡眠-觉醒节律与患者所在环境的社会要求和大多数人遵循的节律不同步,导致对睡眠质量的持续不满状况,从而导致患者主诉失眠或嗜睡。其最常见症状是入睡困难、维持睡眠困难及日间睡眠增多。睡眠-觉醒节律紊乱可诱发心血管、胃肠道、代谢等疾病及情绪紊乱和认知功能改变，影响患者的身心健康，导致学习、工作、社会及其他功能受损，成为个人及公共安全隐患。

4. 睡眠中异常活动和行为　主要包括睡行症、夜惊及梦魇。

(1)睡行症：又称夜游症，是睡眠和觉醒现象同时存在的一种意识改变状态。睡行症发作时，睡行症患者会在睡眠过程尚未清醒时而起床在室内或户外行走，个体通常在夜间睡眠的前1/3起床、走动，呈现出低水平的注意力、反应性及运动技能，一般不说话，询问也不回答。在大多数情况下，会自行或在他人的引导下安静地回到床上，但是睡行症患者有时会离开卧室，偶尔还会走出家门。不论是即刻苏醒或次晨醒来均对其所进行过的活动不能回忆。处于发作期的患者会面临着受伤的危险，因此对于睡行症的患者，应采取各种防护措施，如将室内危险物品移开、锁门，避免其发生危险。

常见病因包括药物、睡眠剥夺(疲劳、感染发热等原因导致的睡眠剥夺)、膀胱充盈、噪声等刺激、经前、妊娠期、遗传因素等。

(2)夜惊症：表现为睡眠中突然惊叫，然后醒来，哭喊，伴有惊恐表情和动作，以及心率增快、呼吸急促、出汗、瞳孔扩大等自主神经兴奋症状。通常在夜间睡眠后较短时间内发作，自然清醒或叫醒过程都不能迅速完全觉醒，有较长(持续数分钟或数小时)的意识模糊期。如果有人想平息夜间惊恐发作，可能会导致更强烈的恐惧。发作后一般又复入睡，晨醒后对发作通常不能回忆。五岁以下发病普遍，患病率随增龄下降，成人少见。

夜惊症与睡行症关系十分密切，遗传、发育、器质性及心理性因素都在它们的发病中起一定作用，而且两者拥有同样的临床及病理生理特点，由于众多相似之处，这两种情况已被视为是同一疾病分类连续谱中的一部分。

常见病因包括发热、睡眠剥夺和中枢神经系统抑制剂、睡眠不规则、过度疲劳、情绪紧张以及心理创伤等；成人发病有一定心理因素。

(3)梦魇：表现为在睡眠中被噩梦突然惊醒，梦中见到可怕的景象或可怕的事情，如被野兽追赶，突然跌落悬崖等涉及对生存、安全或自尊造成威胁的事件，梦境会被焦虑和恐惧占据，因而呼叫呻吟，突然惊醒。一旦醒来，个体能够迅速恢复定向和完全苏醒，对梦境中的恐怖内容能清晰回忆，并且心有余悸。梦魇可发生于夜间任何时刻，通常在夜间睡眠的后期发作。梦魇多为暂时性的，一般不会带来严重后果，但梦魇若为持续性的，则常为精神疾病的症状，应该重视。

梦魇与夜惊也有相似之处，其区别在于，梦魇仅仅是普通的"噩梦"，基本没有强烈的语言、动作形式及自主神经系统的高度兴奋，如果有的话，也只是很有限的言语及躯体活动，且梦魇可发生于夜间的任意时刻，个体很容易被唤醒，而且对梦的经过能够详细、生动地回忆。

常见病因包括人格特征、童年艰难境遇、人际关系不良、精神因素等，睡姿不当或躯体不适等也可诱发。

三、睡眠管理常用方法和技术

1. 卧具　睡眠时使用的卧具有床、枕、被、褥等，合适的卧具有益于人的睡眠和健康，若卧具使用不当会直接影响人们的睡眠质量。

(1)床：首先，床需要有适宜的高度，《老老恒言》说："床低则卧起俱便"，主张床的高度以略高于就寝者膝盖水平就好，0.4～0.5 m为合适的高度，床铺过高容易使人产生紧张的情绪,床铺过低则容易受潮而且呼吸不到新鲜空气。其次,床应该具有适宜的面积,一般来说,床应该长于就寝者身长的 0.2～0.3 m,宽于就寝者身宽的 0.4～0.5 m。婴儿床除要求一定宽长度外,还应在床周边加栏杆,以防婴儿坠地。最后,床应该软硬适中,现代的弹簧钢丝床、沙发床、席梦思等弹性过大、过软,会使脊椎周围韧带和椎关节负荷增加,肌肉被动紧张,时间长了易引起腰背酸痛。软硬适中的床可以帮助维持脊椎正常的生理曲线,利于肌肉放松和疲劳缓解。

(2)枕头:枕头是睡眠不可缺少的用具。合适的枕头不仅可以使全身放松、促进和改善睡眠,还可以保护颈部和大脑。枕头的高度以稍低于肩到同侧颈部距离为宜,《老老恒言·枕》指出:"高下尺寸,令侧卧恰与肩平,即仰卧亦觉安舒。"现代研究也认为枕高以稍低于肩到同侧颈部距离为宜。这样的枕高可以保持人体颈部颈椎正常的生理弯曲,使肩颈部肌肉、韧带及关节处于放松状态。现代研究认为,高枕会阻碍头部血液循环,容易形成脑缺氧、打鼾和落枕。低枕会使头部充血,易造成眼睑和颜面部水肿。一般认为高血压及脊椎不正的患者不适合使用高枕;肺病、心脏病、哮喘病患者不适合使用低枕,否则不利于康复。在枕头的长宽度方面来说,枕的长度应够睡眠翻一个身后的位置,宽度适宜,以 80 cm×40 cm 为宜。枕芯应该软硬适度,有弹性。

(3)被褥、睡服及床上其他用品:睡觉时的盖被,其被里应柔软,可选用细棉布、棉纱、细麻布等,不适合用腈纶、尼龙等带静电荷的化纤品;被内容物可用棉花、丝绵、羽绒等。睡眠时可以换上睡衣,睡衣最好宽大无领无扣,总的原则是宽长、舒适、吸汗、遮风。一切床上用品都要勤洗勤晒,日晒可以起到消毒杀菌作用。

2.睡眠姿势 人有三种基本的睡姿:仰卧、俯卧和侧卧。

(1)仰卧:仰卧是一种常见的睡姿,仰卧可使肩背保持直线,但同时也会容易导致呼吸道阻塞,因为仰卧位时喉部肌肉处于放松状态。英国打鼾和睡眠呼吸暂停协会指出,"相对于采用侧卧的人来说,采用仰卧的人,更容易打鼾或出现睡眠呼吸暂停"。

(2)俯卧:俯卧可以让打鼾的情况有所改善,但也存在不少问题,比如俯卧时颈部是弯曲的,容易引起颈部疼痛和多种疾患。俯卧还会影响呼吸、心跳,而且容易做噩梦。

(3)侧卧:侧卧又分为右侧卧和左侧卧,睡眠的姿势以右侧卧为最好,辅以左侧卧及适当的仰卧。提倡右侧卧的原因是右侧卧时人体内脏器官会处于受压较少状态,胃、肝偏于右侧,不会对心脏产生压迫,减轻心脏负担,胸廓也能活动自如。入睡前为了消除疲劳可以左右交换卧位,但当睡意渐浓时,最好还是保持右侧卧。

3.时间 我们需要睡多久呢?

(1)不同年龄阶段人群所需要的睡眠时间是不同的,下表显示了不同年龄阶段所需的睡眠时间(表 11-7)。

表 11-7 不同年龄阶段所需睡眠时间(小时)

年 龄	24 小时内的睡眠时间	小 睡 时 间
出生到 2 个月	10.5～18	5～10
2～12 个月	14～15	2.5～5
12～18 个月	13～15	2～3

续　表

年　龄	24 小时内的睡眠时间	小睡时间
18 个月～3 岁	12～14	1.5～2.5
3～5 岁	11～13	0～2.5
5～12 岁	9～11	0
13～20 岁	8～10	0
20 岁以上	7～9	0

（2）相同年龄段的不同个体睡眠需要时长也不尽相同。由于个体差异，一般成年人群对睡眠的需求呈现为一个简单的钟形曲线（图 11-13）。大约 5％ 的人需要较少睡眠（少于 5 小时），还有另外 5％ 的人需要大量睡眠（多于 10 小时），绝大多数人的睡眠需求介于二者之间（7～8 小时）。大部分睡眠专家认为，绝大多数人需要至少 7.5 小时的睡眠，这样身体才能处于最佳状态。

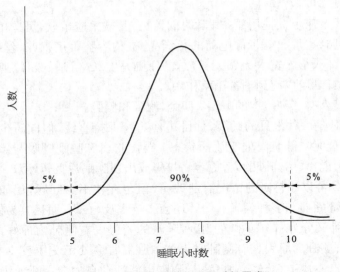

图 11-13　一般成人睡眠时长需求

4. 环境　睡眠质量的好坏与睡眠所处的环境关系密切。良好的睡眠环境，是健康睡眠的重要保障。睡眠环境主要包括温度、湿度、光线、通风、噪声等。

（1）温度和湿度：环境温度和湿度是影响睡眠的主要气候要素。许多实验都表明，人体最佳睡眠温度是 20～22℃。温度过高会增加身体耗氧量，影响大脑活动；温度过低则会导致人体出现打鼾、呼吸暂停、嗜睡等症状。最适合人体的环境湿度为 50％～60％。若湿度过高，会导致人体湿热、乏力；若湿度过低，则会让人体产生口渴、皮肤干燥、眼睛干涩等不良反应，也不利于人体的睡眠。湿度过高，可以通过通风、光照或安装去湿设施来降低湿度，过低时可以在地板上洒一些水，或在睡觉前取一盆凉水放在床头。

（2）光线：寝室光线的配备要尽可能采用暗光线，用遮光性好的窗帘挡光，窗帘最好选择淡雅、柔和的颜色，如浅绿色、淡蓝色、浅米色、白色等。在睡觉前将窗帘拉严实，关掉所有的灯,可以帮助入睡,因为人体在全黑和安静环境下可以更多地分泌褪黑素,褪黑素是一种可以有效维持睡眠周期的激素,在夜晚睡前体内的褪黑素分泌会增加,在早上见光后它的分泌就会减少,人也开始清醒。若睡眠时暴露在明亮光线下可能导致人体褪黑素分泌减少,进而影响睡眠质量,引发失眠问题。对于生长发育期的儿童和青少年,则会影响其生长发育。

(3)通风:房间的通风状态对睡眠的影响也比较大,长期不通风或通风不好会使空气中的二氧化碳浓度过高,氧气含量不足,可使人出现烦躁、倦怠、头晕和食欲减退等表现,还会使人在白天感到疲乏,工作效率下降。入夜后污浊的空气中阳离子会增多,可使人们睡眠的质量大为下降,即使是深熟的睡眠也总会感到不解乏。因此我们要注意居室内的通风,一般情况下通风 30 分钟就可以达到置换室内空气的目的。

(4)噪声:噪声指能够引起人们生理和心理不适的一切声音。噪声对人体的损害很大,它不仅仅会损害人的听觉器官,而且也会对人的神经系统、心血管系统等造成不好的影响,对睡眠的影响更是不言而喻。虽然噪声不利于入睡,但是单调的声音和慢拍的音乐有助于入睡,慢节奏的音乐如催眠曲,容易和睡眠的节奏相吻合,诱人入睡。

(5)营造安全的睡眠环境:在房间内放上喜欢的玩偶或者亲近的人的照片、查看门窗是否锁好,都可以帮助我们营造一个更安全舒适的睡眠环境。

5.睡前准备　为了确保我们更好地进入睡眠状态,我们需要进行一系列的睡前准备工作,做这些准备工作的目的是让我们可以顺利开始我们的睡眠周期。

(1)准备好一个适宜入睡的环境:需要有合适的温度和湿度、合适的光线、安静,适宜入睡的环境,在睡前做好这些准备都是十分有必要的。

(2)关闭电子产品:现在越来越多的人都喜欢在入睡前玩手机、电脑等电子产品,但这是一个非常不好的入睡前习惯。美国宾夕法尼亚大学睡眠中心研究员马宁曾指出,电子设备在使用的过程中,会有大量不同波长和频率的电磁波释放出来,这会影响人的神经系统,导致生理功能的紊乱,长时间的积累,会导致睡眠质量变差。手机、电脑等电子设备所放射出的蓝光也会影响神经系统的兴奋性,让头脑过于清醒。在睡觉前提前关闭手机、电脑等电子产品对睡眠有很大的益处。当然,如果是使用一些助眠的应用软件(比如正念应用软件、冥想应用软件),能帮助你在睡前放松心情,可以考虑使用。

(3)避免剧烈运动:睡前应该避免剧烈运动,剧烈运动会使心率、体温和肾上腺素水平上升,使整个人处于一种比较兴奋的状态,不利于入睡。一些轻微运动(睡前在小区附近散散步、练练瑜伽、做一些伸展练习)有助于睡眠。

6.睡眠卫生教育　睡眠卫生教育作为所有成年失眠患者最初的干预措施,为联合其他疗法的基础,但不是一种有效的"单一治疗",通常被视为是整体疗法的组成部分。

以下 13 条是睡眠卫生教育的核心。

(1)限制在床时间能帮助加深睡眠。在床上花费过多时间,会导致片段睡眠和浅睡眠。不管你睡了多久,第二天规律地起床,这代表失眠患者只需睡到能第二天恢复精力即可。

(2)早晨同一时间起床会带来同一时刻就寝,能帮助建立"生物钟",每天同一时刻起床,1 周 7 天全是如此。

(3)反复看时间会引起挫败感、愤怒和担心,这些情绪会干扰睡眠,把闹钟放到床下或者转移它,不要看到它。

(4)每位失眠患者都需要规律地锻炼,制定锻炼时刻表,不要在睡前 3 小时进行体育锻炼。锻炼能帮助减轻入睡困难并加深睡眠,睡觉前 1.5～2 小时热水浴,也有助于增加深睡眠。

(5)规律进餐,且不要空腹上床,饥饿可能会影响睡眠,睡前进食少量碳水化合物等零食能帮助入睡,但应避免过于油腻或难消化的食物。

(6)夜间避免饮用饮料,能减少夜间尿频及起床上厕所。

(7)避免饮酒,尤其在夜间,饮酒能帮助紧张的人入睡,但会引起夜间觉醒。

(8)吸烟可能影响睡眠,香烟里含有尼古丁,尼古丁是兴奋剂,不要于夜间抽烟。

(9)减少所有咖啡类产品的摄入,咖啡因类饮料和食物会引起入睡困难、夜间觉醒、浅睡眠。

(10)确保卧室夜间温度适宜,环境过冷或过热可能会影响睡眠;确保卧室舒适性,不受光和声音的干扰,舒适、安静的睡眠环境能减少夜间觉醒的可能性,不把人吵醒的噪声也有可能影响睡眠质量。

(11)不要试图入睡,不要用尽办法入睡,睡不着则离开卧室,做一些不同的事情,例如读书,不要做兴奋性活动,只有当你感到困倦时再上床。

(12)别把问题带到床上,晚上要早些时候解决自己的问题或制定第二天的计划,烦恼会烦扰入睡,并导致浅睡眠。

(13)避免白天打盹,白天保持清醒状态有助于夜间睡眠。

7. 运动锻炼　研究证实,适当的运动可以通过生理和心理的作用促进睡眠。生理方面,运动可促进大脑中多巴胺、血清素、脑源性神经营养因子等的分泌,帮助调整睡前的体温,有助于快速进入睡眠;促进体内松果体素分泌,增加褪黑素,帮助调节生物周期节律和生物钟,使人身体疲劳,促进睡眠。心理方面,运动能提高个体的愉悦体验,释放内心的焦虑和压力,促进心理健康从而提高睡眠质量;定期进行规律的体育锻炼还可以帮助改正不良的生活方式和作息习惯。

多种运动方式均可以选择。慢跑、快走、健身操、游泳等有氧运动可使大脑充分放松,降低身体内保持觉醒的食欲肽浓度,个体情绪得到稳定,使人更易产生睡意,缩短入睡时间。也可以在睡前做一些轻微的拉伸运动,有利于放松身体,帮助睡眠。运动强度方面以中等强度的运动改善睡眠效果最佳。注意避免睡前进行剧烈运动。运动时间和频率遵循常规的运动指南即可(可参考第十一章相关内容)。

8. 其他专业治疗　对于严重的睡眠障碍患者可在专业人员指导下使用中医疗法、正念疗法、芳香疗法、音乐疗法等其他专业治疗方法。

9. 智能化管理　随着社会的发展,数字技术已经深入到了我们生活的方方面面,数字化睡眠的新模式也随之开启。数字化睡眠的新模式不仅为我们提供基本的舒适需求,还结合数字智能技术,以数据采集、智能算法将睡眠过程、睡眠体征进行可视化,延伸至健康检测、健康预警、健康管理,最终发展到睡眠健康服务。目前睡眠智能床可以通过数据采集和核心算法对睡眠数据进行定量化的分析,以智能化来更好地管理睡眠健康。睡眠监测管理平台也有十分广泛的应用。有研究表明,基于移动互联网技术的远程睡眠管理可以实现对失眠患者心理和行为干预,具有不受时间和地域限制,多重数据同时查看等优势,极大地减轻了医务人员工作量及患者的负担。

四、睡眠管理注意事项

睡眠的好坏与身体的健康有着密不可分的关系,正常健康的睡眠是维持人体生理变化必不可少的环节,睡眠管理一直以来都是一个十分重要的话题,我们每个人都需要对自己的睡眠进行科学的管理。睡眠管理中的注意事项包括以下方面内容。

1. 正常睡眠需要10个条件　稳定的情绪、安静的环境、适宜的光线和温度、适当的卧具、健康的身体、必要的体育锻炼、改正睡前的不良习惯、充足的睡眠时间(睡得多不等于睡得好)、不用助眠措施、注意午睡。当我们的睡眠状况不好时,我们可以尝试通过以上几点来及时调整自己的睡眠状况。

2. 睡眠的个体差异性　不同人群的睡眠需求不会完全相同,因此不强求每个人都达到一样的标准。只要在睡醒之后感受到身体得到了充分的休息、精力得到了较好的恢复,便属于正常的睡眠。

3. 睡眠状况和精神疾病之间相互联系　睡眠障碍会引起抑郁症、焦虑症,甚至还会引起躁郁症、精神分裂症等严重的精神疾病。当出现自身解决不了的睡眠问题时一定要及时寻求专业帮助。不重视或者掩盖问题,都可能会带来更加严重的后果。

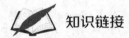 知识链接

失眠认知行为治疗

失眠症的认知行为治疗(cognitive behavioral therapy for insomnia,CBTI)是非药物治疗失眠的首选方案。CBTI将认知治疗和行为治疗有机结合,形成针对失眠的认知和行为治疗,将不正确的认知引导为正确的认知,将不正确的行为习惯引导为正确的行为习惯,从而完善整个精神活动。简而言之,从你的"想法"和"行为"双管齐下,来改变睡眠模式的心理治疗方法。

1. 目的和预期结果　①帮助失眠患者对自身失眠情况有更好的理解;②分析失眠原因调整负性失眠认知;③运用技术管理睡眠;④生活中避免失眠维持因素;⑤对自身情绪问题有更好的理解;⑥控制和管理情绪的能力增加;⑦有能力运用认知和行为来减少复发。

2. 主要内容

(1)睡眠卫生教育:通过教授睡眠卫生知识、减少或排除干扰睡眠的各种情况,以改善影响睡眠质量的行为与环境。

(2)放松疗法:又叫松弛疗法,主要包括渐进性肌肉放松、指导性想象和腹式呼吸训练。用以缓解由紧张、焦虑等诱因带来的不良效应,降低患者卧床时的警觉性,减少夜间觉醒。

(3)刺激控制:刺激控制法基于条件反射原理,指导患者避免在床及卧室内进行除睡眠和性行为以外的事情,以确立正确的睡眠反射联系,建立稳定的睡眠觉醒规律。在做刺激控制疗法时,我们会有典型的指令:①当感到困倦时才可以上床;②除了睡眠和性活动外不要在卧室进行其他活动;③醒来的时间超过20分钟时离开卧室;④再次有睡意时才能回到卧室;⑤如果仍睡不着,必须反复进行上述步骤;⑥每天保持固定的起床时间。

(4)睡眠限制:睡眠限制法是一种通过缩短卧床时间,增加入睡驱动能力以提高睡眠效

率的方法。具体可根据个体一周睡眠效率来调整下周卧床时间。睡眠效率≥90%，则增加卧床时间15～30分钟；若<80%，减少卧床时间15～30分钟；若睡眠效率在85%～90%之间，则保持卧床时间不变。

（5）认知治疗：认知疗法通过认知重构等技术改变患者对失眠的认知偏差及对睡眠的不良信念和态度，帮助患者学习正确的睡眠知识，纠正其对睡眠的迷思和误解。基本内容为：保持合理的睡眠期望，避免过度的入睡意图，不过分关注睡眠，培养对失眠影响的耐受性。我们需要让失眠患者：①指认出让失眠持续的负向自动化想法；②了解这些想法与情绪及行为的关联性；③检验支持及反对此睡眠相关信念的证据；④以较为合理的想法来加以取代；⑤尝试指认及改变更核心的信念。

（6）光照疗法：光线会影响下丘脑控制昼夜节律的视交叉上核，并抑制松果体褪黑素的分泌，帮助建立和巩固规律的睡眠-觉醒周期，从而改善睡眠质量、提高睡眠效率并延长睡眠时间。清晨接受光照能提早入睡时间，建议每天30～40分钟的光照时间，可采取阳光照射或是光照治疗器。

案例分析与思考

案例1 · 施某，男，20岁，某大学二年级学生，来自河北。自小体型偏胖，不爱运动。大学期间，每天除了上课之外，业余时间以静坐看书和打游戏等为主。饮食喜好偏油腻，另喜好甜食。体型肥胖程度日渐加重，每当别人谈论身材和体重等方面问题时，便会感觉心理上自卑感，于是，越发不愿意与同学集体活动等。在一次健康管理课程上，接触到了运动相关的知识，对老师讲解的内容很感兴趣，并希望能尝试通过运动改变自己的现状。

老师帮助施同学进行了运动前的相关筛查和身体体能指标的相关评估，并为其开具了运动处方。

思考题 · ①施同学的健康相关问题和原因有哪些？②鉴于施同学的现状，您有什么建议？

案例2 · 张某，女，20岁，大二学生。高二的时候开始难入睡，基本到凌晨一二点以后才能睡着，多梦，觉得自己没有真正入眠。午觉基本睡不着，或者好像睡着了，但外界的声音都听得一清二楚。自此之后，睡眠质量一直不是特别好，经常出现入睡时间较长、多梦等现象，以致白天感觉较为疲乏，精神状态欠佳。

在老师的指导与帮助下，张同学学习了睡眠管理的相关知识，并运用于实践中，3个月后取得了非常显著的效果。

思考题 · ①张同学的健康问题主要是什么，可能的原因是什么？②鉴于张同学的现状，您认为可以采取哪些措施？

（王丽　殷瞳瞳　戚嘉莹　王芳芳）

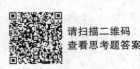

请扫描二维码
查看思考题答案

参考文献

［1］《运动处方中国专家共识（2023）》专家组.运动处方中国专家共识（2023）［J］.中国运动医学杂志,2023,42(1)：3-13.

［2］任弘.制定运动处方的原则解读［J］.体育科研,2023,44(1)：30-36.

［3］彭书强,奚树良,黄四元.如何制定运动处方［J］.时珍国医国药,2006,17(6)：1120.

［4］学龄前儿童（3～6岁）运动指南编制工作组,关宏岩,赵星,等.学龄前儿童（3～6岁）运动指南［J］.中国儿童保健杂志,2020,28(6)：714-720.

［5］黄鑫,李苏宁,尹军祥,等.我国睡眠障碍防控研究现状及建议［J］.四川大学学报（医学版）,2023,54(2)：226-230.

［6］孙洪强.中国睡眠研究会睡眠医学教育专业委员会专家讲座答疑第八讲 失眠认知行为治疗的适应证及主要方法［J］.世界睡眠医学杂志,2017,4(4)：251-256.

［7］陈彦芳.睡眠障碍一本通［M］.长春:吉林科学技术出版社,2010.

［8］冯媛,罗远明,李涛平.基层慢性病管理——睡眠障碍正当时［J］.广东医学,2023,44(3)：293-296.

［9］王俊秀,张衍,刘洋洋,等.中国睡眠研究报告2022［M］.北京:社会科学文献出版社,2022.

第十二章
中 医 养 生

**导学
目标**

学习目标

> 掌握：能讲出四季养生和十二时辰养生方法；能列举出食物的性味和功效；能概述拔罐、艾灸、刮痧、耳穴埋籽、穴位按摩、中药泡洗、中药热熨的方法；能简述拔罐后皮肤变化的意义。

> 理解：能识别补益类食物的种类；理解耳穴埋籽的选穴原则。

> 了解：能将中医养生的基本知识和方法，运用于临床实践中。

思政目标

> 提升综合素养，增强专业认同和中医药文化自信，树立起传承和创新中医药文化的责任感。

在中国传统医学中，由于汉族人口最多，文字产生最早，历史文化较长，因此，汉族医学在中国乃至在世界上的影响最大。在 19 世纪西方医学普及以后，汉族医学又有"中医"之称，以此有别于西方近现代医学。中医养生学是在中医理论指导下，探索和研究中国传统的颐养身心、增强体质、预防疾病、延年益寿的理论和方法，并用这种理论和方法指导人们保健活动的实用科学。

第一节 四季养生

中医学认为，人与自然界是一个有机的整体。《黄帝内经》指出"人以天地之气生，四时之法成"，因此在日常生活中，人们应顺应四时的变化，遵循"春夏养阳，秋冬养阴"的原则。

自然界有春、夏、秋、冬四季变化，春夏属阳，秋冬属阴，其气候规律一般为春温、夏热、长夏湿、秋燥、冬寒。天地万物都有"春生、夏长、秋收、冬藏"的运动和变化规律，而人是大自然的产物，要想健康长寿、颐养天年，在养生上就应该"顺应自然"。

一、春季养生

春三月，为每年 2～4 月，从立春到立夏前。春天乃阳气生发、万物以荣的季节，应注意养阳,宜"夜卧早起,广步于庭",早起健身,抒发气机,吸取新鲜空气,使心情舒畅,以利吐故纳新,气血通畅,用春天的生机,补充机体的阳气。春天气候变化较大,且为风气主令,应随时增减衣物,注意保暖,以防风寒侵袭,适当"春捂"。春季气候干燥,补充水分也是很必要的。春季人们常感觉困倦乏力、昏沉欲睡,民间称为"春困",这是人体的生理功能随季节变化而出现的一种正常生理现象,引起"春困"的主要原因之一是饮食中缺少维生素 C,如能多吃胡萝卜、菜花、芹菜等富含维生素 C 的食物,则可解除、缓解令人疲倦的"春困"。春季也是百花盛开的时节,杨絮飞扬,花粉散播,要注意皮肤过敏及鼻炎等疾病的发生,必要时可佩戴口罩出行。

1.情志调护   春属木,与肝相应。肝主疏泄,在志为怒,恶抑郁喜条达。春季养生主要是护肝,因此要保持心情舒畅,心胸开阔,情绪乐观,顺应肝气的疏泄条达,使体内阳气得以疏发,保持与外界环境的协调和谐,防止"肝火上升"。

2.饮食调护   中医学认为:"春日宜减酸,增甘,以养脾气。"即春季阳气初生,应该吃些辛甘发散之品,不宜吃酸收之味。因为酸味入肝,具收敛之性,不利于阳气的生发和肝气的疏泄,饮食调节要投脏腑所好。中医认为脾胃是后天之本,春季养肝,但肝气过旺可伤脾,所以春季可适当多食甜,少食酸以养脾。故应常食辛温发散的葱、香菜、花生、韭菜、虾仁等,最好少食酸辣的食物,如西红柿、柠檬、橘子、辣椒等。食甜养脾,如大枣、锅巴、山药、菠菜、荠菜、鸡肉、鸡肝等。为扶助阳气生发的特点,可多食荞麦、薏苡仁、豆浆、绿豆、苹果、芝麻等。另外还要多吃具有祛痰、补肾、养肺的食物,如枸杞、枇杷、梨、莲子、百合、核桃、兔肉等。

3.运动养生   春季为保持心情舒畅,选择动作柔和、动中有静的运动为宜,如踏青、登山、瑜伽、太极拳等。

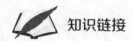 **知识链接**

推荐春季食疗

1.枸杞山药粥

用料:枸杞 20 g,山药 30 g,糯米 50 g。

制法:将枸杞、山药和糯米同放入锅中,加适量清水,用大火烧开后改小火慢煮,至米熟烂,放温服用。

功效:枸杞养阴益肾柔肝,山药健脾益肾,糯米和胃,共为养阴柔肝,益肾健脾。

2.山楂枸杞焖兔肉

用料:山楂、山药各 30 g,枸杞 15 g,兔肉 500 g,红枣 4 颗。

制法:红枣去核,兔肉切块,用开水脱去血水。诸料共入砂锅,加清水、料酒煮沸后改小火煲 2～3 小时,调味服用。

功效:枸杞滋补肝肾明目,山药健脾益肾,山楂活血化瘀,红枣健脾益血,兔肉补益中气。此款食疗含丰富的蛋白质,而脂肪和胆固醇含量较低,具有滋补肝肾、补气养血、活血化瘀的功效。

二、夏季养生

夏三月,为每年5~7月,从立夏到立秋前。夏天是阳气旺盛,万物繁荣的季节,人体阳气易于向外发泄,宜"夜卧早起,无厌于日",适当午休,以避炎热,消除疲劳。居室通风、阴凉,但避免直接吹风。夏季的温度较高,人们偏于"懒散",这是因为夏季气温升高后,空气中湿度增加,体内汗液无法通畅地发散出来,即热蒸湿动,湿热弥散空气中,人们就会感到胸闷、心悸、精神不振、全身乏力等,所以要适当午休,衣着以棉制品为好,利于排汗,常洗澡,保持皮肤清洁卫生,防止中暑、腮腺炎等。

1.情志调护　夏属火,与心相应,在夏季心阳最为旺盛,要重视心神的调养,培养乐观外向的性格,保持心情平和欢畅,避免暴喜暴怒伤及心阳,老年人更应注意预防气血瘀滞引起的心脏病的发作。

2.饮食调护　注意饮食卫生,防止肠道传染病。夏季多食清心泻火、清热解暑之品,如苦瓜、冬瓜、丝瓜、黄瓜、百合、莲子、菊花茶、绿豆汤、薏苡仁、水芹、黑木耳、藕、胡萝卜、西红柿、西瓜、山药等,切忌因贪凉而暴食冷饮、冰水等,以免寒凉太过伤及脾胃,忌辛辣油腻之品。中医认为,夏天心火旺而肺金、肾水虚衰,注意补养肺、肾之阴,可选枸杞子、生地、百合、桑葚、五味子等服用,能防出汗太过而耗伤津气。

3.运动养生　夏季由于天气炎热,运动方面,尽量从事体能消耗少、技术要求低、时间要求松的运动,让运动量少一些,运动强度轻一些,运动幅度小一些,如游泳、慢跑等。

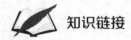 **知识链接**

推荐夏季食疗

1.冬瓜炖鸡肉

用料:新鲜连皮冬瓜250 g,鸡肉100 g。

制法:冬瓜切小块,与鸡肉同加清水炖熟,调味后放温服用。

功效:连皮冬瓜清热利水渗湿,鸡肉补脾强身。合为健脾益气,渗湿利水。

2.薏苡仁绿豆粥

用料:绿豆30 g,百合30 g,薏苡仁30 g,粳米50 g,冰糖适量。

制法:将以上各原料洗净后入锅加水煮熟烂,加冰糖放温服用。

功效:绿豆清热解毒,百合润肺生津,薏苡仁清热利湿,粳米和胃,共食可清热利湿、健脾和胃。

三、秋季养生

秋三月,为每年8~10月,从立秋到立冬前。秋天是阳消阴长,万物成熟的季节,以"收养之道"为主,宜"早卧早起,与鸡俱兴",培养乐观情绪,保持神志安宁。秋季天气逐渐转为早晚较凉,白天仍旧气温偏高。很多地区在处暑正好处于三伏天,天气仍很热,人们称为"秋老虎"。其空气干燥,消耗人体津液,容易出现皮肤干燥、咽干、眼干、小便黄、大便秘结等表现。秋季是热冷交替的季节,气温逐步转凉,这正是人体阳气收敛、阴精潜藏于内之时,故以保养阴精为主。

1. 情志调护　秋属金,与肺相应,肺在志为悲,精神调养在此时也应受到重视,本季气候渐冷,日照减少,风起叶落,特别是北方,万木凋零、草枯叶落,易使人产生悲观之情,尤其在生活、工作中遇到不如意时,更使人产生抑郁,所以人们要注意情绪控制,避免伤感,多做开心喜好之事,保持良好心态。

2. 饮食调护　本季要多饮水以维持水代谢平衡,防止皮肤干裂、邪火上侵,尽可能少食用葱、姜、蒜、韭、椒等辛味之品,不宜多吃烧烤,可多吃蔬菜、水果,以补充体内维生素和矿物质,多食用蜂蜜、芝麻、糯米、荸荠、葡萄、萝卜、苹果、梨、柿、莲子、百合、杏仁、菠萝、香蕉、银耳、乳品等食物,也可食用人参、沙参、麦冬等中药。忌食辛辣,少食油腻之品。

3. 运动养生　秋季也是锻炼的好季节,要加强户外活动,如跑步、打球等。登山是秋季较为适宜的运动之一,在晴朗的日子里,登高望远,使身心愉悦,心旷神怡,从而消除不良情绪。

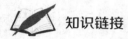 **知识链接**

推荐秋季食疗

1. 梨粥
用料:梨 2 个,粳米 100 g。
制法:梨洗净后连皮带核切碎,加粳米煮至米熟烂。
功效:有生津润燥、清热化痰的功效。

2. 山药百合大枣粥
用料:山药 90 g,百合 40 g,大枣 15 个,薏苡仁 30 g,大米 100 g。
制法:将以上原料洗净同入锅煮熟烂,温服。
功效:山药具有补脾和胃之功效,百合清热润燥,大枣安神,薏苡仁健脾和胃。诸物合用具有滋阴养胃,清热润肺的作用。

四、冬季养生

冬三月,为每年 11 月到次年 1 月,从立冬到立春前。冬天是阳藏阴盛,万物收藏的季节,自然界表现为阴盛阳衰,气温下降,寒气袭人,人体阳气容易受到侵袭。冬季宜"早睡晚起,必待日出",应注意养精固阳,防寒保暖,特别是背部和双足,有利于阳气潜藏,阴精蓄积。具体要通过调饮食、养精神、练形体、适温寒、慎房事,避免呼吸系统疾病等综合的调养方法,以达到强身健体的目的。

1. 情志调护　冬属水,与肾相应,本季万物凋零,常会使人触景生情、郁郁寡欢,因此冬季养生要着眼于"藏",即人在冬季要保持精神安静。在精神调养上要力求其静,控制情志活动,保持精神情绪的安宁,含而不露,避免烦扰,使体内阳气得以潜藏。

2.饮食调护　冬季对应的脏腑是肾,冬季将肾补好了,肾中精气藏得充足,就能保证下一年身体的健康,因此本季的饮食主要是"养肾防寒",多食用补脾胃、温肾阳、健脾化痰的食物,当然体质偏热、偏实易上火的人士应注意缓补。切忌一切寒凉之物,如冷饮等。冬季膳食补肾需分清肾阴虚和肾阳虚。肾阳虚主要表现:腰膝酸软,形寒肢冷,以下肢为甚,头晕耳鸣,神疲乏力,阳痿,不孕,尿少,浮肿或五更泄,面色㿠白,舌质淡胖,脉沉细。肾阴虚主要表现:眩晕,耳鸣耳聋,失眠多梦,咽干舌燥,腰膝酸软,形瘦,五心烦热,潮热盗汗,男子遗精,女子闭经,不孕或崩漏,舌红苔少而干,脉细数。进补时需要对症用膳,方可取得显著效果。肾阳虚可选服羊肉粥、韭菜粥等温肾壮阳之物;肾阴虚宜选服海参粥、枸杞粥等滋补肾精之品。其中"立冬"这个节气又是一年中进补的最佳时期。中医推崇服用冬令膏方,服用时间一般从立冬到立春,内服滋补膏方,强壮身体,到了来年春天,精神抖擞,步行矫健,思维灵敏,在民间也有"冬令一进补,春天可打虎"及"三九补一冬,来年无病痛"的说法。

3.运动养生　养宜适度、动静结合,如适当慢跑、跳绳、做操等体育锻炼,可促进新陈代谢,加快全身血液循环,增强胃肠道对滋补品的消化吸收。

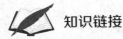

推荐冬季食疗

1.当归枸杞炖羊肉

用料:当归 15 g,桂圆 10 g,枸杞 15 g,羊肉 500 g。

制法:羊肉切块,加料酒、生姜用开水烧煮,水漂沥干,加入上述药材,清水炖熟,饮汤吃肉。

功效:羊肉温热,有补阴壮阳、补虚劳作用。桂圆补益心脾,当归补血养血、活血化瘀,枸杞养阴益肾。

2.甲鱼补肾汤

用料:甲鱼 1 只,枸杞 30 g,熟地 15 g,淮山药 30 g。

制法:甲鱼去内脏,加入上述药材,蒸煮熟烂后服用。

功效:甲鱼补虚劳、壮阳气、大补阴之不足,补肾健骨,滋阴清热;枸杞养阴益肾,山药健脾益肾,熟地补血滋阴、补精益髓。该汤调理肾阴虚诸症有佳效。

十二时辰养生

1.子时——23:00～01:00胆经当令　当令有"合时令、值班"的意思。子时为阴气最重的时刻,之后阴气渐衰,阳气渐长。中医养生特别讲究睡"子时觉",因为子时气血流注胆经,阳气开始生发,而睡眠就成了养护阳气最好的办法。阳气为生命之本,"阳强则寿,阳衰则天"，所以夜半的时候，人们当停止一切活动，安心睡觉，养护体内的暖阳。如果你在这个时候熬夜，就会将刚刚生发起来的阳气消耗掉，这对人体是极为不利的。

2. 丑时——01:00～03:00 肝经当令　丑时，气血流注肝经，睡眠则血归于肝，这时轮到肝"值班"了。肝主藏血，中医认为"卧则血归于肝"人体在此刻应进入深度睡眠当中，以利于肝血的代谢。如果此刻没有好好休息的话，肝血不能及时回流，就会导致代谢失常。肝血不能"推陈出新"，肝的功能就会受到影响，从而引发肝病，所以半夜里，千万别去酗酒，千万别沉迷于游戏等。肝气足，思维就灵敏；反之，就会反应迟钝，工作效率也会大大下降。"肝开窍于目"，视力也会受到影响，因此，此时保证深度睡眠是必不可少的。

3. 寅时——03:00～05:00 肺经当令　寅时是肺经当令，肺为"相傅之官，能朝百脉"。寅时全身气血都流注肺经，此时肺担当起"均衡天下"的责任，对全身的气血进行重新发布，人体气血由静转动的过程，它是通过深度睡眠来完成的。此时肺是最忌打扰的，如果这个时候有器官特别活跃的话，就会导致气血分布不均。对人体而言，这种情况是十分危险的。因此，临睡前别喝太多水，否则频繁起夜，会打扰肺经运转。

4. 卯时——05:00～07:00 大肠经当令　卯时气血流注于大肠经，精气最为旺盛，天门开，万物因阳气生发冒地而出，此时是排便的最佳时机。因此要养成早上排便的习惯，起床后喝杯温开水，有冲洗肠胃、清理体内毒素、促进排便的作用。对于排便不畅，可以憋一口气，中医认为肺与大肠相表里，肺气足了才有大便。卯时也是心脑血管疾病的高发期，因此对于心血管不好的老年人来说，此时不要急于外出锻炼。

5. 辰时——07:00～09:00 胃经当令　辰时胃经当令，天地间阳气最盛，经过一夜的消耗，此时吃早餐，就像春雨滋润万物一样。又因此时阳气最盛，脾胃的运化功能最强，如果你不吃早餐，到了胃经值班时无事可做，就会过多地分泌胃酸，长此以往，胃病就会找上门来了。再者，没有食物，脾胃气血生化之源，对各脏腑也会造成不利的影响。

6. 巳时——09:00～11:00 脾经当令　食物在经过胃的消化之后，还要运输到全身各处，以供养身体，巳时的脾就担负起"运输大队长"的工作了。中医认为，脾胃不分家，脾与胃，一阴一阳，互为表里。脾胃又有"后天之本"之称。"内伤脾胃，则百病丛生"，所以，想要健康，首先要做的就是养好脾胃。锻炼时间不宜过早，也不宜过晚，上午09:00～11:00进行锻炼效果更好。

7. 午时——11:00～13:00 心经当令　子时和午时是天地气机的转换点，对于普通人来说，睡子午觉最为重要，夜里11点睡觉和午饭后睡觉，睡不着的话可以闭目养神一小会。因为天地之气在这个时间段转换，应避免搅动，小睡对身体有益。

8. 未时——13:00～15:00 小肠经当令　小肠是主吸收的，它的功能是吸收被脾胃腐熟后的食物精华，然后把它分配给各个脏器。如果午饭吃得好，饮食的营养价值高，而且吸收也好的话，人的气色一般都会很好。如果吸收不好的话，就会在人体形成垃圾，从而影响到身体的健康。故午饭要吃好，以备此时的吸收。饮食以养形(形体)，睡眠以养神(心神)，形神皆安，则身体康健，百病不侵。

9. 申时——15:00～17:00 膀胱经当令　申时是"膀胱经"的主时。膀胱经从足后跟沿着后小腿、后脊柱正中间的两旁，一直上到脑部的经脉。由于膀胱经会走人的脑部，所以，在下午15:00～17:00的时候，是人体记忆力和判断力非常好的时候，这个时间去练习一天的所学，会有很好的收效。还有此时喝水有利于体内废物的排泄。

10. 酉时——17:00～19:00 肾经当令　中医认为,肾主藏精,人有三宝:精、气、神,精是物质基础,也就是支持人体生命活动的最基本的物质。酉时是气血流注肾经的时段,所以此时是人体储藏精华、调养肾脏的最佳时机。

11. 戌时——19:00～21:00 心包经当令　中医认为,戌时"阴气正盛,阳气将尽"阴主静、阳主动,人体顺应天地之阴阳变化应静以养身,注意休息。对于心脑血管病患者,此阶段一般为饭后血压较饭前增高,并且按血压昼夜节律,此时为第二高峰。

12. 亥时——21:00～23:00 三焦经当令　三焦指连缀五脏六腑的那个网膜状的区域。三焦一定要通畅,不通则生病。在亥时我们就要安静下来准备休息,从此刻开始拥有好的睡眠。

第二节　饮食养生

饮食养生,就是按照中医理论,调整饮食,注意饮食宜忌,合理地摄取食物,以增进健康,益寿延年的养生方法。

"民以食为天",饮食是供给机体营养物质的源泉,是维持人体生命活动的物质基础,能增强体质,抵御外邪,防止疾病的发生,为人体气血生化之源。饮食养生的目的在于通过合理而适度的营养补充,以补益精气,并通过饮食调配,纠正脏腑阴阳之偏颇,从而增进机体健康、抗衰益寿。

一、饮食养生的作用

1. 强身、防病　食物对人体的滋养作用是身体健康的重要保证。合理饮食保证机体有充足的营养供给,可以使气血充足,五脏六腑功能旺盛。因而新陈代谢活跃,适应自然界变化的应变能力,抵御致病因素的力量就强。

饮食又可以使人体的阴阳平衡,即《素问·阴阳应象大论》所说:"形不足者,温之以气,精不足者,补之以味。"根据食物的气、味特点及人体阴阳盛衰的情况,予以适宜的饮食营养,或以养精,或以养形,既补充营养,又调整阴阳。不但保证机体健康,也是防止发生疾病的重要措施。如食用动物肝脏,既可养肝,又能预防夜盲症;食用海带,既可补充碘及维生素,又可预防甲状腺肿。

此外,发挥某些食物的特异作用,如大蒜预防外感和腹泻;绿豆汤预防中暑;葱白、生姜预防风寒感冒。

2. 防衰、益寿　饮食调摄是长寿之道的重要环节,利用饮食营养达到抗衰老、延年益寿的目的。中医认为,精生于先天,而养于后天,精藏于肾而养于五脏,精气足则肾气盛,肾气充则体健神旺,此乃抗衰、益寿的关键。因此,在进食时选用具有补精益气、滋肾强身作用的食物。

很多食物都具有防老抗衰作用,如芝麻、枸杞子、龙眼肉、核桃、山药、甲鱼、牛奶等,都含有抗衰老物质成分,有一定的抗衰延寿作用。

3.食疗治病　　历代医家主张"药疗"不如"食疗"。宋代《太平圣惠方》中有这样一段记载："夫食能排邪而安脏腑,清神爽志以资气血,若能用食平疴,适情遣疾者,可谓上工矣"。可见通过进食食物而抵抗疾病,恢复机体健康,也是古代医家推崇的养生方法。

食疗相比药疗,虽摄取过程长、用量大、作用缓慢,但基本无毒副作用,基于营养成分易被机化,口感好,满足心理需要,安慰情绪,可以起辅助治疗或直接治疗的作用。如治疗虚证,补益脏腑,可选用鸡汤治虚劳,当归羊肉汤治产后血虚,猪骨髓用于补脑益智;如治实证,邪实祛邪,可选用马齿苋治痢疾,山楂治食积,藕汁治咳血,赤豆治水肿,姜汤发汗治感冒等。

二、饮食调养的原则

1.饮食有节,适时定量　　中医学认为,白天阳旺,活动量大,食量可稍多;夜幕降临,阴盛阳衰,以休息为主,宜少食。强调"按时进食"和"按需进食"。饮食要适时、定量,不可过饥过饱,更不能暴饮暴食。过饥引起机体营养不良,影响健康;过饱加重胃肠负担,影响消化吸收。食无定时或忍饥不食,会扰乱胃肠消化的正常规律,使脾胃功能失调,消化能力减弱,影响营养的吸收和输送。

2.重视脾胃,注意卫生　　脾胃为后天之本,气血生化之源,是人体消化饮食及生化气血的重要器官,脾胃功能的健全与否直接影响饮食的消化、吸收、输布。要重视脾胃功能的调理,不能片面追求营养摄入,强进荤腥油腻之品,以免脾胃负担加重。还要保证食物的新鲜,忌生冷、不洁食物,养成良好的饮食卫生习惯,防止病从口入。

3.合理膳食,不可偏嗜　　食物有四气五味,各有归经,若饮食偏嗜则可导致人体脏腑阴阳失调而发生多种疾病。如过食生冷会损伤脾胃之气,而导致寒湿内生,发生腹痛泄泻等脾胃寒证;经常食用过热的食物,易烫伤消化道,发生糜烂溃疡,日积月累易导致癌变;食用过冷的食物,刺激胃肠道,引起腹痛、腹泻;偏食辛辣,可使胃肠积热而致大便干燥。因此饮食应清淡、多样化、粗细相宜、寒热相适、荤素搭配、比例适当、营养全面。

4.辨证施食,相因相宜　　病证有寒、热、虚、实之分,食物有四性五味之别。在饮食方面应根据病证、病位、病性及人的年龄、体质等因素,结合食物的性味归经选择食物,遵循"寒者热之""热者寒之""虚则补之""实则泻之"的调护原则,注意不同疾病的饮食宜忌,做到因证施食、因时施食、因地施食和因人施食。

三、食物的性味和功效

食物具有温、热、寒、凉四性,辛、甘、酸、苦、咸五味。在中医饮食调理中,一般将食物按以下分类。

1.热性食物　　性温热,味甘、辛,具有温中祛寒、益火助阳之功用,如狗肉、葱、姜、茴香、葱白、香菜、白酒、花椒等。

2.温性食物　　性温,味甘,具有温中、补气、通阳、散寒、暖胃等功用,如羊肉、糯米、鲫鱼、鲤鱼、鸡、鸽、荔枝、桂圆肉、花生等。

3.寒性食物　　性寒,味苦、甘,具有清热、泻火、解毒等功用,如鸭、鹅、蚌肉、鸡蛋、大麦、苦瓜、茶叶、绿豆等。

4.凉性食物　　性凉,味甘,具有清热、养阴等功用,如鸭蛋、豆腐、莲子、海带、芹菜、柠檬、梨、李子等。

5.平性食物　性平,味甘,没有明显的寒凉或温热偏性,因而不致积热或生寒,故为人们日常生活的基本饮食。如粳米、玉米、牛奶、山药、香菇、黑木耳、大豆、玉米、鸡蛋等。

6.发散类食物　易于诱发旧病,尤其是皮肤病,或加重新病的食物。如猪头、鸡头、虾、蘑菇等。

7.补益类食物　具有益气、养血、壮阳、滋阴的功效,可分为清补、温补和平补3类。

温补类食物具有温热性质,有温中、助阳、散寒的功效,适用于阳虚证、寒证或久病体弱者。热证和阴虚火旺者慎用或不用。如羊肉、狗肉、核桃、桂圆等。

清补类食物具有清热、泻火、解毒等功用,适用于阴虚证或热性病需补养和调护者。如甲鱼、鹅、鸭、豆腐、冰糖等。

平补类食物适合于各类患者,尤其是疾病恢复期,也适合正常人的补益。如鸡蛋、鸡肉、银耳、猪肉等。

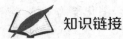 知识链接

常用食疗方应用举例

1.人参大枣茶(《十药神书》)

组成:人参3~5 g,大枣10枚。

制法:将人参制成薄片,大枣去核,人参、大枣共置保温杯中,以沸水冲泡15分钟即可。

效用:补虚益气,养血和胃,适用于体质虚弱者。

2.川贝蒸雪梨(《古今医方集成》)

组成:大雪梨1个,川贝2 g,冰糖20 g。

制法:将梨洗净,去皮、核,放入川贝,加冰糖放锅蒸10分钟。每次1个,每日2次。

效用:滋阴润肺,清心安神。适用于肺热咳嗽,阴虚咳嗽,干咳无痰,肺虚久咳者。

3.花生猪蹄汤(《陆川本草》)

组成:花生米200 g,猪前蹄1个,调料适量。

制法:猪蹄去毛,刮洗干净,切成两半,放入锅中,加花生米、调料,旺火煮沸,改用小火炖到熟烂。

效用:养血通乳,适用于产后乳少及一般血虚病证。

4.薏苡仁粥(《本草纲目》)

组成:薏苡仁、粳米各50 g。

制法:薏苡仁、粳米分别用清水浸泡,淘洗干净,放入锅中,加清水,先用旺火烧沸后,改用小火煮到熟烂稠厚即成。

效用:祛风除湿,利水消肿。适用于风湿痹痛,筋脉拘挛,屈伸不利,水肿。

5.姜茶饮(《圣济总录》)

组成:干姜3 g,绿茶10 g,沸水适量。

制法:干姜、绿茶切丝,放入瓷杯中,以沸水冲泡,温浸片刻。

效用:可用治呕吐、泄泻、烦躁等症。临床用于胃、十二指肠溃疡、慢性胃炎,以及胃肠神经官能症。

6.甘桔饮(《伤寒论》)

组成：生甘草3g，桔梗6g。

制法：甘草、桔梗碎为粗末，共置杯中，以沸水冲泡，温浸片刻。

效用：代茶频饮，每日2次，可用治咽喉肿痛。用于急慢性咽炎、喉炎、扁桃体炎等。

第三节　常用养生技术

一、拔罐法

以罐为工具，利用燃烧热力，排去罐内的空气形成负压，使其吸附在体表穴位上，使毛孔张开并使局部皮肤充血或瘀血，使体内的病理产物从毛孔中吸出体外，从而使经络气血疏通，脏腑功能得以调整，达到防治疾病的一种外治疗法(图12-1)。

1.罐具种类

(1)竹罐：选取粗毛竹，截取6～9cm竹筒，留一头竹节，然后刮去青皮和竹内膜，管壁厚度0.7～1cm，砂纸磨光即可。

(2)陶罐：为陶土烧制而成。形状两头小、中间大，形如腰鼓。

(3)玻璃罐：质地透明，易于观察。

2.拔罐法的应用

(1)留罐：拔罐后留置10～15分钟，罐

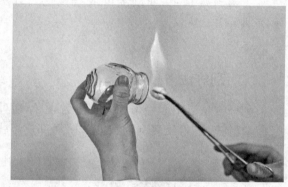

图12-1　玻璃罐拔罐

大、吸拔力强的应减少留罐时间。起罐时，以一手指按压罐口皮肤，使空气进入罐体，罐体即可取下。

(2)走罐：在拔罐部位及罐口涂上一层凡士林或按摩乳，将罐拔好后，用手握住，自上而下、左右往返推移，直到皮肤充血为止。

(3)闪罐：将罐拔住后立即起下，反复多次拔住、起下，直至皮肤潮红、充血或瘀血即可。

(4)针罐：在针刺留针时，将罐拔在以针为中心的部位上，留罐与针5～10分钟，然后起罐起针。

3.适应证　①外感风寒、头痛、咳嗽、哮喘、眩晕等。②风湿痹痛、各种神经麻痹、关节疼痛、腰酸背痛等。③胃脘痛、腹痛、消化不良等。

4.禁忌证　①高热抽搐及凝血机制障碍者。②皮肤有过敏、溃疡、水肿及大血管分布处。③孕妇腰骶部、腹部。④癌性疼痛。

5.注意事项　①拔火罐前检查罐口是否光滑，有无裂缝。②拔罐时应采取合适的体位，使之舒适，并尽量选择肌肉丰满的部位拔罐。③拔罐时要根据所拔部位而选择大小适宜的罐。④防止烫伤，拔罐动作要稳、准、快，起罐时切勿强拉。⑤起罐后小水疱不用处理，水

疱较大者消毒局部后抽液。⑥冬天拔罐注意保暖,留罐时盖好衣被。⑦凡使用过的罐,均应消毒处理后备用。

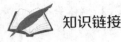　**知识链接**

拔罐后皮肤变化的临床意义

拔罐后局部皮肤主要是发生了颜色和形态的变化,这种现象称为"罐斑",表现为皮肤潮红、紫红或紫黑色瘀血,小点状紫红色疹子。同时还伴有不同程度的热痛感。罐斑是拔罐疗法的治疗效应,是体内病理的反映,一般持续一日至数日消失。

在拔罐后若皮肤表面无皮色变化,触之不温,多为虚寒证;若皮肤表面出现微痒或皮纹,多表示患有风证;皮肤表面出现水疱、水肿或水汽(在罐内壁上挂满水珠,或起罐后有水流出),表示患者体内湿盛,或因感受潮湿而致病;若水疱呈红色或黑红色,多为久病夹湿血瘀证;若出现紫红或紫黑色的罐斑,多患有血瘀证;兼见发热或丹痧者,表示患有热毒证。

二、刮痧法

刮痧法是以中医经络腧穴理论为指导,通过特制的刮痧器具和相应的手法,蘸取一定的介质,在体表进行反复刮动、摩擦,使局部皮下出现红色粟粒状或暗红色出血点等"出痧"变化,从而达到疏通腠理、调畅气血、逐邪外出目的的一种技术(图 12 - 2)。

1. 器具
(1)刮痧板(牛角板)、瓷汤勺、瓷碗。
(2)碗内盛少许植物油或清水。

2. 刮痧部位　主要在背部,有时也可在颈部、胸部、四肢。

3. 刮痧方法　暴露刮痧部位,施术者用右手持拿刮痧工具,蘸取刮痧油或清水后,在确定的部位,轻轻地由上而下或从内向外反复刮动,逐渐加重用力,刮时要沿同一方向,不能来回刮,力量要柔和均匀,应用腕

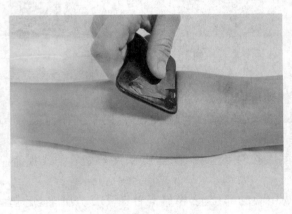

图 12 - 2　刮痧法

力,一般刮 10～20 次,以出现紫红色斑点或斑块为度。一般先刮颈项部,再脊柱两侧部,然后再刮胸部及四肢部位。

4. 适应证　①疼痛性疾病、骨关节退行性疾病,如颈椎病、肩周炎等。②感冒发热、咳嗽等呼吸系统病证的配合治疗。③亚健康、慢性疲劳综合征等疾病的防治。

5. 禁忌证　①有出血倾向,刮痧部位皮肤有溃烂、损伤、炎症等。②孕妇的腹部、腰骶部禁刮。③体形过于消瘦,过饥过饱均不宜刮痧。

6. 注意事项 ①刮痧工具必须边缘光滑，没有破损。不能干刮，应时时蘸取刮痧油保持润滑，以免刮伤皮肤。②刮痧过程中随时观察病情变化，如病情不减，反而加重者，立即送医院诊治。③刮痧应从上到下，由内向外，朝单一方向反复刮动，用力轻重以被刮者能耐受为度。④刮具与皮肤之间保持45°～90°刮拭，一般每分钟刮100次，刮痧时间20分钟，间隔时间一般为3～6日，或以痧痕消退为准。⑤使用过的刮具，应清洁消毒后备用。⑥刮痧后1～2日局部出现轻微疼痛、痒感等属正常现象；出痧后30分钟内忌洗凉水澡。夏季出痧部位忌风扇或空调直吹；冬季应注意保暖。

三、艾灸法

艾灸是用艾绒或以艾绒为主要成分制成的艾炷或艾条，借灸火的热力和药物的作用，通过经络腧穴达到治病、防病及保健目的的一项技术。在身体某些特定穴位上施灸，以达到和气血、调经络、养脏腑、益寿延年的养生法称为保健灸法。保健灸不仅用于强身健体，也可以用于久病体虚之人的康复，是我国独特的养生方法之一（图12-3）。

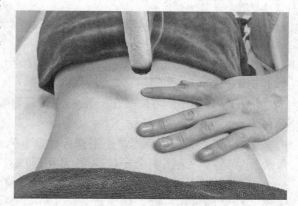

图12-3 艾灸法

1. 艾灸的方法

（1）艾灸从形式上可分为艾炷灸、艾条灸、温针灸3种。艾炷灸可分为直接灸、间接灸；艾条灸分为温和灸、雀啄灸和回旋灸。一般以艾条灸为常用。

（2）根据体质和养生要求选择合适的穴位，将点燃的艾灸对准穴位，使局部感到有温和的热力，以感觉温热舒适，并能耐受为度。

（3）艾灸的时间一般为3～5分钟，最多10～15分钟。健身灸时间宜短，治疗时施灸时间可略长。春、夏季施灸时间宜短，秋、冬季时间宜长；四肢、胸部时间宜短，腹、背部时间宜长。

2. 适应证 ①风寒湿痹和寒邪引起的胃脘痛、腹痛、泄泻等病证。②阳气下陷、中气不足引起的遗尿、脱肛等病证。③其他：强身、防病、抗衰老。

3. 禁忌证 ①实证、热证、阴虚、发热者，一般不宜艾灸。②大血管分布处、孕妇腹部及腰骶部不宜施灸。③颜面部、心前区、五官、关节活动处不宜瘢痕灸。

4. 保健灸常用穴

（1）足三里：位于犊鼻穴下3寸，距胫骨前缘外一横指处。常灸足三里，可健脾益胃、促进消化吸收、强身健体。

（2）涌泉：足底（去趾）前1/3，足趾跖屈时呈凹陷处。具有补肾壮阳、养心安神的作用。

（3）膏肓：位于背部，第4胸椎棘突下，旁开3寸处。常灸有强壮作用。

（4）肾俞：位于腰部，第2腰椎棘突下，旁开1.5寸处。具有补肾、缓解腰膝酸软的作用。

（5）中脘：前正中线上，脐上4寸处。具有健脾益胃、培补后天的作用。

（6）神阙：位于脐正中处。具有补阳益气、温肾健脾的作用。

5. 注意事项 ①灸时应摆好体位，确保患者舒适，不能摆动，防止灸火脱落，烧伤皮肤和点燃衣褥。②施灸一般先灸上部，后灸下部；先腰背部，后胸腹部；先头部，后四肢。③根据病情选择合适的灸法，一般艾条距穴位约 3 cm 高，以患者感到温热、局部皮肤稍起红晕为度；患者如果皮肤感觉迟钝或者小儿，施灸者可将示、中二指置于施灸部两侧，通过施灸者手指来感知患者局部受热程度，以便及时调节施灸距离，防止皮肤烫伤。④灸后局部出现微红灼热属于正常现象，无须处理，如局部小水疱不用处理，水疱较大者消毒局部后抽液，无菌纱布覆盖。

四、穴位按摩法

穴位按摩法，又称推拿法，是指通过特定的手法作用于人体体表的特定部位或穴位的一种治疗方法，具有疏通经络、滑利关节、强筋壮体、散寒止痛、健脾和胃、消积导滞、扶正祛邪等作用，从而达到预防、促进疾病康复的目的。

1.穴位按摩方法

(1)推法：用指、掌或肘部着力于人体一定穴位或部位上，做单方向直线移动。适用于全身各个部位。

(2)拿法：用拇指和示、中二指，或用拇指和其余四指相对用力，在一定穴位或部位上进行节律性提捏。适用于肩、颈、腋下、四肢。

(3)按法：用指、掌或肘在一定的穴位或部位上着力按压，按而留之。适用于全身各个部位。

(4)摩法：用手指指面或手掌掌面附着在穴位或部位上，以腕关节连同前臂做有节律的环旋抚摩运动。适用于全身各部位，常用于胸腹、胁肋部及颜面部。

(5)揉法：用手指螺纹面、手掌大鱼际、掌根或全掌着力点吸附于一定的穴位或部位上，做轻柔缓和的旋转运动。频率每分钟 120～160 次。适用于全身各个部位。

(6)摇法：用一手握住(或扶住)被摇动关节远端的肢体，做缓和回旋的转动。常用于四肢关节、颈项及腰部。

(7)擦法：用小鱼际肌掌背部以一定的压力附着在体表的一定部位上，通过腕关节伸屈的连续性往返摆动。频率每分钟 140 次。适用于颈、腰、背、臀、四肢。

(8)搓法：用两手掌面对置地夹住或托抱肢体的一定部位，相对用力做往返的快速揉搓。适用于腰、背、胁肋及四肢，以上肢最为常用。

(9)捏法：用拇指和其他手指对置在一定部位(经筋、肌肉、韧带)相对着力夹挤，并可沿其分布或结构形态辗转移动。适用于全身各部位，常用于头颈部、四肢及背脊部。

(10)抖法：用双手握住对方上肢或下肢远端，微用力做连续的小幅度上下颤动，使关节有松动感。适用于四肢，以上肢为常用。

2.保健按摩的方法

(1)摩耳

1)按摩双耳根：以示指和中指轻夹耳根，上下运动按摩，以耳部感到发热为止。此法有健脑、聪耳之功效。对头痛、头昏等疾病也有一定的疗效。

2)按摩耳甲腔(外耳道开口边的凹陷处)：这个部位有心、肺、气管等穴道，每次按压 15～20 次。经常按摩此处，可防治心血管病，以及镇静健脑，调节内分泌等症状。

3)按摩全耳：双手掌心摩擦发热，然后轻柔地覆盖住双耳正面，做上下按摩运动，反复按摩 10 次。此法可疏通经络,对肾脏及全身脏器均有保健作用。

4)提拉耳尖:用左手绕过头顶,拇指和示指揉捏右耳的上部,然后再往上轻提揪,直至该处充血发热,每次 15～20 下;同样用右手绕过头顶,拇指和示指揉捏左耳的上部,接着往上提揪,直至该处充血发热,每次 15～20 下。具有镇静、止痛、清脑明目、退热、养肾等功效。

5)提拉耳垂:用左右手的拇、示指同时按摩耳垂,先将耳垂揉捏、搓热,然后再向下轻拉耳垂 15～20 次,使之发热发烫即可。可防治头痛、头昏、神经衰弱、耳鸣等疾病。

(2)摩腹:用手掌面按在腹上,先顺时针,再逆时针方向各 20 次。立、卧位均可。饭后、睡前均可进行。饭后摩腹,有助于消化吸收;睡前摩腹,可健脾胃,助消化,并有安眠作用。

(3)摩涌泉:用左手拇指按摩右涌泉穴,右手拇指按摩左涌泉穴。按摩时,可反复摩搓 30～50 次,以足心感觉发热为度。具有调肝、健脾、安眠、强身的作用。

五、耳穴埋籽法

耳穴埋籽法又称耳穴压豆法,是将王不留行籽或磁珠贴在耳郭的穴位或反应点上,给予适度的揉、按、捏、压,使其产生热、麻、胀、痛等刺激感应,通过经络传导,达到防治疾病的一种方法(图 12 - 4)。

1.耳郭与耳穴 耳郭是由形状复杂的弹性纤维软骨、软骨膜、少许肌肉、皮肤、血管、神经所构成。耳为"宗脉之所聚"十二经脉皆通于耳。耳与经络、脏腑的关系密切。当人体某一脏器和部位发生病变时,可通过经络反映到耳相应的点上,可出现压痛、电阻变低等。刺激耳穴能疏通经络、运行血气、调理脏腑而达到治疗疾病的目的。

耳穴在耳部的分布有一定的规律,一般来说,耳部好像一个倒置的胎儿,头部朝下,臀部朝上。其分布规律是:与头面部相应的穴位在耳垂或耳垂邻近处;与上肢相应的

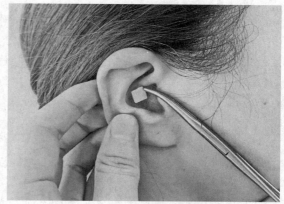

图 12 - 4 耳穴埋籽法

穴位在耳舟;与躯干和下肢相应的穴位在对耳轮或对耳轮上、下脚;与内脏相应的穴位多集中在耳甲艇和耳甲腔;消化道在耳轮周围环形排列。

2.耳穴探查方法

(1)观察法:用眼直接观察耳郭的形态、色泽等方面的病理性改变。如硬结、凹陷、充血、脱屑等阳性反应点。

(2)按压法:可以用探针、棉签棒等在与疾病相应的耳区周围进行按压寻找压痛点。

(3)电阻测定点:可以用耳穴探测仪在耳郭探查导电性能良好的良导点。

3.选穴原则

(1)按病变部位选穴:当机体患病时,在耳郭的相应部位上有一定的敏感点,它便是本病的首选穴位,如胃痛取"胃"穴。

(2)按中医辨证选穴:根据中医基础理论辨证选用相关耳穴。如脱发选"肾",皮肤病取"肺""大肠"穴。

（3）按西医学理论选穴：耳穴中一些穴位是根据西医学理论命名的，如"交感""内分泌"等，如糖尿病选"内分泌"穴。

（4）按经验选穴：在临床实践中发现有些耳穴对某些疾病具有特异的治疗作用，如"神门"穴可止痛、镇静、安神。

4. 适应证　①疼痛性疾病，如头痛、带状疱疹等神经性疼痛；扭伤、落枕等外伤性疼痛等。②功能紊乱性疾病，如高血压、月经不调、神经衰弱症等。③各种炎症性疾病，如中耳炎、牙周炎、咽喉炎等。④内分泌紊乱性疾病，如更年期综合征、肥胖症等。⑤过敏及变态反应性疾病，如哮喘、荨麻疹等。⑥内、外、妇、儿科的功能性疾病，也可以预防晕车、晕船等。

5. 禁忌证　①耳郭上有湿疹、炎症、溃疡。②习惯性流产的妇女。③妇女妊娠期。

6. 注意事项　①严格消毒，预防感染。若按压局部皮肤有发红、肿胀者，及时用安尔碘消毒。②按压时压力不宜过大，切勿揉搓。③每次贴压一侧 3～5 穴，每周更换 2～3 次，潮湿脱落后及时更换，两耳交替。④每日按压耳穴 3～5 次，每次每穴按压 1～2 分钟。⑤急性疼痛时予强刺激，对扭伤和有运动障碍者，按压埋籽后耳郭充血发热时，适当活动患部，以提高疗效。

六、中药泡洗法

中药泡洗技术是借助泡洗时洗液的温热之力及药物本身的功效，浸洗全身或局部皮肤，

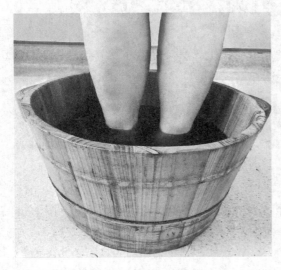

图 12 - 5　中药泡洗法

达到活血、消肿、止痛、祛瘀生新等作用的一种操作方法（图 12 - 5）。

1. 方法

（1）全身泡洗技术：将药液注入泡洗装置内，药液温度保持 40℃左右，水位在患者膈肌以下，全身浸泡 30 分钟。

（2）局部泡洗技术：将 40℃左右的药液注入盛药容器内，将浸洗部位浸泡于药液中，浸泡 30 分钟。

2. 主治病证

（1）失眠：入睡困难，多梦易醒，心悸健忘，伴头晕目眩，神疲倦怠，食少纳呆，腹胀便溏，面色少华，舌质淡，苔薄白，脉细弱。

• 治法：益气养血、安神助眠。

• 方药：当归、黄芪、红花、苏木、生地等。

药加水 600～1 000 mL，去渣后倒入足浴盆，每晚睡前泡脚 30～40 分钟，配合足部自我按摩手法。

（2）高血压：眩晕，头痛，急躁易怒，面红，目赤，口干，口苦，便秘，溲赤，舌红，苔黄，脉弦数。

• 治法：平肝潜阳，引热下行。

• 方药 1：磁石、石决明、独活、黄芪等。同放锅中，加清水适量，浸泡 5～10 分钟后，水煎取汁，待温时泡足，每日 1 次，每次 10～30 分钟，1 剂药可用 2～3 次。

• 方药 2：桑枝、桑叶、茺蔚子等。加水 1 000 mL，浸泡 5～10 分钟后，煎至 600 mL，倒入浴盆中，待水温为 40～50℃。泡脚 30～40 分钟，擦干后就寝。每晚 1 次。

• 方药 3：牛膝、钩藤等。加清水适量，浸泡 5～10 分钟后，水煎取汁，放入浴盆中，待温时足浴，可不断加热水以保持水温，加至盆满为止。每日早起和晚睡前足浴。每次约 30～40 分钟，以不适症状减轻或消失为 1 疗程，连续 1～2 个疗程。

• 方药 4：石决明、黄芪、当归、牛膝等。煎药后，入浴盆足浴，每次 1 小时，每日 1 次，每次 1 剂，连续 7～10 剂。

3. **适应证** ①适用于内科疾患如外感发热、咳嗽、哮喘、失眠、便秘、高血压、中风恢复期的手足肿胀等。②骨科疾患如经络疼痛、跌扑损伤等。③皮肤科疾患如皮肤感染、皮肤疮疡、湿疹、瘙痒等。④其他如瘫痪、痿证、痹证等。

4. **禁忌证** ①患有心、肺、脑及精神障碍等严重疾病的患者。②传染性皮肤病、急性感染性疾病、皮肤破损或感染溃烂者。③消化道出血及有出血倾向者。

5. **注意事项** ①泡洗过程注意室内避风，冬季注意保暖，洗完后应及时擦干药液和汗液，暴露部位尽量加盖衣被。②煎好的药液用干净纱布过滤，以免药中杂质在泡洗时刺激皮肤。泡洗药液温度适宜，以防烫伤。操作中应随时询问患者感觉，防烫伤，糖尿病、足部皲裂患者的泡洗温度适当降低。③操作过程中根据不同部位辨证用药，如头面部及某些敏感部位，不宜选用刺激性太强的药物，以免引起流产等后果。④泡洗过程中，应适量饮用温水，以补充体液及增加血容量以利于代谢废物的排出。⑤饭前、饭后 30 分钟不宜泡洗；泡洗过程中，应关闭门窗，避免患者感受风寒。⑥泡洗过程中护士应加强巡视，注意观察患者的面色、呼吸、汗出等情况，出现头晕、心慌等异常症状，停止泡洗，报告医师。⑦注意保护患者隐私，必要时进行遮挡。⑧所有物品需清洁消毒，用具一人一用一消毒，避免交叉感染。

七、中药热熨法

中药热熨技术是将水、药物或其他物品加热后，在人体局部或一定穴位适时来回移动或回旋运转，利用热力、药物和运动手法的综合作用，达到温经通络、活血行气、散热止痛、祛瘀消肿等作用的一种操作方法。常用热熨法有药熨法、坎离砂法、葱熨法、盐熨法、大豆熨法及热砖熨法等（图 12 - 6）。

1. **方法**

（1）药物剂型分类

1）药散熨法：将选定的药物碾成粗末，鲜品捣烂。放入锅内文火煸炒至烫手取出，装入布袋熨烫局部；或先装入布袋，旺火蒸热取出，趁热把药包放在治疗部位上熨烫；或将药物研成细末，用布包裹或直接将药末撒于穴位或患处，用熨斗、热水袋、烫壶或炒热的盐、沙、麦麸等加热物体热熨。

2）药饼熨法：将药研为细末，根据病情选取水、酒、醋等制成大小厚薄不等的药饼，放于治疗部位，其上覆布，用熨斗、热水袋、水壶、玻

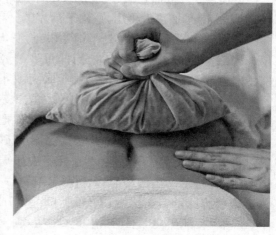

图 12 - 6 中药热熨法

璃瓶或将盐、沙、麦麸等炒热,用布包后置于药饼上面烫熨。

3)药膏熨法:将药物研成细末,加入饴糖、黄蜡等赋形剂调成厚薄适度的药膏,于火上烘热,趁热贴于治疗部位;或将药膏涂于治疗部位,再以熨斗、热水袋或炒热的盐、沙、麦麸等炒热,用布包后置于上面进行烫熨。

(2)操作方式分类:

1)直接熨:将已加热的物体或药物直接放置穴位或患处进行熨烫。

2)间接熨:先将药物置于穴位或患处,再取加热物体放上面熨烫。

(3)其他热熨材料

1)盐熨:取粗盐500~1 000 g放入锅内,用旺火炒爆至烫手,倒入稍厚布袋,扎紧袋口,待温度适宜时,在患处或特定部位适时或来回运转,或用50~100 mL陈醋倒入盐中同炒后装入布袋后熨的一种方法。慢性虚寒性胃痛、呕吐、呃逆者可在胃脘部滚熨;腹泻、便秘、癃闭者可在腹部滚熨;痿证、瘫痪、筋骨疼痛、胁痛者直接熨患处;风寒感冒之头身疼痛、头晕耳鸣者可将盐熨袋枕于头下熨;肾阳不足者熨足心。每次熨20~30分钟,每日2次。

2)麦麸熨:取麦麸500~1 000 g,炒热装入布袋扎紧袋口,即可熨烫30~60分钟。麦麸包不热则更换。适用于寒邪、食滞所致脘腹痞满疼痛及呕吐、呃逆等证。

3)沙土熨:取干净细沙、黄土或灶心土500~1 000 g,入锅炒热,装入布袋扎紧袋口,即可熨烫30~60分钟。沙土包不热则更换。多用于风寒湿痹、关节疼痛、胃痛、腹痛、四肢厥逆等证。

4)壶熨:用烫壶、热水袋、玻璃瓶等盛热水,直接在穴位或患处,或在已敷药物的部位或药包上进行熨烫,熨30~60分钟。凡是适合熨治的疾病均可用。

5)砖石熨:取干净平整砖2块,厚布2块各折成4层,干毛巾一条备用。将砖块放在炉上烤至烫手,用厚布包裹,在熨处盖干毛巾,即可熨烫30~60分钟。砖块不热则更换;或砖块用火烧热上洒陈醋,用布包裹外熨患处,可用于脘腹疼痛、腹泻、腹胀、癃闭、便秘等证。

6)蛋熨:用老松节七两,加胡椒7粒煮鸡蛋至熟,趁热将顶壳切去三分,敷于脐中,四周用面作圈护住,冷则更换;或用煮鸡蛋去壳,趁热在患者胸腹滚擦,用于伤寒证,证见目瞪口呆、身热无汗、便秘、不省人事。

7)面饼熨:取面粉做成约0.5 cm厚的饼,蒸热后放上密陀僧(一种中药)6 g,趁热紧夹在腋下,待冷时加热后再用,适用于治疗腋臭。

8)酒熨:患者平卧,患处平铺毛巾,将酒均匀地洒在毛巾上,点燃,稍热则立即用另一毛巾熄火,上置热水袋来回熨30分钟,每日1~2次至病愈;或将药熨中的药物用酒拌炒,然后熨于穴位或患处,适用于气滞型胸腹胀满、痹证等。

9)铁落熨(坎离砂):是指生铁外面的铁末,洗净,入锅内炒至发红,倒出晒冷,加陈醋装入布袋,用两手搓揉布包,使铁末发热,然后把布包拍成扁平状,外包毛巾熨烫于治疗部位,每次可熨20~30分钟,每日1~2次。坎离砂可反复使用,每次用时加入陈醋,直至不能发热时再更换。或用祛风除湿、活血化瘀中药研成粗末,与铁落混匀,用时加醋拌匀即可,用于风寒湿痹。

10)葱熨:将新鲜大葱白200~300 g(切成2~3 cm长)加入白酒30 mL炒热,装入布袋中,在患者腹部热熨,达到升清降浊之功效。临床可用于消除腹水、通利小便、解除癃闭及缓解痿证瘫痪等。在患者腹部涂凡士林后,用葱熨袋从脐周右侧向左进行滚熨,以达到右升左降,排出腹内腹水、积气,通利大小便的作用。葱熨袋内温度降低后,可重新加热再用。每次葱熨时间 20 分钟左右,每日 2 次。操作结束后,腹部应注意保暖,防止受凉。

2.适应证 ①脾胃虚寒引起的胃脘疼痛、腹冷泄泻、寒性呕吐等。②跌打损伤等引起的局部瘀血、肿痛等。③扭伤引起的腰背不适、行动不便等。④风湿痹证引起的关节冷痛、麻木、沉重、酸胀等;瘫闭、痉证、痿证等。

3.禁忌证 ①各种实热证或麻醉未清醒者。②不明原因疼痛者。③急性软组织损伤,有恶性肿瘤、金属移植物等部位。④腹部包块性质不明及孕妇腹部。⑤身体大血管处、皮肤有破损处及病变部位感觉障碍者。

4.注意事项 ①热熨过程中要随时观察皮肤变化,防止烫伤。热熨温度一般在 50～60℃,不宜超过 70℃,老年人、婴幼儿及感觉障碍者,不宜超过 50℃。②热熨中保持药袋温度,冷却后应及时更换或加热。③热熨中若患者感到疼痛或局部皮肤出现红疹、瘙痒、水疱,立即停止操作,并进行处理。④布袋用后清洗消毒备用,以免交叉感染,中药可连续使用一周。⑤炒药过程中要注意安全,中途加入白酒时要将炒锅离开热源,以免发生危险。

案例分析与思考

案例 · 张某,女性,40 岁,公司文员。因"失眠、乏力、肩背酸痛半年伴烦躁易怒,工作效率下降"来门诊就诊。经问诊得知:患者从事设计工作,自觉工作压力大,时常有紧迫感;因工作需要经常加班,户外运动较少,作息不规律;饮食以快餐为主,喜喝咖啡。最近因工作任务重,精神紧张,上述症状加重。刻下:头晕,乏力,颈部、肩背酸痛,食欲差,大便干结,舌红,苔少,脉弦。

思考题 · ①该患者存在哪些健康问题? ②如何对该患者进行健康管理?

（张丽娟 郑艳平）

请扫描二维码
查看思考题答案

参考文献

[1] 王陇德.健康管理师[M].北京:人民卫生出版社,2019.
[2] 徐桂华.中医护理学基础[M].北京:中国中医药出版社,2021.
[3] 尤黎明,吴瑛.内科护理学[M].北京:人民卫生出版社,2017.
[4] 施洪飞,方泓.中医食疗学[M].北京:中国中医药出版社,2021.
[5] 吴谐,李宇卫.中医护理技术规范[M].南京:江苏凤凰科学技术出版社,2019.

第十三章

重大传染病疫情防控相关技术

学习目标

> 识记：传染病的传染过程和流行过程。
> 理解：传染病流行的原理和防控策略、措施。
> 运用：学会运用传染病流行病学原理进行疫情防控。

思政目标

> 培养大学生对传染病疫情的认知，了解个人和社会在疫情防控中的作用，并落实好各项防控策略，为祖国应对重大传染病疫情做出应有贡献。

第一节　相关概念

一、定义

传染病（infectious disease 或 communicable disease）是由病原体引起的，能够在人与人、动物与动物以及人与动物之间相互传播的疾病。病原体（细菌、病毒、立克次体、螺旋体、寄生虫等）通过感染的人、动物或储存宿主直接或间接地引起传播，感染易感者。

重大传染病疫情：是指某种传染病在短时间内发生，波及范围广泛，并且出现大量的患者或死亡病例。其发病率远远超过常年的发病水平。

二、流行情况

从古至今，人类遭遇了无数的传染性疾病的挑战，人类的历史就是和各种传染病和非传染性疾病不断斗争的过程，其中有些传染病曾造成过特别严重的后果，例如鼠疫、霍乱、天花、流感等传染病。

历史上曾发生过三次大规模的鼠疫大流行，分别是在公元前 6 世纪（520～565 年）、14世纪中叶、19 世纪末期到 20 世纪 30 年代。第一次大规模鼠疫流行即查士丁尼瘟疫，根据欧洲中古史学者的研究，这次鼠疫很快就传播到了东罗马帝国的首都君士坦丁堡，并很快覆盖整个帝国，鼠疫在之后的一个多世纪里蔓延到整个欧洲。第二次世界性鼠疫大流行就是我们熟知的黑死病，它大约夺走了 2 500 万欧洲人的性命，占当时欧洲总人口的 1/3 之多。第三次鼠疫大流行是突然暴发的,至 20 世纪 30 年代达最高峰,总共波及亚洲、欧洲、美洲和非洲的 60 多个国家,死亡达千万人以上。此次流行传播速度、波及地区,都远远超过前两次大流行。在 19 世纪 30 年代霍乱的全球第二次大流行中,英国首次遭到霍乱侵袭,这次霍乱在英国肆虐一年有余,据统计英国霍乱感染病例约 10 万,死亡病例超过 5 万,在英国流行病应对史上留下了惨痛的一页。后来,肺结核、非典以及新型冠状病毒(新型肺炎)等在内的传染病,也在过去的时间里不同程度的肆虐,传染病造成的影响已经彻彻底底改变了人类社会。在随后的时间里,疫情也没有远离人类的生活,比如:1918 年和 1919 年由甲型 H1N1 流感病毒引发的"西班牙流感"大流行,横扫美洲、欧洲、亚洲,死亡人数比以往任何一次流感都要高,造成全世界数亿人感染、数千万人死亡。2002 年爆发的严重急性呼吸综合征(SARS)首先在中国广东发生,并扩散至东南亚乃至全球,直至 2003 年中期疫情才被逐渐消灭。SARS的流行产生了极大的社会影响,SARS 暴发期间一度缺乏有效的防控措施,它对经济社会发展带来的重创使人们意识到公共卫生的重要性,随后,科学、医疗卫生领域在这方面做了很多研究和实践。2014 年至 2016 年,埃博拉疫情在西非肆虐。埃博拉病毒是一种源于非洲中部地区的致命病毒,1976 年首次发现,它引起的埃博拉出血热致病性、病死率和传染性非常高。自 19 世纪以来,人类对传染病的认识逐渐深入,经过长时间与传染病斗争的经验,人类发现并采取了有效的防控措施(如隔离、疫苗等),让历史上许多曾经猖獗一时的传染病得到了及时有效的控制。在传染病的斗争史上,人类也取得过成功的经验,如 1980 年人类成功地消灭了天花。1988 年,全球启动了消灭脊髓灰质炎行动,全球范围内的脊髓灰质炎病例减少了 99.9%,目前大多数国家实现了无脊髓灰质炎目标。

我国对传染病的防控坚持以预防为主的方针,经过几十年的努力,传染病防治工作也取得了显著的成效。1989 年 2 月 21 日,由中华人民共和国第七届全国人民代表大会常务委员会第六次会议通过了我国第一部传染病防治法《中华人民共和国传染病防治法》,为预防传染病的发生和控制已发传染病的流行提供了法律依据。在中国人民的长期努力下,一些长期肆虐的传染病在 20 世纪得到了有效控制,传染病总的发病率和病死率大幅下降,并长期维持在较低水平,传染病导致的死亡在死因顺位中从首位降到第十位。但是新发传染病却不断出现,目前,我国传染病危害主要呈现以下特点:

(1)艾滋病发病上升,1985 年,一位到中国旅游的外籍人士患病入住北京协和医院后很快死亡,后被证实死于艾滋病,这是我国第一次发现艾滋病病例。现阶段艾滋病病毒感染模式正在发生从高危人群向一般人群播散的变化,报告的死亡人数和病死率仍然居高不下。

(2)病毒性肝炎防治形势依然严峻。虽然乙肝疫苗已推广使用,但是目前中国仍然是全球肝病流行率较高及负担较重的国家。由于政府在遏制乙肝方面做出了令人印象深刻的努力,病毒性肝炎在中国基本上得到了控制,虽然我国乙肝病毒表面抗原携带率已从 1992 年的 9.75% 降至 7.18%,5 岁以下儿童的乙肝病毒表面抗原携带率为 0.96%,人群发病率有所下降但仍不容乐观。

(3)结核病层出不穷,近年来,肺结核发病率和病死率在法定报告的甲乙类传染病中位居第二,且出现耐多药结核病的流行。

(4)新发和再发传染病频发,如传染性非典型肺炎(SARS)、艾滋病、O139 霍乱、军团病、空肠弯曲菌肠炎、莱姆病、丙型肝炎、庚型肝炎、戊型肝炎、肾综合征出血热、轮状病毒腹泻、人禽流感、巴尔通体感染、甲型 H1N1 流感、小隐孢子虫感染腹泻、2019 年出现的新型冠状病毒型肺炎至今仍影响着人们的生活。

(5)手足口病、感染性腹泻、流感等常见传染病发病率仍处于较高水平。由此可见,传染病的预防与控制任重道远。

新传染病的持续,旧传染病的复燃现象仍不断地发生在我们的生活之中,对人类健康造成了巨大的威胁。因此,对传染病的防治研究仍需亟待加强,我们仍然需要对传染病的发生保持时刻的关注,坚持"预防为主,防治结合"的方针政策,保证我们每个人的身体健康。

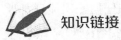 **知识链接**

脊髓灰质炎

脊髓灰质炎(poliomyelitis)俗称"小儿麻痹症",是由脊髓灰质炎病毒所致的急性传染病,多发生于6个月~5岁儿童。感染后绝大多数为隐性感染,多无症状,部分患者可出现发热、咳嗽、咳痰、头痛或肢体疼痛,少数可引起肢体瘫痪。

人是脊髓灰质炎病毒的唯一自然宿主,隐性感染和轻症瘫痪型患者是本病的主要传染源,其中隐性感染者及无症状病毒携带者占90%以上。

主要通过粪-口途径传播,感染初期患者主要通过鼻咽排出病毒,随着病程进展,病毒随之由粪便排出,通过污染的水、食物以及日常用品可使之播散。本病亦可通过空气飞沫传播,但时间短暂。此外,口服的减毒活疫苗在通过粪便排出体外后,在外界环境中有可能恢复毒力,从而感染其他易感者。

第二节 传 染 过 程

传染过程(infectious process)是指病原体进入宿主机体后,与机体相互作用、相互斗争的过程。传染过程是个体现象,也是传染病发生、发展直至结束的整个过程。

一、病原体

病原体(pathogen)是指可造成人或动植物感染疾病的微生物(包括细菌、病毒、真菌等)、寄生虫或其他媒介(微生物重组体包括杂交体或突变体)。

1.病原体的特性

(1)传染力(infectivity):指病原体侵入宿主体内生存繁殖,引起感染的能力。常用二代发病率(secondary attack rate)(亦称续发率)来测量。不同病原体的传染力有很大的差异,例如,麻疹病毒的传染力强,而麻风杆菌相对较弱。

(2)致病力(pathogenicity):指病原体侵入宿主后引起疾病的能力。致病力受到宿主和病原体等诸多因素的影响。与病原体相关的致病力取决于病原体在体内的繁殖速度、所致组织损伤的程度以及病原体产生毒素的毒性。致病力可用暴露者中发生临床疾病者的比例来衡量。

（3）毒力（virulence）：指病原体感染机体后引起严重病变的能力。也可指病原体的侵袭力，即是病原体在机体内生长、繁殖、蔓延扩散的能力。有的通过细菌的酶如金葡球菌凝固酶、链球菌的透明质酸酶、产气荚膜杆菌的胶原酶等起作用；有的通过荚膜阻止吞噬细胞的吞噬；有的通过菌毛黏附宿主组织。

（4）抗原性（antigenicity）或免疫原性（immunogenicity）：指病原体引起宿主产生特异性免疫的能力。

（5）数量（quantity）：对于同一种传染病，入侵的病原体数量一般与致病能力成正比。

2.病原体变异　病原体在与环境相互作用的过程中，能够发生变异，甚至出现新型病原体。病原体可因环境、药物或遗传因素的变化而发生变异。病原体的变异性是指病原性在长期进化过程中，受各种环境的影响，当外环境改变影响遗传信息时，引起一系列代谢上的变化，其结构形态、生理特性均发生改变。如2003年的SARS和2009年的甲型流感就是病原体变异的结果。病原体的变异也有好的一方面，比如医疗工作者可以对病原体进行多次传代，使病原体的致病能力减弱，从而得到毒力减弱的毒株用于制备疫苗。病原体变异对传染病的流行、预防和治疗有着重要意义。

（1）抗原性变异：病原体的基因突变导致其抗原性发生改变，从而使人群原来获得的特异性免疫力失去作用，导致疾病发生流行。例如甲型流感病毒表面抗原变异频繁，每发生一次大的变异，即形成一个流感病毒新亚型。人群因缺乏相应的免疫抗体而发生流感流行。

（2）毒力变异：病原体的毒力受环境因素和宿主抵抗力的影响可以发生变异，包括毒力增强和毒力减弱。而其减毒株可制成疫苗，用于传染病预防。

（3）耐药性变异：耐药性变异指原来对某种抗菌药物敏感的细菌变成对该种药物不敏感或耐受菌株。耐药性变异可通过耐药基因或基因突变传给后代，也可通过微生物共生而转移给其他微生物。病原体的耐药性变异已经成为全球性问题，是多种传染病流行难于控制或死灰复燃的重要原因。

3.病原体在宿主体外的生存力　病原体在宿主体外的生存能力对传染病的流行产生影响。大多数病原体在外界的生存力较弱，但也有一些病原体有较强的生存力（如能形成芽孢的细菌、乙肝病毒等）。外环境中的诸多因素如光、热、干燥、氧、放射性、声波、化学物质等不利于病原体的生长繁殖。

二、宿主

宿主（host），也称为寄主，是指为寄生生物包括寄生虫、病毒等提供生存环境的生物。寄生生物通过寄居在宿主的体内或体表，从而获得营养，寄生生物往往损害宿主，使其生病甚至死亡。一些病原体（如伤寒杆菌）只感染人，而有些病原体可能有许多宿主，如狂犬病病毒可寄生在狗、狼、猫等动物体内。宿主不只是被动地接受病原体的损害，而且主动产生抵制、中和外来侵袭的能力。如果宿主的抵抗力较强，病原体就难以侵入或侵入后迅速被排除或消灭。

1.宿主的防御机制

（1）非特异性免疫反应：非特异性免疫（nonspecific immunity；innate immunity）又称先天免疫或固有免疫，指机体先天具有的正常的生理防御功能，对各种不同的病原微生物和异物的入侵都能做出相应的免疫应答。它和特异性免疫一样都是人类在漫长进化过程中获得的一种遗传特性。比如在机体组织中存在吞噬细胞,有吞噬、清理进入机体内微生物和清理衰老细胞、识别肿瘤细胞的作用。它们担负着机体的非特异性防御功能。

1)天然屏障:包括皮肤和黏膜,对于入侵的病原体起到屏障的作用。

2)吞噬作用:单核吞噬细胞系统具有非特异性的吞噬功能,可以清除进入机体内的病原体。

3)体液因子:包括存在于体液中的补体、溶菌酶、各种细胞因子等,这些体液因子能够直接或通过免疫调节作用而清除病毒。

(2)特异性免疫应答:特异性免疫(specific immunity)又称获得性免疫或适应性免疫,这种免疫只针对一种病原体。它是人体经后天感染(病愈或无症状的感染)或人工预防接种(疫苗、类毒素、免疫球蛋白等)而使机体获得的抵抗感染能力。一般是在微生物等抗原物质刺激后才形成的,并能与该抗原起特异性反应。特异性免疫又可细分为细胞免疫和体液免疫。

1)细胞免疫:致敏 T 细胞与相应抗原再次相遇时,通过细胞毒性淋巴因子来杀伤病原体及寄生的细胞。

2)体液免疫:致敏 B 细胞受抗原刺激后,可以转化为能够产生与抗原相结合的抗体的浆细胞,所产生的抗体即为免疫球蛋白。不同的抗原可以刺激机体产生不同的抗体,来促进细胞吞噬,清除病原体。

2.宿主的类别

(1)最终宿主:是指寄生生物的成虫或者有性生殖阶段所寄生的物种。这类宿主通常为寄生物提供长期稳定的寄生环境,包括营养和生物上的保护。

(2)中间宿主:是指寄生生物的幼虫、童虫或无性生殖阶段用以寄生的物种。这类宿主也可为寄生物提供营养和保护,不过寄生物不能在中间宿主体内成长为成虫,寄生物透过中间宿主为媒介,将自己送到最终宿主。

3.宿主的遗传易感性　病原体和宿主之间的相互作用是一个非常复杂的过程,是否感染、感染后出现什么样的临床表现受多种因素的影响,除了上述病原体的各种因素以及宿主的健康状况之外,宿主的遗传因素也可能起着重要的作用。目前有 7 个麻风病的易感基因已被证实,艾滋病、肝炎、结核、脑膜炎等传染病的易感基因也陆续被发现。传染病遗传易感性的研究有望从基因水平揭示感染性疾病的发病机制,并为传染病的防治提供新的思路。

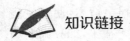 知识链接

甲 型 流 感

"甲流"是甲型流感的简称,是由甲型流感病毒感染引起的急性呼吸道传染病。

流感病毒按其核心蛋白可分为甲、乙、丙、丁四种类型。在人群中呈季节性流行的流感病毒是甲型(甲型 H1N1 亚型和甲型 H3N2 亚型)和乙型(Yamagata 系和 Victoria 系)流感病毒。相较于乙型流感病毒,甲型流感病毒在自然界中的宿主众多,更易发生突变或重配,

造成其在人群中快速传播,历史上多次大规模暴发的流感都与甲型流感病毒有关。

流感患者和隐性感染者是季节性流感的主要传染源。流感主要通过空气飞沫传播,也可以通过口腔、鼻腔、眼睛等黏膜直接或间接接触传播。接触被病毒污染的物品也可能引起感染。在人群密集且密闭或通风不良的房间内,也可通过气溶胶的形式传播。

流感起病急,大多为自限性。主要以发热、头痛、肌痛和全身不适起病,体温可达 39～40℃,可有畏寒、寒战,多伴肌肉关节酸痛、乏力、食欲减退等全身症状,常有咽喉痛、干咳,可有鼻塞、流涕、胸骨后不适、颜面潮红、眼结膜充血等。部分患者症状轻微或无症状。轻症流感常与普通感冒表现相似,但其发热和全身症状更明显。重症病例可出现病毒性肺炎、继发细菌性肺炎、急性呼吸窘迫综合征、休克、弥漫性血管内凝血、心血管和神经系统等肺外表现及多种并发症,甚至死亡。

第三节　暴发调查

一、定义

疾病暴发(disease outbreak)是指在局限的区域范围和短时间内突然发生许多同类病例的现象。

暴发调查是指针对集体单位或某一地区在较短时间内集中发生许多同类患者时所进行的调查,以查明暴发原因,提出和采取干预对策。

二、疾病暴发的特点

(1)时间较短。

(2)单位集中或地区分布集中。

(3)患者相对较多。

(4)症状相似。

(5)患者的菌型一致(病原学检查发现)。

三、目的

查明疾病暴发的原因,及时采取有效措施迅速扑灭疫情。总结经验教训,防止类似事件再次发生。

四、步骤和方法

1.组织与准备　明确调查区域,确定重点调查区;对参与调查的人员进行选择与培训,一般包括流行病学家、临床医生、健康工作者、微生物学家等;对调查所需要的物资进行筹备等。

2.核实诊断　对病例结合临床、实验室和流行病学资料进行综合分析判断,做出诊断。核实诊断可以通过检查病例、查阅病史和实验室检查结果进行。

3. 确定暴发的存在　尽量从多个方面收集信息,将不同来源的信息进行比较;及时向发病单位的人员详细了解有关情况;派遣经验丰富的公共卫生医师进行现场访问,结合临床信息和实验室检查判断暴发信息的确凿性。一旦确定暴发属实,紧急做好暴发控制的准备和组织工作。

4. 病例定义　病例定义一般可分为疑似病例、临床诊断病例(可能病例)和实验室确诊病例。现场调查中的病例定义应包括流行病学信息、临床信息和实验室检查信息。流行病学信息包括病例的三间分布(时间、人群、地区分布)信息;临床信息包括患者的症状、体征、体格检查、临床检查和治疗效果等信息;实验室检查包括抗原抗体检测、核酸检测和病原分离培养,以及化学毒物等其他致病因子的检测结果等。

5. 病例的发现与核实　大多数暴发或流行均有一些容易识别的高危人群,有时为发现病例还需利用多种途径,例如询问医师、查阅门诊日志和住院病历、血清学调查等。还可以利用现有的疾病监测系统搜索病例。应尽可能地搜索病例,在发现患者后,应积极对患者进行救治和隔离并保护密切接触者。发现病例后还需要对病例进行个案调查,了解病例的传染情况,发现可能线索,便于及时控制疫情的发展。

6. 描述疾病的三间分布　疾病的三间分布是指时间分布、地区分布、人群分布。

(1)时间分布:分为下列四种类型。

1)短期波动(rapid fluctuation):有时也称时点流行或暴发。疾病在一个集体或固定人群中,短时间内发病数突然增多,称为短期波动。常见因食物或水源被污染而发生的食物中毒、伤寒等。

2)季节性(seasonality):有些疾病尤其是传染病的发病率呈现每年在一定季节内升高的现象,称为季节性。疾病呈现季节性变化的原因很复杂,受各种气候条件、人群的风俗习惯、生产条件等因素影响。

3)周期性(periodicity):某些传染病相隔若干年发生一次流行,并且有规律性的现象,称为疾病的周期性。呈现周期性流行的疾病主要是呼吸道传染病。

4)长期变动(secular change):长期变动是指在一个相当长的时间内,通常为几年或几十年,或更长的时间内,疾病的感染类型、病原体种类及宿主随着人类生活条件改变、医疗技术进步和自然条件的变化而发生显著变化。

(2)地区分布:是由于疾病的发生经常受一个地区的自然环境和社会生活条件的影响。所以研究疾病地区分布常可对研究疾病的病因、流行因素等提供重要线索。形成疾病地区分布差异的原因是很复杂的、地理、气候条件、物理、化学、人群的风俗习惯和卫生水平等因素,均可影响疾病的地区分布。地区的划分因不同的研究目的与疾病特点而异。在世界范围内,可按国家、洲划分;在一个国家内可按该国的行政区划分;如我国可按省、地区、县、乡等划分,也可按自然环境划分,如按山区、平原、湖泊、气候、土壤中某些化学元素含量等自然环境特征划分。

(3)人群分布:是由于人群可按不同的特征(年龄、性别、职业、民族等)来分组,分析具有不同特征的人群某病的发病率、病死率等。研究疾病在不同人群组的分布有助于确定危险人群和探索致病因素。

7. 建立假设和验证假设　根据调查获得的数据和信息产生假设,假设应该包括传染来源、传播方式和危险因素、高危人群等。建立假设后可以利用病例对照研究或者队列研究来进行验证。

8.完善现场调查　为了使现场调查更加完善,需要进行更加详细的调查,用多种调查方法来发现更多的病例,尽量更加准确发现疾病真实的受累人群。

9.实施控制措施　采取有效的预防控制措施,防止疾病的发生和流行。

10.总结报告　暴发调查在调查过程中和调查结束后,调查者应尽快将调查过程整理成书面材料,记录好暴发经过、调查步骤和所采取的控制措施及其效果。最后将材料报上级机关存档备案,或著文发表推广工作经验。

第四节　传染病防控

传染病的预防是传染病工作者的一项重要任务。传染病是由病原体引起的,能在生物之间传播的疾病。病原体指能引起传染病的细菌、真菌、病毒和寄生虫等。传染病若能流行起来必须具备传染源、传播途径、易感人群三个基本环节,缺少其中的任何一个环节,传染病就不能在人群中传播和流行。此外,传染病的流行强度还受到自然因素和社会因素的制约。因此要控制传染病的流行,就要从传染病传播过程中的三个环节和制约传染病流行的两个因素着手去控制传染源、切断传播途径、保护易感人群。

一、管理传染源

传染源(source of infection)是指体内有病原体生长、繁殖并且能排出病原体的人和动物,包括患者、病原携带者和受感染的动物。因此传染源可以是疾病的患者、隐性感染者、携带者及被感染的动物。

1.患者　对传染病患者要做到"五早":早发现、早诊断、早报告、早隔离、早治疗。传染病患者一经确定应按《传染病防治法》的规定实行分级管理。大多数传染病在此期传染性最强,越早发现、诊断,就能够越早采取有效措施控制传染病的传播,早报告和早治疗能够防止疫情的扩大。

2.疑似患者　疑似患者应尽早明确诊断。甲类传染病的疑似患者必须在指定场所进行医学观察、隔离、治疗和送检病原学标本,当地卫生防疫机构应在两日内明确其诊断;乙类传染病的疑似患者在医疗保健机构指导下治疗或隔离治疗,并且在两周内明确诊断。

3.病原携带者　对病原携带者应做好登记并进行管理,指导督促他们自觉养成良好的卫生习惯和道德风尚;定期随访,经2~3次病原检查阴性时可予解除隔离。

4.接触者　凡与传染源有过接触而且有可能受感染者都应接受检疫,检疫期限从最后接触之日算起相当于该病的最长潜伏期。

5.动物传染源　对人类危害较大的病畜或野生动物应予捕杀,然后焚烧或深埋,如患狂犬病的狗、患炭疽病的家畜;危害性大且无经济价值的动物应予彻底消灭,如灭鼠;危害不大而且有经济价值的病畜,可予隔离治疗;此外要做好家畜的预防接种和检疫工作。

二、切断传播途径

传播途径(route of transmission)是病原体从传染源排出体外,经过一定的传播方式,到达与侵入新的易感者的过程。各种传染病都有其特有的传播方式,像呼吸系统传染病一般都是经过空气中的飞沫传播,如非典、SARS,应着重进行空气消毒,提倡外出时戴口罩,流行期间少到公共场所;消化系统传染病多是经过粪-口或是直接接触患者分泌物而感染上的,像痢疾、霍乱,应着重加强饮食卫生、个人卫生及粪便管理等。通过了解传播的方式,采取相对应的措施,阻断疾病的扩散和流行途径。传染病的传播主要有两种方式,即水平传播(horizontal transmission)和垂直传播(vertical transmission),水平传播是指病原体在外环境中借助传播因素实现人与人之间的传播,垂直传播是指病原体通过母体直接传给子代。

1. 经空气传播　经空气传播(air-borne transmission)是呼吸道传染病的主要传播方式,包括经飞沫、飞沫核和尘埃传播。

(1)经飞沫传播(droplet transmission):含有大量病原体的飞沫在传染源呼气、打喷嚏、咳嗽时经口鼻排入环境,易感者直接吸入飞沫后引起感染。由于大的飞沫迅速降落地面,小的飞沫在空气中短暂停留,局限于传染源周围,因此飞沫传播主要累及传染源周围的密切接触者。这种传播在一些拥挤而且通风较差的公共场所如车站、公共交通工具、电梯、临时工棚等较易发生,是对环境抵抗力较弱的流感病毒、百日咳杆菌和脑膜炎双球菌常见的传播方式。

(2)经飞沫核传播(droplet nucleus transmission):飞沫核由飞沫在空气中失去水分而剩下的蛋白质和病原体所组成。飞沫核可以气溶胶的形式在空气中漂流,存留时间较长。一些耐干燥的病原体,如结核杆菌等可以这种方式传播。

(3)经尘埃传播(dust transmission):含有病原体的较大的飞沫或分泌物落在地面,干燥后随尘埃悬浮于空气中,易感者吸入后可感染。对外界抵抗力较强的病原体,如结核杆菌和炭疽杆菌芽孢可通过此方式传播。

经空气传播的传染病流行特征为:①传播途径容易实现,传播广泛,发病率高。②有明显的季节性,冬春季高发。③在没有免疫预防人群中,发病呈周期性。④居住拥挤和人口密度大的地区高发。

接触经空气传播的疾病如开放性肺结核、水痘等时,应采取标准预防联合空气传播的预防策略。在执行标准预防各项措施的同时还应做好以下几点:①尽可能将患者安排在负压病房。②疑似患者应单间安置,确诊的同种病原体感染的患者可安置于同一病室。③患者在病情容许时宜戴医用外科口罩,其活动宜限制在隔离病室内。④做好空气、物表及诊疗器械和设备的清洁消毒工作。

2. 经水传播　经水传播(water-borne transmission)包括饮用水传播和疫水接触传播,一般肠道传染病和某些寄生虫病通过此途径传播。经水传播包括两种传播方式,一类是由于饮用粪便污染的水之后而引起的疾病,另一类是由于与"疫水"(感染的水体)接触而引起的疾病。经饮水传播的疾病有霍乱、伤寒、细菌性痢疾及甲型肝炎等。它的流行强度取决于水源类型、供水范围、水受污染的强度及频度、病原体在水中存活时间的长短、饮水卫生管理是否完善及居民卫生习惯等。

(1)经饮用水传播:主要是水源水被污染,如自来水管网破损导致污水渗入、粪便或污物污染水源等。城市高层住宅蓄水池的二次污染是目前值得关注的问题。经饮用水传播所致传染病的流行强度取决于水源污染的程度和频度、水源的类型、供水范围、居民的卫生习惯以及病原体在水中存活时间等。其流行特征为:①病例分布与供水范围一致,有饮用同一水源史。②除哺乳婴儿外,发病无年龄、性别、职业差别。③如果水源经常受到污染,则病例终年不断。④停用污染水源或采取消毒、净化措施后,暴发或流行即可平息。

(2)经疫水接触传播:通常是由于人们接触疫水(被污染而具有传染性的水体)时,病原体经过皮肤、黏膜侵入机体。如血吸虫病、钩端螺旋体病等。其流行特征为:①患者有接触疫水史。②发病有地区、季节和职业分布差异。③大量易感者进入疫区,可引起暴发或流行。④加强个人防护和对疫水采取措施对控制疾病传播有效。

预防经水传染病,可以采取以下措施:①保护水源,如不要往水源地倾倒垃圾,排放生活污水;不要在水源地洗衣服、洗车、游泳、钓鱼、划船等;发现有破坏和污染水源的行为,及时向当地政府、有关部门和供水单位举报。对水源地做警示标志,做必要的卫生维护,保证水源周围无污染。②加强饮用水消毒。③提倡饮用开水,不喝生水。④对患者的排泄物、接触过的物品,及被污染的环境等进行严格消毒。

3. 经食物传播 经食物传播(food-borne transmission)是肠道传染病、某些寄生虫病和少数呼吸道传染病的传播方式。作为媒介物的食物可分为两类,即本身含有病原体的食物及被病原体污染的食物。当人们食用了这两类食物,可引起传染病的传播。经食物传播可分两类:

(1)食物本身含有病原体:感染绦虫的牛、猪,患炭疽的牛、羊,其肉类含有病原体。患结核病的乳牛所分泌的乳汁可含有结核杆菌。感染沙门菌家畜的肉及家禽的蛋可含有沙门菌。当人们食用后可被感染。

(2)食物在各种条件下被病原体污染:食物在生产、加工、运输、贮存与销售的各个环节均可被污染。水果、蔬菜等只是机械地携带病原体,其数量不再增多。在另一些食品,如牛奶、肉馅等在适宜的温度下病原体可大量繁殖,人们食用后可感染而发病。

经食物传播的传染病的流行病学特征为:①患者有进食相同食物史,不食者不发病。②患者的潜伏期短,一次大量污染可引起暴发。③停止供应污染食物后,暴发或流行即可平息。④如果食物被多次污染,暴发或流行可持续较长的时间。

预防经食物传播传染病,可以采取以下措施:①注重食品卫生,如不要吃不洁食物。②尽量吃熟食。

4. 经接触传播 经接触传播(contact transmission)通常分为直接接触传播和间接接触传播两种。常见的经接触传播疾病有多重耐药菌感染、肠道感染及皮肤感染等。

(1)直接接触传播(direct contact infection):没有外界因素参与下,传染源直接与易感者接触。

(2)间接接触传播(indirect contact infection):易感者接触了被传染源的排出物或分泌物污染的用品所造成的传播。间接接触传播传染病的流行特征为:①病例多呈散发,但可在家庭或同住者之间传播而呈现家庭和同住者中病例聚集的现象。②卫生条件差、卫生习惯不良的人群中病例较多。

接触此类患者应采取标准预防联合接触传播的预防策略:①对患者进行隔离,限制患者的活动范围。如有条件,可选择单间隔离,条件受限时,进行床旁隔离。隔离病房或床头、患者腕带设立隔离标识。②减少转运,确需要转运时,应采取有效措施,减少对其他患者、医务人员和环境表面的污染。③医务人员接触患者的血液、体液、分泌物、排泄物时,应戴手套;离开隔离病房前,接触污染物品后应摘除手套并进行手卫生;手上有伤口时戴双层手套。

进行可能污染工作服的操作时,应穿隔离衣,隔离衣每天更换清洗和消毒;或使用一次性隔离衣。接触甲类传染病患者时应按要求穿脱防护服。④医疗设备、仪器和诊疗器械、用品应做到一用一清洁消毒/灭菌或专人专用并定期清洁消毒。⑤加强环境清洁消毒,特别是高频接触表面。规范处置医疗废物和织物。

5. 经节肢动物传播 经节肢动物传播(arthropod-borne transmission)又称虫媒传播(vector-borne infection),指经节肢动物机械携带和吸血叮咬来传播疾病。传播媒介是蚊、蝇、蝉、跳蚤等节肢动物。传播方式可以分为两种:

(1)机械携带:肠道传染病病原体如伤寒、痢疾等可以在苍蝇、蟑螂等体表和体内存活数天。节肢动物通过接触、反吐和粪便排出病原体,污染食物或餐具,感染接触者。

(2)吸血:吸血节肢动物通过叮咬血液中带有病原体的感染者,再感染易感者。病原体在节肢动物体内发育、繁殖,经过一段时间的增殖或完成其生活周期中的某阶段后,节肢动物才具有传染性。这段时间称为外潜伏期。

经节肢动物传播的传染病的流行特征为:①有一定的地区性,病例与传播媒介的分布一致。②有明显的季节性,病例消长与传播媒介的活动季节一致。③某些传染病具有职业分布特征,如森林脑炎常见于伐木工人和野外作业者。④有一定的年龄差异,老疫区儿童病例较多,新疫区病例的年龄差异不明显。

对经节肢动物传染的传染病的预防措施主要是对节肢动物媒介的防治,例如使用杀虫剂,在疫区应用防蚊设备,避免蚊虫叮刺。

6. 经土壤传播 经土壤传播(soil-borne transmission)是指易感者通过接触被病原体污染的土壤所致的传播。含有病原体的传染源的排泄物、分泌物、死于传染病的患者或动物的尸体可直接或间接污染土壤。经土壤传播的疾病主要是肠道寄生虫病(蛔虫病、钩虫病、鞭虫病等)以及能形成芽孢的细菌性疾病(如炭疽、破伤风等)。经土壤传播传染病的流行病学意义取决于病原体在土壤中的存活时间、人与土壤的接触机会、个人卫生习惯和劳动条件等。

基本控制措施是:①定期驱虫,以消除造成感染的蠕虫。②开展健康教育,以防再度感染。③改善环卫条件,以减少感染性虫卵对土壤的污染。

7. 医源性传播 医源性传播(iatrogenic transmission)是指在医疗或预防工作中,由于未能严格执行规章制度和操作规程,人为地造成某些传染病的传播。可分为两类:①易感者在接受治疗或检查时由污染的医疗器械导致的疾病传播。②输血、药品或生物制剂被污染而导致的传播,如患者由于输血而罹患乙型肝炎、艾滋病等。

预防对策:①卫生部门要重视医源性疾病,加强和完善其管理体系。②加强医德教育,提高医疗服务水平。③加强宣传教育,提高患者自我防护意识。

8. 垂直传播 垂直传播(vertical transmission)与上述7种病原体在人与人之间的水平传播不同,垂直传播是指在怀孕期间和分娩过程中,病原体通过母体直接传给子代。包括经胎盘传播、上行性传播和分娩时传播。

(1)经胎盘传播:有些病原体可通过胎盘屏障,受感染的孕妇经胎盘血液将病原体传给胎儿引起宫内感染,如风疹病毒、艾滋病病毒和乙型肝炎病毒等。

(2)上行性传播:病原体经过孕妇阴道到达绒毛膜或胎盘引起胎儿宫内感染,如单纯疱疹病毒、白色念珠球菌等。

（3）分娩时传播：分娩过程中胎儿在通过母亲严重感染的产道时受到感染。如淋球菌、疱疹病毒等。预防措施主要包括及时做好母婴阻断措施。

三、保护易感人群

对某种传染病缺乏特异性免疫力的人称为易感者（susceptible person），他们都对该病原体具有易感性（susceptible of the population）。当易感者在某一特定人群中的比例达到一定水平，若又有传染源和合适的传播途径时，则很容易发生该传染病流行。某些病后免疫力很巩固的传染病（如麻疹、水痘、乙型脑炎），经过一次流行之后，需待几年当易感者比例再次上升至一定水平时，才会发生另一次流行。这种现象称为传染病流行的周期性。在普遍推行人工主动免疫的情况下，可把某种传染病的易感者水平始终保持很低，从而阻止其流行周期性的发生。并不是所有接触了传染源的人都会被传染，只有当这个人对于该疾病没有免疫力的时候，才会有很大可能患病。保护易感人群是预防措施中的重要措施之一。而保护易感人群其实就是提高易感人群的免疫力。

1. 增强非特异性免疫力　增强非特异性免疫力有利于保护人体免受病原体的侵害，主要措施包括调节饮食、加强体育锻炼、养成良好作息习惯、保持心情愉快等。

2. 增强特异性免疫力　人体可通过感染或预防接种获得对该种传染病的特异性免疫力，其中以预防接种起到更为关键的作用。预防接种分为人工主动免疫和人工被动免疫。

（1）人工主动免疫：有计划地将减毒或灭活的病原体，纯化的抗原和类毒素制成菌（疫）苗接种到人体内，使人体产生抗体，称为人工主动免疫。

（2）人工被动免疫：将制备好的含抗体的血清或抗毒素注入易感者体内，使机体迅速获得免疫力的方法，称人工被动免疫。常用制剂有抗毒血清、人血丙种球蛋白等。

3. 自然因素　自然因素包括气候、地理、土壤和动植物等，影响传染病流行过程的自然因素很多，其中最明显的是气候因素与地理因素。

气候因素不仅对人群活动、动物宿主和媒介昆虫的滋生繁殖有明显影响，而且对环境中的游离性病原体的存活时间也有作用。有流行病学意义的气候因素包括气温、降水量、湿度、风速与风向等。气候因素对虫媒传染病及动物源性传染病的影响最大，如气温、湿度和雨量对疟疾、流行性乙型脑炎的流行明显相关。因为这些气候因素对蚊媒滋生繁殖及病原体（疟原虫）在蚊体内增殖和生活周期有直接影响。夏秋季节暴雨引起洪水泛滥，居民与带有钩端螺旋体的猪、鼠粪尿污染的水体接触，而导致钩端螺旋体病暴发。也有报道，雨量对湖洼地区野鼠型流行性出血热发生与流行相关。风可作为传染病病原体和虫媒传播的载体，故风向、风速对某些传染病的传播和分布也颇有影响。

地理因素对传染病流行很有影响，例如，我国嗜盐菌食物中毒多见于沿海地区；血吸虫病分布于我国南方 13 个省、市、区；由于血吸虫的生活史诸环节都在有水的条件下完成，故此病为沿水系地理分布。

许多传染病，特别是自然疫源性疾病呈现出地方性和季节性特点，主要与气候、地理因素对动物传染源的影响有关。例如，布鲁菌病的发病率以牧区和春季为高，因为春季是动物（羊、牛等）产仔和流产高峰期，及哺乳期受感染动物的分泌物、排泄物、流产物及乳汁含有大量布鲁氏菌，人因为密切接触病畜或进食未严格消毒的乳制品及未煮熟的畜肉而发病。

虫媒传染病受自然因素影响最为明显。媒介生物的地理分布、季节消长、活动能力以及病原体在媒介生物体内的发育、繁殖等均受自然因素的制约,从而影响到传染病的流行特征,如登革热在夏秋季高发与传播媒介伊蚊孳生有关。随着全球气候变暖,蚊子活动季节延长,活动区域扩大;病毒在蚊体内增殖活跃,登革热病毒的致病力和毒力增强,登革热的流行范围从热带、亚热带向温带地区扩展,流行强度增大。雨量可影响病原体的传播,如洪灾过后容易引起肠道传染病、钩端螺旋体病等流行。

自然因素可以通过影响人类的生活习性和机体抵抗力等而改变传染病的流行特征。如夏季天气炎热,人们喜食生冷食品,增加了肠道传染病发生的机会;冬季气候寒冷,人们在室内活动的时间增多,导致呼吸道传染病发病率升高。

4. 社会因素　社会因素包括人类的一切活动,如生产和生活条件、卫生习惯、医疗卫生条件、居住环境、人口流动、生活方式、风俗习惯、宗教信仰、社会动荡和社会制度等。与自然因素相比,社会因素对传染病流行过程的影响更大。近年来新发、再发传染病的流行,很大程度上是受到了社会因素的影响。

生产和生活条件对传染病有明显的影响。如赤脚下水田劳动或捕鱼捉虾的人容易得血吸虫病;给患布鲁菌病的母羊接产的牧民易患布鲁菌病;我国南方冬季兴修水利,民工在野外简易工棚中起居容易发生肾综合征出血热等。居住条件、营养水平、饮食卫生、卫生习惯等因素是生活条件的主要构成部分。居住拥挤、室内卫生设施不佳均可导致呼吸道及肠道传染病的传播。营养不良与许多传染病的发生有关。

生活方式、风俗习惯、宗教信仰等因素也可影响流行过程。例如,吸毒、卖淫嫖娼、男男同性性行为等导致性传播疾病发病率升高。我国有些地区居民喜欢吃生的或半生的水产食品,如蝲蛄、鱼、肉、蟹、毛蚶等,而引起肺吸虫病、华支睾吸虫病、绦虫病、甲型肝炎等病发生;缺少饭前便后洗手卫生习惯者易发肠道传染病。

医疗卫生条件对传染病有着重要作用。例如,在免疫规划实施较好的地区,脊髓灰质炎、麻疹、结核病、百日咳、白喉及破伤风的发病率和病死率明显下降。人口流动加速了传染病的传播。随着我国对外开放,国际/国内交流和旅游增加,黄热病、登革热等输入性传染病传入我国,并且本土化。全球旅游业的迅猛发展,有助于传染病在全球范围内加速传播。经济危机、战争或动乱、难民潮等因素促进了传染病的传播和蔓延。如苏联解体和东欧的动荡局势使得这一地区20世纪90年代白喉严重流行。抗生素和杀虫剂的滥用使病原体和传播媒介耐药性日益增强。

中华人民共和国成立后,社会主义制度使人民生活水平、文化水平不断提高,实行计划免疫,已使许多传染病的发病率明显下降或接近被消灭,由于改革开放、市场化经济政策的实施,在国民经济日益提高的同时因人口流动、生活方式、饮食习惯的改变和环境污染等,有可能使某些传染病的发病率升高,如结核病、艾滋病和疟疾等。这应引起我们的重视。

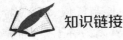 知识链接

炭　疽

炭疽被认为起源于埃及和美索不达米亚。许多学者认为可以追溯到摩西时代,在埃及

发生的 10 场瘟疫中,第五次瘟疫可能是炭疽造成的,导致了马、牛、羊、骆驼的感染。古希腊和罗马也非常熟悉炭疽,炭疽也是从那个时代开始被很多著名的学者撰写著作描述。例如,许多学者认为,炭疽是从公元前 1230 年由荷马在伊利亚特中描述和维吉尔在公元前 70～90 年中进行了描绘。更有甚者认为,炭疽可能直接导致了罗马帝国的沦陷。

炭疽是炭疽芽孢杆菌(bacillus anthracis)引起的人兽共患性传染病。炭疽杆菌主要从皮肤侵入引起皮肤炭疽,使皮肤形成焦痂溃疡与周围脓肿和毒血症,也可引起吸入性炭疽或胃肠炭疽,均可并发败血症。

此外炭疽芽孢杆菌在外环境中可以形成芽孢,芽孢对干燥、高热、紫外线和一些常用化学消毒剂等有较强抵抗力,食草动物食入在土壤或草料中的芽孢而发病,通常会很快死亡。

炭疽主要有以下感染途径。①接触感染:这类途径最为常见,破损的皮肤直接接触患病动物或其血液、排泄物、乳汁、内脏等,或被带有炭疽芽孢杆菌或芽孢的皮、肉、骨粉等感染,通常引起皮肤炭疽,占 95% 以上。②经口感染:主要是摄入了被该菌污染过的食物。如未经高热加工处理的风干牛肉等,这可能会引发肠炭疽。③吸入性感染:这种感染途径比较少见,主要是吸入了炭疽芽孢污染了的尘埃和气溶胶引起的,这可能会引起肺炭疽。常发生于皮毛加工的相关从事人员。

第五节 人文关怀及心理健康管理

一、重大疫情下的常见心理反应及应对方式

重大传染病疫情来临时对人的影响是方方面面的,持久的疫情可能会给我们带来持久的心理压力,这种现象是正常的,常见的心理反应如下:

1. 疑病 担心自己被传染患病,每当疫情来临的时候,特别是一些以前未出现过的传染病,给大家造成的心理压力是空前的,我们会担心自己被传染,可能当出现一些疑似的症状时,会因为担心而不敢去就医。就如同新冠肺炎疫情期间,我们就会感到被"新型冠状病毒"包围,只要听到在自己周围有各类疫情的信息就会莫名紧张,有些患有躯体疾病或心理疾病的患者因此导致病情加重。

2. 紧张焦虑情绪 如感到心神不安、坐卧不宁,有失控感,不能够很好地控制自己的情绪。

3. 抑郁情绪 时常感到悲观,不能够振作精神,易哭泣、心情不愉快。

4. 睡眠障碍 因为持久的疫情带来的心理压力,导致处在疫情周围的人难以入睡或者入睡时间缩短,夜间易醒。

5. 强迫症状 反复回忆一系列不幸事件会发生,虽明知不可能,却不能克制,并激起情绪紧张和恐惧。会让我们感到巨大的焦虑和痛苦,影响学习工作、人际交往甚至生活起居。

6. 躯体症状 当人处于较大压力时,不良情绪往往会转化为躯体症状表现出来,这类症状可能表现为躯体疼痛、头晕、恶心、乏力、食欲不振、消化不良等。

当我们出现这些心理或者症状时,我们首先需要的是自己去进行调节,比如:①改善认

知。我们应该正确地认识传染病,不要去莫名地恐惧担心,我们应该遵守疫情防控的有关措施,守护自己和家人的健康。②保持规律的生活和作息。疫情给我们心理带来的压力很多来自疫情会搅乱我们正常的生活,如果我们能够保持规律的作息,就能够减少疫情带给我们的不良影响。③积极地寻求他人、心理咨询师和医生的帮助。当我们发现通过自己的调节不能够很好地调整自己的状态时,我们应该积极地寻求他人或专业人员的帮助。

二、疫情下的人文关怀

疫情下的人文关怀主要应该从两个方面进行展开。

1. 尊重生命,以人为本　以人为本,是胡锦涛同志提出的科学发展观的核心,体现了中国共产党全心全意为人民服务的根本宗旨。同时我们中华文化也倡导"以人为本",生命安全高于一切。因此,在疫情发生的时候,我们也应该坚持"以人为本"的理念,关注人民的健康。就比如此次新冠疫情发生后,我们的疫情防控始终坚持把保证人民群众的生命安全和身体健康放在最高位置,彰显了最根本的人文关怀。抗"疫"是一场生命和健康保卫战,也是举国上下共同参与的人道主义大行动。

2. 关注疫情下人民的心理健康,进行有效的创伤疏导和心理抚慰　疫情不但会损害我们的身体健康,也可能会攻破我们的心理防线,疫情的防控,不但是一场"病毒或者细菌的防卫战",也是一场"心灵保卫战",如何去打好这场保卫战是我们应该关注的问题。首先,应该关注重点人群,针对不同人群的心态提出不同的干预措施和原则,其次,也应该全民普及心理健康教育知识,防范疫情对心理健康造成的影响。

三、疫情下的心理健康管理

1. 建立心理健康管理的组织网络,进行网格化关怀管理　我们应该加大资源投入到全民的心理健康研究上,对于特殊群体也可以以课程、讲座的形式开展心理健康教育,真正关注疫情下群众的心理健康状况。同时,应该建立完整的心理健康组织网络,这样一旦有人出现各种突发心理事件,这个网络可以及时地对需要的人提供帮助。

2. 建立心理健康反馈机制　可以以社区为中心建立完善的心理健康反馈机制,及时了解人们的心理变化,当我们产生心理问题或者有产生心理问题的倾向时,成熟完善的反馈系统应可以让管理者立刻得到信息反馈。启动心理危机预防模式,进行心理隐患的排查和心理危机的干预。

──────────── **案例分析与思考** ────────────

案例·李某,男,21岁,某大学大二学生。2023年春季,李某所在大学暴发了一次严重的流感。一天,李某从外地回家过年,参加了一场大型聚会,聚会上有来自不同地方的人,且流动性很大。在聚会过程中,李某开始感到有些不适,但未在意。

几天后,他开始出现咳嗽、发热和乏力等症状,于是前往当地医院就诊。医生诊断他患上了流感。由于病情较轻,医生建议他在家中休息并服用医生开出的药物。然而,他开始担心自己的健康状况,不确定自己何时能够康复。同时,他也担心自己会把病毒传染给其他人,尤其是自己的家人。尽管他的病情已经好转了,但是他还是心存疑虑和不安。

　　李某的担忧和焦虑逐渐影响了他的日常生活和学习表现。他开始失眠、食欲不振，对于自己的身体状况变得非常敏感，只要稍有不适，就会联想到自己的病情恶化，他对于疾病的发展和自己的健康状况变得非常担忧。

思考题·①日常生活中如何有效地预防和控制传染病的传播？②当面临严峻的公共卫生挑战时，个人的心理健康和身体健康哪个更为重要？

（彭浩）

请扫描二维码
查看思考题答案

参考文献

［1］赵霞,赵国光,李嘉,等.综合医院应对呼吸道传染病医院感染防控应急体系的构建［J］.中国感染控制杂志,2023,22(4)：473-477.

［2］周宇辉.我国传染病流行现状与防控体系建设研究［J］.中国卫生政策研究,2023,16(4)：74-78.

［3］邓锴,郭永超,于建平,等.健全重大传染病防控管理体系的要点分析［J］.中国医药导报,2023,20(23)：194-196,封3.

［4］刘丽.论我国传染病防控公共卫生事权配置的优化［J］.湘潭大学学报(哲学社会科学版),2021,45(3)：49-54.

［5］杨辉.新型冠状病毒感染疫情防控与慢性病管理［J］.中国全科医学,2023,26(7)：780-782.

［6］刘伟,周敏,杨世杰,等.新型冠状病毒肺炎聚集疫情流行病学特征分析［J］.华中科技大学学报(医学版),2020,49(2)：161-168.

［7］吴钰莹,赵杨,吴晓亮,等.传染病潜伏期的计算方法及其流行病学意义［J］.中华预防医学杂志,2020,54(9)：1026-1030.

［8］欧剑鸣,祝寒松.传染病疫情与环境因素关联［J］.环境卫生学杂志,2023,13(5)：307-309,327.

［9］葛锋,陈芬,蔡卫华,等.传染病医院平战结合应对重大突发传染病的探讨［J］.中国医院管理,2023,43(9)：65-68.

［10］陈唱唱,胡雪军,蒋玮,等.传染病突发公共卫生事件护理危机领导力特征要素的质性研究［J］.护理学杂志,2023,38(16)：77-81.

［11］周明菊,王福生.中国重大传染病的防治进展及治疗挑战［J］.蚌埠医学院学报,2023,48(1)：19-22.

［12］郭佳鑫,孟杰.重大传染病防控中的有关伦理问题研究［J］.中国医学伦理学,2023,36(5)：568-572.

［13］杨文静,董家华,唐宋,等.传染病疫情期间大型集中隔离场所卫生管理［J］.环境卫生学杂志,2023,13(11)：804-808,843.

［14］中华医学会肝病学分会,中华医学会传染病与寄生虫病学分会.病毒性肝炎防治方案［J］.中华传染病杂志,2001,19(1)：56-62.

［15］中华人民共和国卫生部.手足口病诊疗指南(2010年版)［J］.国际呼吸杂志,2010,30(24)：1473-1475.

［16］中华医学会肝病学分会,中华医学会感染病学分会.慢性乙型肝炎防治指南［J］.中华传染病杂志,2005,23(6)：421-431.

［17］中华医学会肝病学分会,中华医学会传染病与寄生虫病学分会.病毒性肝炎防治方案［J］.中华内科杂志,2001,40(1)：62-68.

［18］中华医学会肝病学分会,中华医学会传染病与寄生虫病学分会.丙型肝炎防治指南［J］.中华肝脏病杂志,2004,12(4)：194-198.

［19］中华医学会肝病学分会,中华医学会感染病学分会.慢性乙型肝炎防治指南［J］.肝脏,2005,10(4)：348-357.

[20] 中华医学会肝病学分会,中华医学会感染病学分会.慢性乙型肝炎防治指南[J].中华内科杂志,2006,45(2):162-170.

[21] 李六亿,吴安华.新型冠状病毒医院感染防控常见困惑探讨[J].中国感染控制杂志,2020,19(2):105-108.

[22] 韩俊锋,王子军.我国2006—2008年学校传染病突发公共卫生事件分析[J].中国学校卫生,2010,31(4):463-465.

[23] 吴疆.我国手足口病与重症肠道病毒感染的流行病学研究现状[J].中国小儿急救医学,2008,15(2):100-102.

[24] 刘玲玉,张宝珍,杨珍,等.医务人员重大传染病疫情核心应急能力调查研究[J].护理学杂志,2019,34(5):75-77.

[25] 徐建国.新发传染病的现状与对策[J].中华流行病学杂志,2003,24(5):340-341.